Das QM-Handbuch

Simone Schmidt

Das QM-Handbuch

Qualitätsmanagement für die ambulante Pflege

3., akualisierte und erweiterte Auflage

Mit 51 Abbildungen

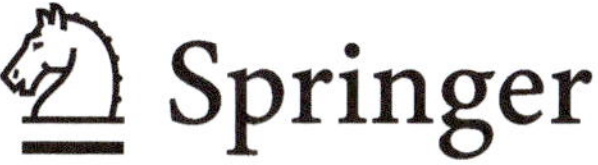

Simone Schmidt
Cronbergergasse 10, 68526 Ladenburg, Deutschland
simone.m.schmidt@web.de

ISBN 978-3-662-49867-5   978-3-662-49868-2 (eBook)
DOI 10.1007/978-3-662-49868-2

Die Deutsche Nationalbibliothek verzeichnet diese Publikation in der Deutschen Nationalbibliografie; detaillierte bibliografische Daten sind im Internet über http://dnb.d-nb.de abrufbar.

Springer
© Springer-Verlag Berlin Heidelberg 2005, 2010, 2016

Umschlaggestaltung: deblik Berlin
Fotonachweis Umschlag: © fotolia/Coloures-pic

Gedruckt auf säurefreiem und chlorfrei gebleichtem Papier

Springer ist Teil von Springer Nature
Die eingetragene Gesellschaft ist Springer-Verlag GmbH Berlin Heidelberg

Vorwort zur 3. Auflage

» Der Adler kann nicht vom flachen Boden wegfliegen; er muss mühselig auf einen Fels
oder Baumstumpf hüpfen: Von dort aber schwingt er sich zu den Sternen.
Hugo von Hofmannsthal (1874–1929)

Ambulante Pflegedienste müssen ihre Dienstleistung permanent an veränderte Anforderungen anpassen, was mit einem zeitlichen, personellen und finanziellen Aufwand verbunden ist. Dadurch entstehen bei den Mitarbeitern immer wieder Frustration und das Gefühl, im gesellschaftlichen Kontext als unzureichend dargestellt zu werden. Jegliche Veränderung von Anforderungen wird dann skeptisch betrachtet.

Im Oktober 2015 wurde die überarbeitete deutsche Version der DIN ISO 9001:2015 veröffentlicht, am 15. September 2015 erschien die englische Version dieser Norm. Dieser Veröffentlichungstermin gilt als Stichtag für eine Zertifizierung nach der neuen Norm. Nach Ablauf von einem Jahr nach diesem Stichtag, also ab dem 14. September 2016, dürfen neue Zertifizierungen oder Re-Zertifizierungen nur noch nach der DIN ISO 9001:2015 durchgeführt werden. Eine bestehende Zertifizierung nach der alten Norm aus dem Jahr 2008 verliert spätestens drei Jahre nach dem Stichtag ihre Gültigkeit, also am 14. September 2018. Die DIN ISO 9004 ist noch unverändert in der Version von Dezember 2009 gültig.

Ambulante Pflegedienste, die mit großem Aufwand ein Qualitätsmanagementsystem (QMS) nach der DIN:ISO 9001:2008 eingeführt haben, müssen nun bedenken, dass eine Umstellung auf die neue Norm ebenfalls relativ zeit- und arbeitsintensiv ist.

Eine Umstellung von der alten Norm DIN ISO 9001:2008 auf die neue, überarbeitete Version ist allerdings problemlos möglich, da die Überarbeitung sich oft auf Änderungen von Begriffen und Schwerpunkten beschränkt. Handlungsbedarf ergibt sich vor allem bei der neuen High Level Structure der Norm, die sich in einem leicht veränderten Aufbau der Abschnitte bzw. Kapitel zeigt. Prinzipiell ist die Anpassung eines QMS nach der alten Norm gut durchführbar.

Der einmalige Aufwand, der durch die Umstellung entsteht, zahlt sich hinterher dennoch aus durch:

- Klar strukturierte Abläufe
- Verbesserte Prozesse
- Verbesserte Kundenzufriedenheit
- Mitarbeiterorientierung etc.

Einrichtungen, die ein QMS nach DIN ISO 9001:2015 implementieren und in den Pflegealltag umsetzen möchten, müssen sich deshalb vor einer Veröffentlichung von Pflegenoten nicht fürchten. Dieses Buch möchte dazu beitragen, die Hürden des QM in der ambulanten Pflege besser zu überwinden und dadurch eine individuelle, qualitätsorientierte Pflege und Betreuung zu ermöglichen, die zur Zufriedenheit der Patienten und der Mitarbeiter beiträgt.

Mein Dank gilt an dieser Stelle Frau Sarah Busch und Frau Ulrike Niesel vom Springer-Verlag für die kompetente Betreuung und Unterstützung, Frau Bettina Arndt für die gründliche Überarbeitung im Lektorat und für wertvolle Hinweise, Frau Eva Schoeler vom Springer-Verlag für die gelungene Koordination sowie der Geduld meiner Familie.

Simone Schmidt
Ladenburg, im Frühling 2016

Inhaltsverzeichnis

Teil II Das Qualitätsmanagement-Handbuch

Abkürzungen

AEDL	Aktivitäten und existenzielle Erfahrungen des Lebens	TQM	»Total Quality Management«
AP	Altenpflegerin/-pfleger	TÜ	teilweise Übernahme
APH	Altenpflegehelfer/in	VA	Verfahrensanweisung
APS	Altenpflegeschüler/in	VÜ	vollständige Übernahme
ATL	Aktivitäten des täglichen Lebens		

AEDL Aktivitäten und existenzielle Erfahrungen des Lebens
AP Altenpflegerin/-pfleger
APH Altenpflegehelfer/in
APS Altenpflegeschüler/in
ATL Aktivitäten des täglichen Lebens

BT Beschäftigungstherapie
BTM Betäubungsmittel

DIN Deutsches Institut für Normung
DRG Diagnosis Related Groups

EFQM »European Foundation for Quality Management«
EN Europäische Norm

GF Geschäftsführer
GMG Gesundheitsmodernisierungsgesetz

HA Hausarzt

ISG Infektionsschutzgesetz
ISO »International Standard of Organisation«

KS Krankenschwester/-pfleger
KVP Kontinuierlicher Verbesserungsprozess

MA Mitarbeiter
MDK Medizinischer Dienst der Krankenkassen
MDS Medizinischer Dienst der Spitzenverbände Bund der Krankenkassen
MPG Medizinproduktegesetz

PDL Pflegedienstleitung
PfWG Pflegeweiterentwicklungsgesetz
PQsG Pflegequalitätssicherungsgesetz
PTVA Pflege Transparenzvereinbarung ambulant

QM Qualitätsmanagement
QMB Qualitätsmanagementbeauftragter
QMHB Qualitätsmanagementhandbuch
QMS Qualitätsmanagementsystem
QPR Qualitätsprüfungsrichtlinien

SGB Sozialgesetzbuch
SozD Sozialdienst

TQM »Total Quality Management«
TÜ teilweise Übernahme

VA Verfahrensanweisung
VÜ vollständige Übernahme

Teil I
Allgemeine Grundlagen des Qualitätsmanagements

Einführung

Simone Schmidt

S. Schmidt, *Das QM-Handbuch*,
DOI 10.1007/978-3-662-49868-2_1, © Springer-Verlag Berlin Heidelberg 2016

Der Begriff »Qualität« hat im Gesundheitswesen in den letzten Jahren zunehmend an Bedeutung gewonnen. Trotzdem bestehen fortwährend **Zweifel und Vorbehalte** am Sinn des Qualitätsmanagements, auch kurz QM genannt. Viele Pflegekräfte stehen dem Thema ablehnend oder skeptisch gegenüber, wobei als häufigste Begründung **Zeitmangel** und Überlastung genannt werden.

1.1   Was bedeutet Qualität in der Pflege?

Pflegequalität im Alltag

Eine qualitative Studie von **Frei-Rhein** und **Hantikainen** hatte sich bereits im Jahr 2001 mit der Frage der Bedeutung von Qualität in der Pflege im Alltag beschäftigt. Dabei wurde zunächst festgestellt, dass es sehr unterschiedliche und subjektive Auffassungen von Pflegequalität gibt. Allgemein wurde Qualität von den Pflegenden unterschiedlich gewichtet. An diesen Ergebnissen hat sich seither nichts verändert.

> Qualität bedeutet, Ansprüche an sich selbst erfüllen zu können.

Pflegekräfte lassen sich bei der Beschreibung von Qualität von ihren persönlichen **Werten und Normen** leiten, etwa das »Richtige und Wichtige tun« oder »das Optimum erreichen«.

Dabei ergaben sich verschiedene förderliche und hinderliche Faktoren, die anhand der Struktur-, Prozess- und Ergebnisqualität gegliedert werden können.

Förderliche und hinderliche Faktoren

Strukturqualität

Förderliche Faktoren

- Fachwissen
- Pflegedokumentation als zentrales Instrument der Pflege
- Bezugspflege

Hinderliche Faktoren

- Personalmangel
- Fehlen der Privatsphäre
- Ungenügende Transparenz in der Qualitätspolitik

Prozessqualität

Förderliche Faktoren

- Übereinstimmung der Pflegeauffassung mit den erbrachten Leistungen

- Bewusste Wahrnehmung des Pflegeprozesses
- Zusammenarbeit im Team
- Interdisziplinäre Zusammenarbeit

Hinderliche Faktoren
- Setzen von Prioritäten, was nicht immer qualitätsfördernd ist
- Fehlende Informationen in der interdisziplinären Zusammen-
  arbeit

Ergebnisqualität
- Arbeitszufriedenheit bzw. Unzufriedenheit der Pflegenden und
  Zufriedenheit bzw. Unzufriedenheit der Patienten, die in einen
  unmittelbaren kausalen Zusammenhang gebracht werden
- Verschiedene Methoden zur Überprüfung der Pflegequalität,
  die für unklare Anforderungen sorgen

All diese Faktoren sind sicher jedem Pflegenden aus seinem persönlichen Alltag mehr oder weniger bekannt und wichtig.

1.2 Die Einstellung zum Qualitätsmanagement

Obwohl die meisten Pflegekräfte die Bedeutung der Qualität und den Zusammenhang mit den erwähnten Faktoren bejahen können, besitzen sie teilweise eine neutrale oder desinteressierte, teilweise eine negative und nur selten eine positive Einstellung zum Qualitätsmanagement.

Skepsis

Die Hauptursache für diese eigentlich »unlogische« Auffassung liegt vermutlich in der mangelnden **Aufklärung** und Informationsweitergabe zu diesem Thema. Befragt man Pflegende, haben die wenigsten eine konkrete, fassbare Vorstellung oder sie empfinden Qualitätsmanagement als Zeitverschwendung.

Das bedeutet, dass Pflegeeinrichtungen, die mit Qualitätsmanagement beginnen möchten, zunächst alle Mitarbeiter ausführlich **informieren und schulen** sollten. Schon allein durch diese Maßnahmen können Unsicherheiten abgebaut und das Interesse der Mitarbeiter geweckt werden.

Information der Mitarbeiter

> **Sobald ein Mitarbeiter feststellt, dass Qualitätsmanagement sich u. a. mit seiner ganz persönlichen Arbeitssituation befasst und seine Interessen in den Vordergrund stellt, können Ängste reduziert werden. Dies betrifft insbesondere die häufig geäußerte Befürchtung, dass Qualitätsmanagement nur dazu diene, Arbeitsplätze »wegzurationalisieren« und Stellen abzubauen.**

Beschäftigte in der Pflege vertreten immer wieder die Meinung, dass **pflegefremde Tätigkeiten**, also auch Tätigkeiten im Rahmen des

Qualitätsmanagements, sie »von ihrer eigentlichen Arbeit« abhalten. Dabei wird Qualitätsmanagement meistens mit administrativen Aufgaben gleichgesetzt.

> **»Dann bleibt ja noch weniger Zeit für unsere Patienten.«**

Zutreffend ist jedoch die Tatsache, dass klar strukturierte Abläufe dazu führen, dass für den einzelnen Patienten mehr Zeit zur Verfügung steht.

Anforderungen an die Pflege   Es ist wohl unbestritten, dass die **Leistungsanforderungen** an die Mitarbeiter und die Arbeitsbelastung von Pflegekräften in den letzten Jahren extrem zugenommen haben. Dies ist jedoch vor allem eine Folge der allgemeinen wirtschaftlichen Entwicklung und der Gesundheitspolitik.

> **Eine optimale medizinische und pflegerische Versorgung wird in absehbarer Zukunft auch aufgrund der demografischen Bevölkerungsentwicklung nicht mehr finanzierbar sein. Qualitätsmanagement wird also derzeit von Seiten der Politik auch dazu eingesetzt, ein Mindestmaß an medizinischer Versorgung zu gewährleisten.**

Genauso unbestritten ist die Tatsache, dass unter diesen Voraussetzungen die Qualität der Gesundheitsversorgung leidet. Um dem entgegenzuwirken, wurden die Leistungserbringer zum Qualitätsmanagement **verpflichtet**.

Das bedeutet, dass ein großer Teil der Einrichtungen Qualitätsmanagement nicht aus einer **Überzeugung** heraus betreibt, sondern aus dem **Zwang**, den sie von Seiten der Kostenträger auferlegt bekommen. In diesen Fällen sind die Bemühungen im Rahmen des Qualitätsmanagements oftmals ineffektiv oder gar nutzlos.

> **Qualitätsmanagement kann nur funktionieren, wenn alle Mitarbeiter dahinterstehen.**

Sobald Pflegende in der Lage sind, sich mit der Verbesserung der eigenen Arbeit zu identifizieren, kann Qualitätsmanagement sogar **Spaß** machen. Dann übernimmt Qualitätsmanagement eine motivierende Funktion.

1.3   Qualitätsmanagement in der ambulanten Pflege

GMG und DRG   Gerade in der ambulanten Pflege zeichneten sich durch die Verabschiedung des **Gesundheitsmodernisierungsgesetzes (GMG)** und durch andere Gesetzesnovellen gravierende Veränderungen ab. Man spricht von einem Trend zur ambulanten Versorgung, wobei zu bedenken bleibt, dass sich die Klientel, etwa auch durch die Einführung von **DRG**, also der Diagnosis Related Groups, dadurch deutlich verändert.

Auch das **Pflegeweiterentwicklungsgesetz**, das im Juli 2008 in Kraft trat, und die Pflegestärkungsgesetze beinhalten konkrete Vorgaben für das Qualitätsmanagement beziehungsweise gravierende Veränderungen.

> Von den bisher traditionell auf Grundpflege eingestellten Pflegeeinrichtungen wie Alten- und Pflegeheime, Kurzzeitpflege oder ambulante Dienste werden plötzlich behandlungspflegerische Leistungen verlangt, die diese gar nicht immer erbringen können. Allerdings kann man es sich aus Gründen der Positionierung am Markt und der zunehmenden Konkurrenz gar nicht leisten, entsprechende Patienten abzulehnen.

Insbesondere für die ambulanten Dienste ergibt sich dadurch ein **Dilemma**, das man nur mit gezielten Mitteln lösen kann.

Sowohl Pflegekräfte als auch Patienten fühlen sich oftmals durch die Situation verunsichert und überfordert. Meistens fügt man sich jedoch in sein Schicksal und reagiert mit einer gewissen **Resignation** nach dem Motto »Wir können ja sowieso nichts daran ändern«.

Für kleinere Einrichtungen ist es durch die knappe Personaldecke nicht unbedingt möglich, die erforderlichen Fortbildungen und Schulungen der Mitarbeiter durchzuführen, um alle Leistungen der Behandlungspflege sach- und fachgerecht zu erbringen. Betreut man jedoch schwerkranke Patienten mit unzureichend qualifizierten Mitarbeitern, stellt dies u. a. ein **juristisches Risiko** dar. Auch der »goldene Mittelweg« ist in diesem Fall keine geeignete Lösung.

> Die Einführung eines geeigneten Qualitätsmanagementsystems, das von allen Mitarbeitern akzeptiert, verstanden und »gelebt« wird, kann eine Neuorientierung in dieser schwierigen Situation ermöglichen und unterstützen.

Dabei lohnt es sich ruhig auch einmal über den eigenen Tellerrand hinauszuschauen, da in vielen europäischen Ländern und natürlich auch in den USA diese Entwicklung schon vor Jahrzehnten begonnen hat. Gerade in Deutschland befindet sich die Pflege noch in einer Art »Dornröschenschlaf«, aus dem sie nur langsam erwacht. Ziel ist eine **Professionalisierung der Pflege**, die durch die Akademisierung in den letzten Jahren forciert wurde.

Internationaler Vergleich

Dies soll nicht bedeuten, dass anderswo alles viel besser ist, vielmehr muss nach Lösungen gesucht werden, um den drohenden Zusammenbruch des Gesundheits- und Sozialsystems abzuwenden.

In diesem Zusammenhang ist auch die größte **Berufsgruppe** im Gesundheitswesen, die Pflegenden in der Alten- und Gesundheits- und Krankenpflege, gefordert. Allerdings muss berücksichtigt werden, dass gerade diese Berufe keine gesellschaftliche Lobby besitzen, wobei in den letzten Jahren erste Schritte in dieser Richtung unternommen wurden.

> Einen weiteren Schritt auf diesem Weg stellt das Qualitätsmanagement dar.

Theoretische Grundlagen

Simone Schmidt

S. Schmidt, *Das QM-Handbuch*,
DOI 10.1007/978-3-662-49868-2_2, © Springer-Verlag Berlin Heidelberg 2016

> **»** Wer neu anfangen will, soll es sofort tun, denn eine überwundene Schwierigkeit vermeidet hundert andere (Konfuzius).

Das Qualitätsmanagement basiert auf einer Vielzahl von theoretischen Konzepten, die insgesamt **schwer überschaubar** und zum Teil ohne detaillierte betriebswirtschaftliche Kenntnisse gar nicht verständlich sind.

Pflegekräfte, die sich für Qualitätsmanagement interessieren, haben meist Probleme, einen Einstieg in das Thema zu finden. Aus diesem Grund wird im **ersten Abschnitt** dieses Buchs zunächst das **theoretische Basiswissen** vermittelt, das als Grundvoraussetzung für eine praktische Umsetzung von Qualitätsmanagement am eigenen Arbeitsplatz betrachtet wird.

Zunächst sollte man sich intensiv mit der Frage beschäftigen, was unter dem Begriff »Qualität« eigentlich zu verstehen ist. Wichtig in diesem Zusammenhang ist die Tatsache, dass der Begriff »**Qualität**« im Qualitätsmanagement prinzipiell wertfrei und neutral verwendet wird.

2.1   Was ist Qualität?

Definition von Qualität

Der Begriff **Qualität** wird mit zunehmender Häufigkeit verwendet, deshalb sollte zunächst die Bedeutung des Wortes Qualität an sich erläutert werden.

Ursprünglich stammt Qualität vom lateinischen Wort *qualitas* und bedeutet übersetzt die Art, Beschaffenheit, Brauchbarkeit, Sorte, Güte, Wertstufe, Eigenschaft oder Beschaffenheit einer Sache (Wahrig Deutsches Wörterbuch 2012).

2.2   Wie ist Qualität entstanden?

Historische Entwicklung

Schon im Altertum wurde der Begriff vom griechischen Philosophen **Aristoteles** (384–322 v. Chr.) verwendet, der in der »Ersten Philosophie« die Qualität als eine von zehn Kategorien beschreibt, die das »Seiende« bestimmen. Andere Kategorien sind z. B. die Substanz, die Quantität, der Ort, die Zeit oder die Relation.

Übung		

Praktische Übung

Beschreiben Sie die Eigenschaften eines Apfels. Welche Qualitäten besitzt der Apfel?

Später unterschied der englische Philosoph **John Locke** (1632–1704) primäre und sekundäre Qualitäten, wobei die primären Qualitäten vom Objekt untrennbar sind, also z. B. die Gestalt oder die Festigkeit. Die sekundären Qualitäten eines Objekts sind laut Locke Kräfte, die Ideen hervorrufen.

Prinzipiell wurde das Wort Qualität in seiner ursprünglichen Bedeutung also vollkommen **neutral** verwendet.

> **Übung**
>
> Betrachtet man also die Qualitäten eines Apfels, könnte dieser z. B. süß, sauer, saftig, rund oder rot sein.

> **Ursprünglich diente die Qualität lediglich der Beschreibung von Eigenschaften einer Sache.**

Dies entspricht auch der Bedeutung im angloamerikanischen Sprachgebrauch. In dieser Bedeutung sollte Qualität auch im Qualitätsmanagement betrachtet werden.

> **Auch schlechte Qualität ist Qualität.**

Gerade in der deutschen Sprache hat das Wort Qualität jedoch eine positive Färbung, so dass die neutrale Betrachtung der Eigenschaften erschwert wird. Beschäftigt man sich mit Qualitätsmanagement, sollte die **neutrale Grundbedeutung** des Begriffs Qualität immer im Hinterkopf bleiben.

Neutrale Bedeutung von Qualität

> **Praxistipp**
>
> Dies gelingt leichter, wenn man sich die genaue Übersetzung des Wortes *qualitas* immer wieder vor Augen hält. Es ist einfacher, Qualität zu »managen«, wenn man weiß, dass es sich lediglich um die Beeinflussung von Eigenschaften handelt.

2.3 Wie hat sich Qualität entwickelt?

Bereits vor über 3.700 Jahren formulierte der babylonische König Hammurabi (1792–1750 v. Chr.) die ersten Gesetze, die sich u. a. auch mit Qualität im Gesundheitswesen befassen. So findet man im **Codex Hammurabi** etwa folgenden Paragrafen:

> » Wenn ein Arzt jemandem eine schwere Wunde mit dem Operationsmesser macht und ihn tötet oder jemandem eine Höhlung mit dem Operationsmesser öffnet und ihm das Auge zerstört, so soll man ihm die Hände abhauen.

Der Codex Hammurabi kann im Louvre in Paris besichtigt werden

Auf dem Höhepunkt der chinesischen Zivilisation der Antike, also zur Zeit der **Chou-Dynastie** (1122–221 v. Chr.) wurden erstmals staatliche Examen für Ärzte verlangt.

Auch im **Mittelalter** wurden Regelungen getroffen, die die Qualität von Waren oder Dienstleistungen festlegten. So wurde in der deutschen Zunftordnung bereits im Jahre 1535 die Meisterpflicht eingeführt. Ein Beispiel aus der Zeit des Zaren Peter I. zeigt ebenfalls, dass Qualität auch im 18. Jahrhundert eine wichtige Rolle spielte.

> Ich befehle, den Inhaber der Tulaer Fabrik, Kornil Belogkasow, auszupeitschen und zur Arbeit in ein Kloster zu verbannen, weil er, der Schurke, den Truppen des Staates unbrauchbare Gewehre zu verkaufen sich erdreistet hat, den Oberkontrolleur, Frol Fux, auszupeitschen und nach Asow zu verbannen, weil er auf die schlechten Gewehre das Prüf- und Gütezeichen gesetzt hat (Erlass des Zaren Peter I. vom 11. Januar 1723)

2.4   Wie kann man Qualität definieren?

Bei der **Definition von Qualität** bleibt vor allem zu berücksichtigen, dass immer der Blickpunkt des Betrachters eine entscheidende Rolle spielt. Gerade in der ambulanten Pflege muss die Sichtweise des Kunden genauso beachtet werden wie die Definition der Mitarbeiter. Aber auch der Standpunkt der Gesellschaft ist entscheidend. Daraus ergibt sich ein Dreieck, an dessen Ecken sich die jeweiligen Interessen der beteiligten Parteien befinden (◘ Abb. 2.1).

Qualität ist komplex

Trotzdem bleibt der Begriff Qualität zunächst komplex und schwer fassbar. Aus diesem Grund werden hier verschiedene Definitionen und Gliederungen von Qualität vorgestellt, um das Thema aus unterschiedlichen Blickwinkeln zu betrachten. Eine allgemeine Definition der Qualität lieferte die **DIN ISO 55350**:

> Qualität ist die Gesamtheit der Merkmale einer Einheit bezüglich ihrer Eignung, festgelegte und vorausgesetzte Erfordernisse zu erfüllen.

Obwohl diese Beschreibung von Qualität auf den ersten Blick sehr allgemein klingt, beinhaltet sie die wesentlichen **Merkmale** von Qualität und dient gleichzeitig als Basis für viele andere Definitionen und Beschreibungen von Qualität.

2.4.1   Wie definiert sich Dienstleistungsqualität?

Kundenorientierte Definition

Da es sich bei der Definition der DIN ISO um einen **produktorientierten** Ansatz zur Betrachtung von Qualität handelt, der ingenieurwissenschaftlich geprägt ist, hat sich im Dienstleistungsbereich eine **kundenorientierte Definition** von Qualität etabliert. So beschreiben **Meffert u. Bruhn** (1997) die Dienstleistungsqualität als den Grad der Übereinstimmung zwischen der erbrachten Leistung und den bestehenden Kriterien für diese Dienstleistung. Dies entspricht im Wesentlichen der Definition:

> Qualität ist das Erbringen erwartungsgerechter Leistungen.

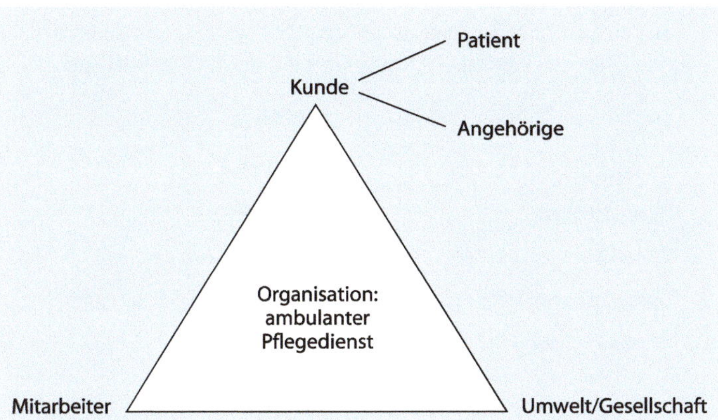

Abb. 2.1 Das Qualitätsdreieck zeigt die verschiedenen Interessenpartner der Organisation am Beispiel eines ambulanten Pflegedienstes. Durch die grafische Darstellung wird deutlich, dass die Dominanz eines Partners zu einer Verzerrung des Dreiecks führt

Selbstverständlich ist dabei Qualität in hohem Maße von der subjektiven Wahrnehmung des Kunden abhängig. Im **Eisbergmodell** wird die Wahrnehmung des Kunden relativiert. Dabei zeigt sich, dass der Kunde nur ein Siebtel eines Unternehmens wahrnimmt, die übrigen sechs Siebtel bleiben ihm verborgen. Die Beurteilung erfolgt also anhand der Betrachtung der »Eisberg-Spitze«, wobei es Unterschiede zwischen Industriebetrieben und Einrichtungen des Gesundheitswesens gibt. Diese sind in **Tab. 2.1** dargestellt. In dieser Tabelle wird ein Vergleich vorgenommen zwischen wahrnehmbaren Qualitätskriterien in einem Industriebetrieb nach dem Eisbergmodell und der Bewertung eines Dienstleistungsunternehmens. Interessanterweise wird das Betriebsklima in Dienstleistungsunternehmen von den Kunden zu 25% in der Bewertung der Qualität mitberücksichtigt, obwohl man eigentlich davon ausgeht, dass die Kunden dies gar nicht wahrnehmen können. Offensichtlich ist der Kunde aber in der Lage, das Betriebsklima aus dem Verhalten der Mitarbeiter zu eruieren.

Tab. 2.1 Das Ansehen von Unternehmen

Industriebetrieb	Dienstleistung
80% Produktqualität	50% Dienstleistungsqualität 25% Pflege und Betreuung
20% Service und Personal	25% Betriebsklima

◘ Tab. 2.2 Dimensionen der Qualität 1. Diese Tabelle zeigt die fünf Dimensionen der Qualität und belegt diese mit allgemeinen Beispielen

Dimension	Beispiel
Umfeld	Räumlichkeiten
Zuverlässigkeit	Pünktlichkeit
Einsatzbereitschaft	Motivation der Mitarbeiter
Leistungskompetenz	Qualifikation der Mitarbeiter
Einfühlungsvermögen	Kernkompetenz

2.4.2 Wie kann man Dienstleistungsqualität beeinflussen?

Dimensionen der Qualität

Untersuchungen haben gezeigt, dass bei der Wahrnehmung der Qualität von Dienstleistungen **fünf Dimensionen** eine wichtige Rolle spielen. Im Folgenden werden zunächst diese Faktoren dargestellt und anschließend durch praktische Beispiele aus dem Alltag und aus der ambulanten Pflege ergänzt. Dabei sollte immer bedacht werden, dass die Dimensionen in unterschiedlicher Weise von der Leitung und den Mitarbeitern eines ambulanten Pflegedienstes verändert werden können. Im Rahmen der **Organisationsentwicklung** können die Dimensionen der Qualität als Anhaltspunkt dienen, auf welchen Gebieten Veränderungen herbeigeführt werden können (◘ Tab. 2.2).

Auch Mitarbeiter, die sich noch nie mit Qualitätsmanagement beschäftigt haben, können sich die Dimensionen der Qualität vor Augen führen, wenn man in einer Fortbildung oder in einem Qualitätszirkel folgende Aufgabe bearbeitet:

Übung

Sie möchten sich einen Pullover kaufen. Welche Aspekte sind in diesem Zusammenhang wichtig für Sie?

Praktische Übung

Mögliche Antworten sind in ◘ Tab. 2.3 aufgeführt. In dieser Tabelle werden die Dimensionen der Qualität anhand eines praktischen Beispiels erläutert. Dabei können die Beispiele als mögliche Antworten für die praktische Übung betrachtet werden. Diese Übung kann mit allen Mitarbeitern in einer Teamsitzung erarbeitet werden, um anschließend mögliche Antworten in die entsprechende Dimension einzugruppieren.

Bei der Beantwortung der Frage kann man gleichzeitig überlegen, wie weit diese Dimensionen beeinflusst werden können. Die Ergebnisse können zum Teil direkt auf Einrichtungen der ambulanten Pflege übertragen werden. Dies wird in ◘ Tab. 2.4 dargestellt. In dieser Tabelle werden die Dimensionen der Qualität direkt auf die Besonderheiten der ambulanten Pflege übertragen. Dabei kann jeweils überlegt werden, in welchem Maß die einzelnen Dimensionen von den Mitarbeitern eines ambulanten Pflegedienstes gezielt beeinflusst werden können, um Qualitätsverbesserungen zu erreichen.

Tab. 2.3 Dimensionen der Qualität 2

Dimension	Beispiel
Umfeld	Einrichtung und Atmosphäre des Geschäfts
Zuverlässigkeit	Umtausch, Reklamation oder Garantie
Einsatzbereitschaft	Verkäufer ist bereit, den Kunden zu beraten
Leistungskompetenz	Verkäufer besitzt das nötige Fachwissen, um den Kunden zu beraten
Einfühlungsvermögen	Verkäufer »spürt«, ob der Kunde eine Beratung wünscht oder erkundigt sich höflich danach

Tab. 2.4 Dimensionen der Qualität 3

Dimension	Beispiel
Umfeld	Atmosphäre bei der Dienstleistungserbringung. Da es sich hierbei um die Wohnung des Patienten handelt, ist dieser Faktor kaum beeinflussbar
Zuverlässigkeit	Pünktlichkeit, Einhaltung von Absprachen, Sicherheit z. B. durch Schweigepflicht, Datenschutz etc.
Einsatzbereitschaft	Freundlichkeit, höflicher Umgang, aktivierende Pflege
Leistungskompetenz	Sach- und fachgerechte Durchführung der Pflege
Einfühlungsvermögen	Vertrauensverhältnis, Pflegebeziehung, Einbeziehung der Angehörigen

2.5   Was ist Pflegequalität?

Qualität hat sich bisher als ein sehr komplexes und schwer fassbares Thema gezeigt. Noch schwieriger stellt sich die Qualität im Sozialwesen und in Einrichtungen des Gesundheitswesens dar. Dies gilt insbesondere für die **Pflegequalität.**

Zum einen ist Pflegequalität kaum objektivierbar und nur bedingt messbar, zum anderen spielen zwischenmenschliche Aspekte wie Zuwendung oder Wohlbefinden eine bedeutende Rolle. Außerdem beinhaltet der Begriff Pflegequalität eine Vielzahl von Bereichen, so dass eine Beurteilung der Pflegequalität entweder sehr aufwändig ist oder immer nur einzelne Teilbereiche betrachtet werden können. Schon

Qualität in der Pflege

Ende der 60er Jahre des vergangenen Jahrhunderts hat **Avedis Donabedian** eine Unterteilung der Qualität in drei Bereiche vorgenommen:

> **Qualitätsraster nach Donabedian (1966)**
> - Strukturqualität
> - Prozessqualität
> - Ergebnisqualität

2.5.1 Was versteht man unter Strukturqualität?

Strukturqualität

Die Rahmenbedingungen, unter denen eine Dienstleistung erbracht wird, entsprechen der **Strukturqualität**.

> **Strukturqualität**
> - Gebäude, Räumlichkeiten
> - Geräte und Hilfsmittel
> - Finanzielle Ressourcen
> - Personalausstattung

Gesetzliche Vorgaben

Dabei ist zu beachten, dass diese Rahmenbedingungen oftmals nur schwer beeinflussbar sind, da sie durch interne, aber auch durch externe Vorgaben stark reglementiert werden. Zu den externen Vorgaben gehören z. B. gesetzliche Anforderungen vor allem bzgl. des Personals, die im SGB XI und SGB V festgelegt sind.

Vorgaben des Marktes

Aber auch die **finanzielle Struktur** kann nicht beliebig verändert werden, da gerade in der ambulanten Pflege ein »Markt der festen Preise« vorherrscht. Dadurch kann es erforderlich werden, zusätzliche Dienstleistungen als Einnahmequelle zu ermitteln. Das bedeutet auch, dass das Thema **Wirtschaftlichkeit** bei der Betrachtung von Qualität mitberücksichtigt werden muss.

Personalmanagement

Ein wichtiger Aspekt der Strukturqualität ist das **Personalmanagement**. Auch in modernen Industriebetrieben fallen immer häufiger Schlagwörter wie »Human Resources Management« oder »Wissensmanagement«. Die Bedeutung von qualifiziertem und motiviertem Personal darf nicht unterschätzt werden. Deshalb beinhaltet ein geeignetes Qualitätsmanagementsystem auch Vorgaben zur Personalplanung, zur Mitarbeiterführung und zur Planung von Fortbildungen.

> **Praxistipp**
>
> Beim Personalmanagement herrscht in vielen ambulanten Pflegeeinrichtungen noch ein großer Handlungsbedarf. Neben der Stellenbesetzung an sich, sind auch die Mitarbeiterbindung und das Wissensmanagement entscheidend.

2.5.2 Was ist Prozessqualität?

> **Als Prozess bezeichnet man jede Tätigkeit, die wiederholt oder regelmäßig ausgeführt wird.**

Im Prinzip sind dies alle Maßnahmen der direkten Pflege. Diese patientenbezogenen Prozesse werden auch **Kernprozesse** genannt.

Der Aufgabenbereich einer Pflegefachkraft in der ambulanten Pflege beinhaltet aber auch Tätigkeiten, die indirekt mit der Versorgung von Patienten zu tun haben, etwa

- administrative Aufgaben,
- Vor- und Nachbereitung von Pflegemaßnahmen oder
- Fahrten von einem Patienten zum nächsten.

Diese Tätigkeiten gehören zu den **Support- oder Unterstützungsprozessen**.

Zu den **Managementprozessen** zählen

- strategische Planung und
- Weiterentwicklung des Pflegedienstes.

Dabei handelt es sich üblicherweise um eine Führungsaufgabe, das heißt, der Geschäftsführer, der Eigentümer oder die Pflegedienstleitung ist für die Durchführung von Managementprozessen zuständig und verantwortlich.

All diese Tätigkeiten und Aufgaben werden unter dem Begriff **Prozessqualität** zusammengefasst. Dadurch erhält die Prozessqualität einen hohen Stellenwert bei der Betrachtung von Qualität im Allgemeinen.

Praxistipp

Wenn man Qualität verbessern möchte, sollte man mit der Bewertung von Prozessen beginnen.

Jeder weiß, dass in der Pflege, genau wie überall, viele Dinge getan werden, »weil sie schon immer so getan werden«. Deshalb ist es für Personen, die innerhalb einer Organisation stehen, schwierig zu hinterfragen, warum etwas auf eine bestimmte Art und Weise gemacht wird. Es hat sich als hilfreich erwiesen, die wichtigsten Prozesse aufzuschreiben oder grafisch darzustellen. Dadurch werden Schwachpunkte deutlich und können gezielt verändert werden.

Flussdiagramme sind für die grafische Darstellung von Prozessen besonders übersichtlich und geeignet.

Wenn man Prozesse gezielt beurteilen möchte, kann man mit Hilfe einer Checkliste einzelne Punkte bewerten. In QM-H 2.1 (■ Abb. 2.2) wird eine Checkliste zur **Prozessbewertung** beispielhaft dargestellt.

2.5.3   Wie misst man die Ergebnisqualität?

Ergebnisqualität

Die Feststellung des Ergebnisses der erbrachten Pflege ist wichtig, wird jedoch kaum durchgeführt. Da es sich um subjektive, individuelle Daten handelt, wird häufig die Meinung vertreten, dass die **Ergebnisqualität** der Pflege nicht messbar ist. Dies ist jedoch nicht zutreffend.

> **Auch mit optimalen strukturellen Vorgaben kann eine qualitativ schlechte oder »gefährliche Pflege« geleistet werden.**

Deshalb ist es unerlässlich, eine Datenerhebung bzgl. der Ergebnisqualität durchzuführen.

Um eine Messung der Ergebnisqualität durchzuführen, stehen verschiedene Verfahren zur Verfügung:

Erhebung der Ergebnisqualität
- Auswertung der Veränderung des Gesundheitszustandes
- Kundenbefragung
- Auswertung der Pflegeplanung

Die Veränderung des Gesundheitszustandes

Diese Methode kann nur sehr wenige und sehr ungenaue Daten zur Ergebnisqualität liefern. Bei der Bewertung des Gesundheitszustandes unterscheidet man z. B.
- Patient gebessert,
- Patient geheilt oder
- Patient verstorben.

Es besteht jedoch die Möglichkeit, dass sich der Zustand des Patienten verschlechtert hat oder dieser sogar gestorben ist, was jedoch nicht mit einer schlechten Pflegequalität gleichzusetzen ist. Umgekehrt können Patienten als deutlich gebessert oder geheilt beschrieben werden, die diesen Zustand aber trotz schlechter Betreuung erreicht haben.

Kundenbefragung

Kundenbefragung

Die Befragung der Kunden ist eine gute Methode, um die Zufriedenheit zu messen. Allerdings können verschiedene Faktoren das Ergebnis verändern. Zum einen besteht zwischen dem Pflegedienst und dem Pflegebedürftigen möglicherweise ein **Abhängigkeitsverhältnis**, so dass der Patient sich fürchtet, offen Kritik zu äußern. Dann wird die Befragung ein falsch-positives Ergebnis liefern. Zum anderen sind die betreuten Patienten oftmals aufgrund ihres Gesundheitszustandes nicht in der Lage, eine realistische Einschätzung vorzunehmen oder diese mitzuteilen. Insbesondere Pflegedienste, die viele Patienten betreuen, die an einer **Demenz** erkrankt sind, können kaum verwertbare Befragungen durchführen.

Auch die Befragung von **Angehörigen** kann nur unzureichende Informationen ergeben, da Angehörige häufig andere Ansprüche an einen Pflegedienst stellen, als der Patient selbst. So kennt jeder die Situation, dass der Patient sich eigentlich gut versorgt fühlt, die Angehörigen jedoch mit der Pflege unzufrieden sind und umgekehrt.

Auswertung der Pflegeplanung

Deshalb ist es in vielen Fällen empfehlenswert, eine Bewertung der **Pflegeplanung** durchzuführen. Dazu wird stichprobenartig eine festgelegte Anzahl von Pflegedokumentationen ausgewählt und anhand definierter Kriterien beurteilt. Dabei überprüft man z. B. die Zahl der formulierten **Pflegeziele** und vergleicht sie mit der Anzahl der tatsächlich erreichten Ziele.

Zunächst wird man erkennen, dass es große Differenzen gibt zwischen festgelegten und erreichten Zielen. Dies liegt daran, dass häufig Ziele formuliert werden, die bei realistischer Betrachtung gar nicht erreichbar sind.

> Mit der Zeit zeigt sich jedoch normalerweise, dass die Bewertung der Pflegeplanung auch dazu führt, dass effektiver und sinnvoller geplant wird.

Die Planung mit Standardformulierungen wird in vielen Einrichtungen relativ unreflektiert praktiziert.

Praxistipp

Ambulante Dienste, die Bewertungen der Pflegeplanung durchführen, konnten durch diese Maßnahme eine Verbesserung der Pflegeplanung hin zu einer individuellen, patientenorientierten Planung erreichen.

Die Bewertung kann natürlich auch die Probleme, die Ressourcen und die Maßnahmen beinhalten. Eine umfassende **Checkliste** zur Bewertung der Pflegeplanung findet sich in ▸ Kap. 21.

2.6 Stufen der Pflegequalität

Bereits 1965 klassifizierte die Schweizer Kader Schule des Roten Kreuzes die Pflege von optimal über gut bzw. ausreichend bis hin zur mangelhaften oder gefährlichen Pflege.

Zuletzt erfolgte eine Überarbeitung der »**Stufen der Pflegequalität**« im Jahr 2004 durch ein Modellprojekt des Bundesgesundheitsministeriums (BMG) in Kooperation mit dem Kuratorium Deutsche Altershilfe (KDA) (◻ Tab. 2.5).

Dieses Kapitel beinhaltet den ersten Abschnitt der sich mit der, für das Qualitätsmanagement besonders relevanten »Indirekten Pflege«

Messung der Pflegequalität

◘ Tab. 2.5 Modellprogramm zur Verbesserung der Versorgung Pflegebedürftiger BMGS/KDA (Hrsg.) (2004): Stufen der Pflegequalität

Indirekte Pflege	Angemessene Bedingungen	Unangemessene/Gefährliche Bedingungen
Leitbild	Der Pflegeanbieter verfügt über ein schriftliches Leitbild, das über einen langen Zeitraum gültig ist. Das Leitbild ist allen Mitarbeitern bekannt. Die Qualitätsentwicklung und der Arbeitsalltag orientieren sich an diesem Leitbild.	Der Pflegeanbieter trägt sich nicht mit dem Gedanken, ein Leitbild zu entwickeln oder es existiert ein Leitbild, das aber keinerlei Auswirkung auf den Arbeitsalltag in der Einrichtung hat.
Pflegekonzept	Der Pflegeanbieter verfügt über ein pflegetheoretisch fundiertes, schriftliches Pflegekonzept, das mit dem Leitbild vereinbar ist. Es wird vom Management zusammen mit den Pflegemitarbeitern laufend den Erfordernissen angepasst. Das Konzept ist den Pflegemitarbeitern vertraut und jederzeit leicht zugänglich. Die Mitarbeiter sind verpflichtet, ihr Handeln an dem Konzept auszurichten und sich dafür schulen zu lassen.	Die Leitung des Pflegedienstes trägt sich nicht mit dem Gedanken, ein Pflegekonzept zu entwickeln oder es existiert ein Pflegekonzept, das aber im Arbeitsalltag keinerlei Bedeutung hat.
Management	Die leitenden Mitarbeiter verfügen über Managementqualifikationen. Sie qualifizieren sich durch Fort- und Weiterbildung, kollegiale Beratung und Supervision. Die Pflegedienstleitung nimmt Aufgaben in der Qualitätssicherung und Qualitätsentwicklung wahr. Die leitenden Mitarbeiter fühlen sich dem Leitbild und dem Konzept verpflichtet. Das Management repräsentiert die Einrichtung und unterstützt (coacht) die nachgeordneten Mitarbeiter.	Der Pflegeanbieter geht davon aus, dass Managementkompetenz durch »Learning-by-doing« erworben wird und die Leitungsaufgaben »nebenbei« erledigt werden können. Angebote zur Fort- und Weiterbildung fehlen bzw. werden nicht in Anspruch genommen.
Qualitätsentwicklung	Der Pflegeanbieter verfügt über ein schriftlich fixiertes Konzept zur Qualitätsentwicklung, auf das im Arbeitsalltag kontinuierlich Bezug genommen wird und in dem alle Arbeitsbereiche mit einbezogen sind. Qualitätsmängel und Beschwerden der Klienten und Angehörigen werden ernstgenommen und gewürdigt. Die Mitarbeiter können ihre Anregungen und Kritik einbringen, z. B. in Qualitätszirkeln.	Der Pflegeanbieter hat kein Konzept zur Qualitätsentwicklung bzw. hat eins, das aber nicht umgesetzt wird. Schwierigkeiten, Beschwerden, Krisen usw. werden als »Angriff« auf die Einrichtung und die eigene Arbeit gesehen, den es abzuwehren gilt.

◘ Tab. 2.5 (Fortsetzung)

Indirekte Pflege	Angemessene Bedingungen	Unangemessene/Gefährliche Bedingungen
Pflege-organisation	Die Pflegeorganisation ist auf die im Leitbild und im Pflegekonzept formulierten Ziele, z. B. Förderung der Selbstpflegekompetenz der Klienten oder Förderung der Pflegekompetenzen von Angehörigen (pflegerische Einzelfallkompetenz), ausgerichtet. Die Fachkompetenz der Pflegemitarbeiter wird mit einbezogen und hat Einfluss auf die Arbeitsabläufe. **Aufbauorganisation:** Aufgaben und Zuständigkeitsbereiche werden kontinuierlich geklärt. Es existieren aktuelle Stellenbeschreibungen. **Ablauforganisation:** Einsatzplanung, Dienstplangestaltung und Tagesablauf stellen die Klienten und ihre Angehörigen in den Mittelpunkt. Die Organisatoren achten auf Kontinuität z. B. beim Einsatz der pflegerischen Bezugspersonen für die Klienten.	Die Pflegeorganisation orientiert sich nicht an den Interessen, Bedürfnissen und Kompetenzen von Klienten/Angehörigen. Sie fordert von Klienten/Angehörigen/Mitarbeitern Anpassung an die scheinbar notwendigen betrieblichen Abläufe. **Aufbauorganisation:** Zuordnung von Aufgaben und Zuständigkeiten erfolgt häufig zufällig und widerspricht sich zum Teil. **Ablauforganisation:** Einsatz- und Dienstplanung sind unsystematisch und kurzfristig. Der Tagesablauf ist nicht auf die Klienten/Angehörigen ausgerichtet. Die für die Ablauforganisation verantwortlichen Mitarbeiter achten nicht auf Kontinuität.
Praxisanleitung und Begleitung	Auszubildende werden als Lernende angesehen. Lernangebote werden mit Ausbildungsstätten und Auszubildenden abgestimmt, Lernerfolge überprüft. Praxisanleiter und Mentoren begleiten die Schüler. Die Einarbeitung neuer Mitarbeiter erfolgt nach einem schriftlichen Konzept. Die Praxisbegleitung (Coaching) erfolgt durch qualifizierte Mitarbeiter. Die (Weiter-)Qualifizierung aller Berufsgruppen folgt einem kurz-/mittel- und langfristigen Planungskonzept. Sie wird in verschiedenen Formen wie z. B. interne und externe Fort-und Weiterbildungsmaßnahmen, Supervision, Praxisreflexion und -begleitung oder Hospitation angeboten. Fachinformationen, z. B. in Form von Zeitschriften, Büchern, Videos, sind gut zugänglich.	Auszubildende werden nur als Arbeitskräfte angesehen. Lernangebote und -ziele sind nicht abgestimmt, es gibt keine Praxisanleitung. Neue Mitarbeiter werden nicht in Arbeitsfelder und Arbeitsweisen bzw. die Arbeit nach Leitbild und Pflegekonzept eingeführt. Vertiefende Angebote zur (Weiter-)Qualifizierung bestehen nicht bzw. werden nicht in Anspruch genommen.

◘ Tab. 2.5 (Fortsetzung)

Indirekte Pflege	Angemessene Bedingungen	Unangemessene/Gefährliche Bedingungen
Kooperation mit anderen Berufsgruppen	Alle Berufsgruppen arbeiten ziel- und leitbildorientiert zusammen. Die Kooperation (z. B. Pflege/Hauswirtschaft/Sozialer Dienst/Ärzte) ist klientenorientiert und aufeinander abgestimmt. Überschneidungen zwischen den verschiedenen Arbeitsbereichen (Schnittstellen) werden im Sinne der Klienten geklärt. **Mitwirkung bei ärztlicher Therapie und Diagnostik (früher Behandlungspflege)** Der Arzt delegiert Aufgaben an Pflegefachpersonen, die diese fachkundig ausführen. Zu der fachkundigen Ausführung gehört die Prüfung, – ob die nötigen rechtlichen Voraussetzungen erfüllt sind (z. B. ärztliche Anordnung in schriftlicher Form) – ob die eigene Pflegefachlichkeit (»Weiß ich genug?«) gewährleistet ist. – ob die eigenen persönlichen Fähigkeiten ausreichen (»Kann ich es ausführen?«). – ob die sachlichen und strukturellen Voraussetzungen, z. B. steriles Material, gegeben sind. Die Mitwirkung bei ärztlicher Therapie und Diagnostik wird in Zusammenarbeit mit dem Arzt dokumentiert, evaluiert und reflektiert.	Die einzelnen Berufsgruppen kooperieren nicht; sie arbeiten nicht klientenorientiert. Die Verteilung der Aufgaben erfolgt ohne Berücksichtigung der beruflichen Kompetenz. Es existieren keine Regelungen zum Umgang mit Überschneidungen zwischen verschiedenen Arbeitsbereichen (Schnittstellen). **Mitwirkung bei ärztlicher Therapie und Diagnostik (früher Behandlungspflege)** Delegation und Übernahme ärztlicher Tätigkeiten sind unsystematisch und unreflektiert. Die ärztlichen Eintragungen in der Pflegedokumentation fehlen bzw. sind unvollständig. Der Pflege- und Therapieverlauf ist in der Dokumentation nicht nachvollziehbar.
Schaffung fördernder Rahmenbedingungen für die Pflege	Der Pflegeanbieter ist täglich rund um die Uhr erreichbar und erbringt bedarfsgerechte Hilfeleistungen bzw. die Hilfeleistungen sind sichergestellt. Die Überleitung aus angrenzenden Versorgungsbereichen folgt einem Konzept, das die Kontinuität der Pflege und Begleitung sicherstellt (z. B. mit Hilfe von Überleitungsbögen). Es bestehen Kooperationsabsprachen mit anderen Dienstleistungserbringern (ambulant/teilstationär/stationär). Bei Erstsituationen in der Pflege, (Einzug in ein Altenheim/eine Haus-/Wohngemeinschaft/Krankenhauseinweisung), werden die Klienten und ihre Angehörigen intensiv begleitet. Bei Entlassung wird der Nationale Expertenstandard zum Entlassungsmanagement angewandt.	Die Pflegeeinrichtung ist häufig nur über Anrufbeantworter zu erreichen. Eine Überleitung aus anderen Versorgungsbereichen erfolgt mündlich. Die Kooperation mit angrenzenden Dienstleistern ist nicht geregelt. Bei Erstsituationen werden Klienten und ihrer Angehörigen alleine gelassen.

Kuratorium Deutsche Altershilfe, An der Pauluskirche 3, 50677 Köln, Tel.: (0221) 931847-0, http://www.kda.de von Christine Sowinski, Klaus Besselmann, Heiko Fillibeck
Stufen der Pflegequalität bei direkter Pflege ► Anhang

beschäftigt. Im ▶ Anhang befindet sich der zweite Teil mit Bezug auf die »Direkte Pflege«.

Leider gibt es bisher noch keine einheitliche Bewertung, die konkrete und vergleichbare Ergebnisse liefert. Dies wird sich in naher Zukunft hoffentlich ändern.

2.7   Das Pflege-Weiterentwicklungsgesetz PfWG

Zum 1. Januar 2002 trat das **Pflegequalitätssicherungsgesetz PQsG** in Kraft, das durch das **Pflege-Weiterentwicklungsgesetz PfWG** vom 1.07.2008 ergänzt wurde.

❯ **Der Gesetzgeber verpflichtet darin jedes Pflegeheim und jeden Pflegedienst zur Einführung eines einrichtungsinternen Qualitätsmanagements und fordert gleichzeitig eine externe Qualitätssicherung, etwa durch Prüfungen.**

Im stationären Bereich soll die Zusammenarbeit zwischen der staatlichen Heimaufsicht und dem MDK weiter verbessert werden.
SGB XI §112 wird wie folgt geändert:

❯❯ (2) Die zugelassenen Pflegeeinrichtungen sind verpflichtet, Maßnahmen der Qualitätssicherung sowie ein Qualitätsmanagement nach Maßgabe der Vereinbarungen nach § 113 durchzuführen, Expertenstandards nach § 113a anzuwenden sowie bei Qualitätsprüfungen nach § 114 mitzuwirken.

In § 115 wurde darüber hinaus festgelegt, dass die Ergebnisse der Prüfungen veröffentlicht werden.

2.7.1   Qualitätsprüfungen durch den MDK

Zur Veröffentlichung der Prüfergebnisse wurden die Kriterien in der »Pflegetransparenzvereinbarung ambulant« (PTVA) gemeinsam mit den Leistungserbringern definiert und überarbeitet. Die Prüfung orientiert sich inhaltlich an den Qualitätsprüfungs-Richtlinien QPR des MDS. Die Inhalte der QPR sind nach den Dimensionen der Qualität gegliedert:

- **Strukturqualität**
- Struktureller Rahmen
- Voraussetzungen für die Übernahme der Tätigkeit als verantwortliche Pflegefachkraft
- Pflegekräfte
- Kooperation mit anderen ambulanten pflegerischen und hauswirtschaftlichen Diensten

Auch für die Prozessqualität wurden Kriterien festgelegt, um eine Bewertung der Qualität der erbrachten Leistungen durchzuführen.

- **Prozessqualität**
- Erstbesuch, Anamnese
- Aktivierende Pflege unter Berücksichtigung von Ressourcen und Fähigkeiten
- Gesellschaftliches Umfeld
- Pflegeplanung und deren Aufbewahrung
- Kontinuierliche Aktualisierung der Pflegeplanung
- Informationsaustausch
- Kontinuität bei der Personalplanung
- Vernetzung mit anderen Institutionen, etwa behandelnder Arzt
- Nach Möglichkeit Kooperation mit Selbsthilfegruppen

Die Effizienz der erbrachten Leistungen, also die Ergebnisqualität der Pflegemaßnahmen, wird durch die Beobachtung und Begutachtung von Pflegebedürftigen beurteilt. Dazu ist das Einverständnis des Pflegebedürftigen oder seines gesetzlich bestellten Betreuers erforderlich.

- **Ergebnisqualität**
- Evaluation der Pflegeplanung
- Bewertung der Pflegeleistung anhand der Kriterien der PTVA

In der »Pflegetransparenzvereinbarung ambulant« werden verschiedene Kriterien genannt, die die Grundlage der Pflegenote darstellen.

Aufgrund der massiven öffentlichen Diskussion und Kritik an den Bewertungskriterien der PTVA soll eine Überarbeitung stattfinden. Der dafür vorgesehene Zeitraum ist jedoch unklar, sodass an dieser Stelle lediglich eine Aufzählung der Qualitätsbereiche erfolgt.

- **Kriterien der PTVA**
- Pflegerische Leistungen (17 Kriterien)
- Ärztlich verordnete pflegerische Leistungen (10 Kriterien)
- Dienstleistung und Organisation (10 Kriterien)
- Befragung der Kunden (12 Kriterien)

Wegen der anhaltenden Kritik am Nutzen und der Verständlichkeit der Pflegenoten für den Verbraucher wurde seit der Einführung immer wieder diskutiert, ob eine Überarbeitung stattfinden soll oder eine komplette Abschaffung der Pflegenoten notwendig ist. Aktuell ist eine Überarbeitung der Transparenzkriterien geplant. Außerdem wurde eine Aktualisierung vorgenommen für Pflegeeinrichtungen, die mit der entbürokratisierten Pflegedokumentation nach der Strukturierten Informationssammlung SIS arbeiten.

> **Praxistipp**
>
> Alle Kriterien finden sich detailliert in den Grundlagen der MDK Qualitätsprüfungen in der ambulanten Pflege. Diese kann über

den MDS direkt bezogen oder auf der Homepage heruntergeladen werden. Es lohnt sich, diese Punkte in Form einer Selbstbewertung einmal für den eigenen Pflegedienst zu überprüfen, auch wenn die endgültige Version der PTVA noch nicht absehbar ist. Da diese Überprüfung sehr zeitaufwändig ist, profitiert man von der Erstellung einer Auditcheckliste.

Gerade bei der Prozessqualität zeigen sich immer wieder Auffälligkeiten oder gar Mängel. Die Ursache hierfür liegt unter anderem in der Akzeptanz der Mitarbeiter bzgl. der Pflegeplanung und Pflegedokumentation. Da die Dokumentationsanforderungen kontinuierlich steigen, empfinden viele Mitarbeiter den Zeitaufwand als nicht gerechtfertigt. Deshalb sollten folgende Punkte bei der Planung und Überprüfung besonders beachtet werden:

Pflegeplanung

- Alle Mitarbeiter müssen den Zweck der Pflegeplanung begriffen haben.
- Die Pflegedokumentation wurde nicht »erfunden, um die Mitarbeiter zu quälen«.
- Eine gute Planung kann man nicht erstellen, wenn man eine innere Abwehr gegen die Pflegeplanung hat.
- In diesem Bereich müssen regelmäßig Fortbildungen stattfinden.
- Die Kontinuität der Pflegeplanung ist unerlässlich.
- Eine Pflegeplanung ist nur sinnvoll, wenn sie regelmäßig evaluiert wird.
- Es muss ein deutlicher und nachvollziehbarer Zusammenhang zwischen Problem, Ziel und Maßnahme erkennbar sein.
- Der Zeitaufwand der Dokumentation muss in einem vertretbaren Rahmen liegen und bei der Dienstplanung berücksichtigt werden, etwa durch »Bürotage«.

Beispiel

Bei einer Patientin mit der Ressource »intakte Haut«, die kein Dekubitusrisiko aufweist, ist es verwunderlich, dass im Durchführungsnachweis die Applikation eines Hydrokolloidverbandes auf den Dekubitus II° über einen längeren Zeitraum dokumentiert wird, obwohl es sich dabei nicht um eine geplante Pflegemaßnahme handelt.

Im Rahmen der **Entbürokratisierung der Pflegeplanung** wurden bereits erheblich veränderte Vorgaben für die Dokumentation der Pflege erarbeitet. Dies bedeutet allerdings nicht, dass nicht mehr dokumentiert werden muss, sondern dass die Pflegedokumentation konkrete Anforderungen erfüllen muss. Diese Anforderungen werden in ► Kap. 19 detailliert beschrieben.

<table>
<tr><td rowspan="2">QMHB</td><td rowspan="2">Musterpflegedienst</td><td>Kap.</td><td>Seite</td></tr>
<tr><td></td><td></td></tr>
<tr><td>Doku-Typ
QMHB</td><td>Doku-Typ
Checkliste zur Prozessbewertung</td><td></td><td>Datum</td></tr>
</table>

1   Ablauf des Prozesses
1.1   Wodurch wird der Prozess ausgelöst und wodurch wird er beendet?
1.2   Welche Tätigkeiten finden während des Prozesses statt?
1.3   Ist der Ablauf der Tätigkeiten sinnvoll?
1.4   Sind die Entscheidungskriterien allen Benutzern des Prozesses bekannt,
      werden sie eingehalten und bieten sie ausreichend Entscheidungsfreiheit?
1.5   Sind die Bemerkungen verständlich formuliert und ausreichend?

2   Grundlagen des Prozesses
2.1   Wer ist für die Durchführung des Prozesses verantwortlich?
2.2   Wer kommt als Prozesseigentümer in Frage?
2.3   Welche rechtlichen Grundlagen sind für den Prozess von Bedeutung?
      Wer ist bei einer Änderung der Gesetzeslage für die Aktualisierung zuständig?
2.4   Ist bei regelmäßig stattfindenden Prozessen der Rhythmus festgelegt?

3   Schnittstellen des Prozesses
3.1   Welche Schnittstellen treten während des Prozesses auf?
3.2   Wie erfolgt die Information von bzw. zu Schnittstellen?
      Wird die Informationsweitergabe dokumentiert?

4   Kontrolle des Prozesses
4.1   Ist eine Kontrollfunktion vorgesehen? Wurde diese bisher durchgeführt oder
      muss sie noch in den Prozess integriert werden?

5   Dokumentation des Prozesses
5.1   Welche Dokumente werden benötigt, welche sind schon vorhanden und
      welche fehlen noch?
5.2   Sind die bestehenden Dokumente geeignet?
5.3   Werden sie ordnungsgemäß bzw. gemäß Verfahrensanweisung ausgefüllt?
5.4   Werden die Nachweisdokumente archiviert? Welche Vorschriften gelten bzgl.
      der Dauer, des Ortes und der Zuständigkeit der Archivierung?

<table>
<tr><td>erstellt:</td><td>Änderungsstatus
0</td><td>Freigabe:</td><td>Datum</td></tr>
</table>

■ **Abb. 2.2 QM-H 2.1.** Checkliste zur Prozessbewertung. In dieser Checkliste werden Aspekte der Bewertung von Prozessen dargestellt. Um die Bewertung von Prozessen mit Hilfe der Checkliste einzuüben ist es sinnvoll, mit alltäglichen Prozessen, z. B. der Pflegedokumentation, zu beginnen

Was ist Qualitätsmanagement?

Simone Schmidt

S. Schmidt, *Das QM-Handbuch*,
DOI 10.1007/978-3-662-49868-2_3, © Springer-Verlag Berlin Heidelberg 2016

> » Das meiste, was wir als Führung bezeichnen, besteht darin den Mitarbeitern die Arbeit zu erschweren (Peter Ferdinand Drucker, Managementtheoretiker).

Was ist Management?

Der Begriff Management oder Führung stammt vom lateinischen *manus* – die Hand – und kam über das italienische *manegiare* und das französische *manège* als Substantiv *management* in die englische Sprache. Management bedeutet also »jemanden an die Hand nehmen und diesen führen oder leiten«.

Die Bedeutung von Qualität wurde bereits in ◻ Kap. 2 erläutert.

> ❯ **Qualitätsmanagement oder QM beschäftigt sich also mit Management- oder Führungstheorien, die darauf abzielen, die Eigenschaften von Produkten, oder bezogen auf die ambulante Pflege von Dienstleistungen, zu verbessern.**

Qualitätskontrolle

Dabei fand eine Entwicklung von der reinen Qualitätskontrolle zu einem umfassenden Konzept statt, das neben der Ergebniskontrolle auch die Vermeidung von Fehlern beinhaltet.

Unterschiede

Dies wird verständlicher, wenn man einen Vergleich zwischen Pflege und Qualitätsmanagement durchführt. Am Beispiel Dekubitus wird deutlich, was die Qualitätskontrolle vom Qualitätsmanagement unterscheidet:

> ❯ **Die Qualitätskontrolle oder Qualitätssicherung stellt fest, dass ein Dekubitus aufgetreten ist.**

QM: Dekubitusprophylaxe

> ❯ **Das Qualitätsmanagement beschäftigt sich darüber hinaus mit der Dekubitusprophylaxe. Dabei werden z. B. folgende Fragen mitberücksichtigt:**
> - **Wie viele Mitarbeiter werden benötigt, um eine exzellente Pflege durchzuführen?**
> - **Welche Qualifikation besitzen diese Mitarbeiter?**
> - **Orientieren sich die Mitarbeiter bei ihrer Tätigkeit an einem Standard zur Dekubitusprophylaxe?**
> - **Sind die erforderlichen Hilfsmittel vorhanden?**

3.1 Wie hat sich das Qualitätsmanagement entwickelt?

Industrialisierung

Bei der historischen Entwicklung des Qualitätsmanagements handelt es sich um einen Prozess, den man grob in mehrere Phasen unterteilen kann. Ausgangspunkt war die Industrialisierung und die Entwicklung der Massenproduktion zu Beginn des 20. Jahrhunderts.

Zuvor existierten Klein- und Handwerksbetriebe, in denen der jeweilige Produzent für die Qualität seiner Ware selbst verantwortlich war. Obwohl diese Struktur mit Einrichtungen der ambulanten Pflege durchaus vergleichbar ist, kann ein geeignetes Quali-

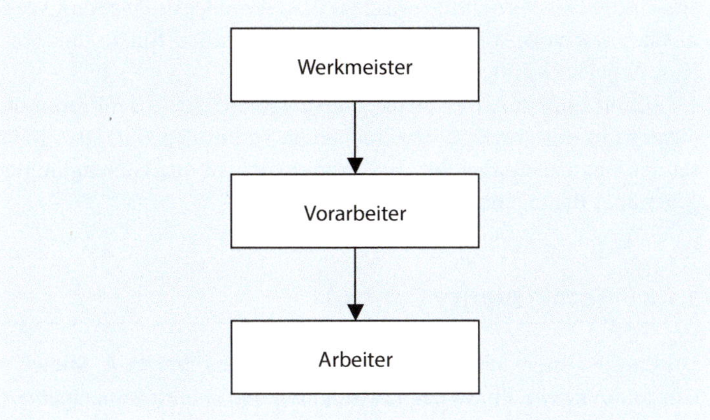

■ **Abb. 3.1** Einlinien-Organisation. Die Abbildung stellt die Einlinien-Organisation in grafischer Form dar. Bei dieser Organisationsstruktur hatte jeder Mitarbeiter einen direkten Vorgesetzten und einen direkten Untergebenen. Dadurch war eine große Anzahl von Personal erforderlich, es gab aber nur wenige Arbeiter

tätsmanagementsystem auch in kleineren Organisationen positive Effekte erzielen.

3.1.1 Taylorismus

> Der Ingenieur Frederick W. Taylor begründete in seiner Theorie des »Scientific Managements«, also der wissenschaftlichen Betriebsführung die Einführung von hierarchischen Strukturen im Sinne einer Einlinien-Organisation (■ Abb. 3.1). Dieser Ansatz wird deshalb auch als Taylorismus bezeichnet.

Dadurch begann die erste Phase des Prozesses zur Entwicklung von Qualitätsmanagement, bei der nach dem sog. Inspektionssystem gearbeitet wurde. Jeder Arbeiter war einem Inspektor oder Werksmeister unterstellt, der die Qualität des Endproduktes kontrollierte.

> Der Leitgedanke dieser Zeit lautete: »Qualität ist zu prüfen.«

Die Basis dieser Theorie war das mechanistische Menschenbild, also die Betrachtung des Arbeitnehmers als billigen Produktionsfaktor, vergleichbar mit einer Maschine, der nur einen speziellen Schritt in der Produktion darstellte. Das Extrem dieser Theorie stellt die Fließbandarbeit mit Zeitakkord dar.

> Taylor ging davon aus, dass eine lückenlose, objektivierte Kontrolle erforderlich ist, um die Leistungsfähigkeit der Arbeiter zu steigern und die Qualität des Produktes zu gewährleisten.

Die Identifikation mit der Arbeit und den Zielen der Organisation wurde vernachlässigt, was sich negativ auf die Motivation der Arbeiter

Eine Kritik des Taylorismus findet sich in dem Film »Modern Times« von Charlie Chaplin auswirkte. Das Verhältnis zwischen dem Arbeiter und seinem Werkmeister war von Abneigung geprägt, gelegentlich führte dies sogar zum Arbeitsboykott.

Schon zu Beginn des Taylorismus zeigte sich, dass der Produktivitätsgewinn mit gravierenden Nachteilen verbunden war, etwa wachsender Unzufriedenheit bei den Arbeitnehmern und Gleichgültigkeit gegenüber der eigenen Tätigkeit.

3.1.2 »Total Quality Control«

Qualitätskontrolle

Durch die Untersuchungen des Mathematikers **Walter A. Shewhart** wurde die zweite Phase der Entwicklung des Qualitätsmanagements ausgelöst. Shewhart war in den 20er Jahren des vergangenen Jahrhunderts in den Hawthorne-Werken von General Electric beschäftigt.

Zu dieser Zeit arbeiteten dort 40.000 Mitarbeiter, wovon 5.200 in der Abteilung Qualitätskontrolle beschäftigt waren.

Shewhart vertrat die Ansicht, dass eine hundertprozentige Qualitätskontrolle nicht erforderlich ist, sondern dass eine stichprobenartige Überprüfung ausreiche. Dabei nahm man zwar in Kauf, dass auch fehlerhafte Produkte das Werk verließen, die Vorteile durch Einsparungen überwogen diesen Nachteil jedoch. Aus diesen Überlegungen entwickelte er die »control charts«, die sog. Qualitätsregelkarten.

TQC

Seine Erkenntnisse wurden von einigen Qualitätsexperten aufgegriffen und weiterentwickelt. So vertrat zu Beginn der 1960er Jahre **Armand V. Feigenbaum** den Total-quality-control-(TQC-)Ansatz. Dabei wurden auch die Bedürfnisse des Kunden berücksichtigt. Darüber hinaus beschäftigte sich Feigenbaum mit der Kontrolle von Prozessen. So entwickelte sich die Erkennung und Beseitigung von Fehlern langsam hin zur Fehlervermeidung.

Nullfehler-Strategie

Philip B. Crosby arbeitete für die Martin Marietta Corporation, wo es unter seiner Aufsicht gelang, die erste fehlerfreie Pershing-Rakete herzustellen. Als Qualitätsexperte vertrat er die Auffassung, dass »Nullfehler« das anzustrebende und erreichbare Ziel sein muss.

Auch **Joseph M. Juran** arbeitete in den 1920er und 1930er Jahren bei General Electric und beschäftigte sich dort mit der Qualitätskontrolle. Er entwickelte unter anderem das Pareto-Prinzip. Dieses Modell wurde nach dem italienischen Mathematiker **Vilfredo Pareto** benannt und besagt z. B., dass 80% der Fehler durch 20% der Prozesse ausgelöst werden. Das bedeutet, dass eine relativ geringe Anzahl von Prozessen für den größten Teil der Fehler verantwortlich ist.

Juran veröffentlichte seine Erkenntnisse im »Quality Control Handbook«. Da diese jedoch in den USA kaum beachtet wurden, folgte er William Edwards Deming nach Japan, wo er erfolgreich Qualitätsarbeit leistete.

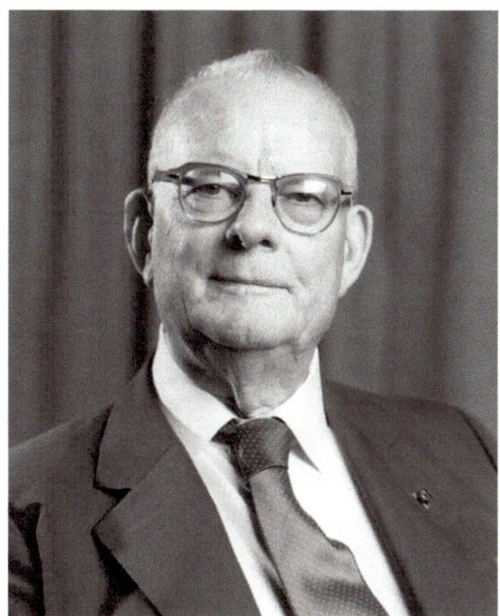

3.1.3 »Total Quality Management«

Auch der Mathematikstudent **William Edwards Deming** (1900–1993;
Abb. 3.2) arbeitete in den Semesterferien bei General Electric. Dort
lernte er Shewhart und Juran kennen. Shewharts Ideen beeindruckten
Deming und er entwickelte dessen Konzept weiter.

Demings Ideen stießen in den USA auf wenig Interesse. Mit dem
Eintritt der USA in den 2. Weltkrieg verlor der Qualitätsgedanke an
Bedeutung, da insbesondere in der Rüstungsindustrie der Schwerpunkt auf der produzierten Stückzahl lag und nicht auf der Güte oder
der Fehlerfreiheit.

Nach dem 2. Weltkrieg ging Deming nach Japan, da die Japaner
schnellstmöglich ihre Wirtschaft wieder aufbauen wollten. Für diesen
Prozess hatte Deming einen Zeitraum von drei Jahren geplant, was an
sich schon kaum möglich zu sein schien. Das festgelegte Ziel wurde
jedoch schon nach zwei Jahren erreicht!

> So war es den Japanern möglich, mit Hilfe von Demings
> Managementtheorie innerhalb kürzester Zeit eine Spitzen-
> position in der Weltwirtschaft einzunehmen.

Gemeinsam mit Joseph M. Juran, der ebenfalls in Japan tätig war, ent-
stand das Konzept des »Total Quality Management« (TQM) in seiner
heute bekannten Form. Das TQM oder übersetzt umfassendes Qualitätsmanagement bezeichnet einen ablauforientierten Führungsstil,
mit dem Ziel, die Qualität für den Kunden kontinuierlich zu verbessern. Dabei werden alle Prozesse in allen Bereichen des Unternehmens
berücksichtigt.

> **Die Kernaussagen des TQM**
> — Kontinuierliche Verbesserung
> — Kundenorientierung
> — Problemvorbeugung
> — Datenerhebung und statistische Methoden
> — Teamarbeit
> — Lieferantenbeziehungen
> — Prozess- statt Mitarbeitermanagement

In Japan wurden die Ideen Demings mit Enthusiasmus aufgegriffen und in verschiedenen Veröffentlichungen berücksichtigt. Das bekannteste japanische Qualitätsmanagementsystem ist das von **Masaaki Imai** (1986) beschriebene Kaizen.

3.1.4 Kaizen

Das japanische Wort Zen ist vor allem durch den Zen-Buddhismus bekannt

Das japanische Wort Kaizen ist aus den Begriffen *Kai* – der Weg – und *Zen* – zum Guten oder zum Besseren – zusammengesetzt. Damit ist der Prozess der ständigen Verbesserung gemeint, der im Qualitätsmanagement auch als kontinuierlicher Verbesserungsprozess (KVP) bekannt ist.

> **Imai versteht unter Kaizen einerseits die ständige Verbesserung eines Unternehmens, die nur durch gesunden Menschenverstand und mit Geduld und Ausdauer erreicht werden kann.**

Es handelt sich also um einen langsamen und kontinuierlich stattfindenden Prozess. Dabei wird die Bereitschaft der Mitarbeiter zur Verbesserung, etwa durch ein gut funktionierendes Vorschlagswesen, als Grundvoraussetzung betrachtet. Andererseits beinhaltet Kaizen auch die ständige Verbesserung von Arbeitsmethoden, Prozessen oder Werkzeugen. Zunächst wurde das Kaizen in der japanischen Industrie, vor allem in der Automobilindustrie, mit großem Erfolg angewendet.

> **Alle Mitarbeiter sind unabhängig von ihrer hierarchischen Stufe am Kaizen beteiligt.**

Schwächen und Verbesserungspotenziale sollen selbstständig erkannt und entsprechende Lösungsansätze eigenständig erarbeitet werden.

So unterbreiten die Mitarbeiter eines japanischen Unternehmens durchschnittlich über 3.000 Verbesserungsvorschläge pro Jahr, in Deutschland liegt diese Zahl bei zwölf.

Qualitätszirkel

> **Auch die mittlerweile weltweit bekannten Qualitätszirkel sind ein Instrument des Kaizen und zielen auf allmählich fortschreitende Verbesserungen.**

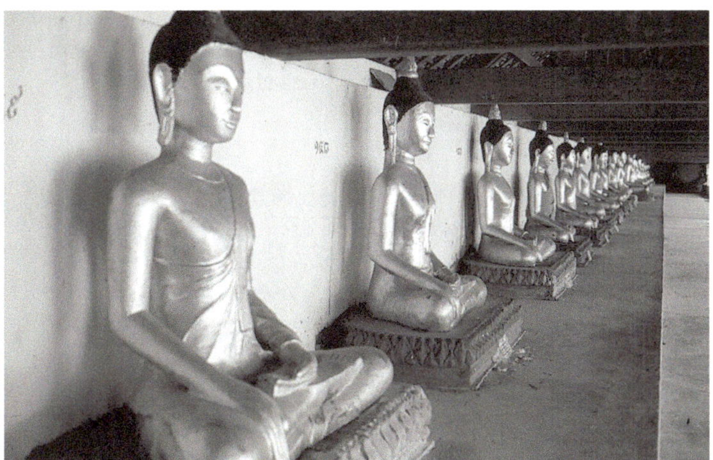

Abb. 3.3 Zen-Buddhismus. Der Zusammenhang zwischen Kaizen und Zen-Buddhismus wird schon durch den Begriff Zen – das Gute – deutlich (Foto: Joachim Lengricht)

Die Ideen von Deming und Imai wurden von verschiedenen Autoren, z. B. Ishikawa und Taguchi, übernommen und weiterentwickelt. Dadurch ist das Qualitätsmanagement heute in Japan zu einer Selbstverständlichkeit geworden, was auch daran liegt, dass die Grundprinzipien des Qualitätsmanagements der japanischen Mentalität nahe kommen (**Abb. 3.3**).

Die japanische Einstellung zum Qualitätsmanagement wird durch eine Rede des Konzernchefs **Konsuke Matsushita** vor einer Gruppe von westlichen Industriellen deutlich:

» Wir werden gewinnen und der industrielle Westen wird verlieren. Da könnt ihr nicht viel dagegen tun, weil der Grund des Versagens in euch selbst liegt. Nicht bloß eure Firmen sind nach dem Taylorschen Modell gebaut, sondern – viel schlimmer – auch eure Köpfe. Die Bosse besorgen das Denken, und ihre Mitarbeiter schwingen die Werkzeuge. Im tiefsten Innern seid ihr noch überzeugt, dies sei der einzig richtige Weg, ein Unternehmen zu betreiben. Für euch besteht Management darin, die Ideen aus den Köpfen der Manager in die Köpfe der Mitarbeiter zu bringen. Wir Japaner hingegen sind jenseits des Taylorismus. Wir wissen um das komplexe, unvorhersehbare und gefährliche Umfeld der Unternehmen heute. Es wird immer schwieriger, die wirtschaftliche Situation vorauszusehen. Nur mit den kombinierten Denkleistungen aller Mitarbeiter kann sich ein Betrieb den Turbulenzen und Zwängen erfolgreich stellen. Tatsächlich hängt das Überleben vom Aktivieren des letzten Gramms von Intelligenz ab. Für uns besteht Management exakt in der Kunst, das intellektuelle Potential aller Mitarbeiter des Unternehmens zu mobilisieren und zusammenzubringen (Eckardstein et al. 1999, S. 396f).

Wenn man diese Zeilen liest, stellt sich die Frage: Kann die japanische Auffassung von Qualitätsmanagement auch auf die Verhältnisse einer ambulanten Pflegeeinrichtung in Europa übertragen werden?

> **Praxistipp**
>
> Diese Aussagen von Matsushita können direkt auf die ambulante Pflege übertragen werden. Gerade das intellektuelle Potenzial der Mitarbeiter ist von unschätzbarem Wert. Der Satz »Die Bosse besorgen das Denken und ihre Mitarbeiter schwingen die Werkzeuge.« findet in vielen Einrichtungen der Pflege auch heute noch statt. Dies zeigt sich auch in Äußerungen von Mitarbeitern wie »Für's Denken werde ich nicht bezahlt.«

3.1.5 Qualitätsmanagement in Europa

Im amerikanischen Fernsehen wurde 1980 eine Dokumentation über William E. Deming ausgestrahlt mit dem Titel »If Japan Can … Why Can't We?«. Sie löste eine Welle der Begeisterung für TQM aus und führte dazu, dass Deming nach Amerika zurückgeholt wurde. Im Alter von 80 Jahren galt er als Managementguru und wurde von großen amerikanischen Firmen wie z. B. Ford landesweit engagiert. Diese Tätigkeit übte er bis zu seinem Tod im Jahre 1993 aus.

QM wird populär

Diese QM-Welle schwappte auch auf Europa über und in den meisten Industriebetrieben, vor allem in der Automobilindustrie, Militär- und Raumfahrttechnik, wurde die Einführung eines Qualitätsmanagementsystems zur Selbstverständlichkeit.

> **Heutzutage ist das Qualitätsmanagement aus Industriebetrieben nicht mehr wegzudenken.**

QM und Dienstleistung

Dem positiven Vorbild der Industrie folgten weitere Unternehmen aus anderen Bereichen, so dass das Qualitätsmanagement schließlich auch auf dem Dienstleistungssektor Einzug hielt. Zunächst betrieben vor allem große Unternehmen Qualitätsmanagement, etwa Hotelketten, international tätige Banken und dergleichen.

Daraufhin fingen auch Einrichtungen im Gesundheits- und Sozialwesen an, sich mit dem Thema Qualitätsmanagement zu beschäftigen. Auch hier begannen größere Kliniken oder Pflegeeinrichtungen Instrumente der Qualitätssicherung in ihrer Organisation einzuführen.

> **Mittlerweile wird die Einführung eines internen Qualitätsmanagementsystems von allen Leistungserbringern im SGB V und SGB XI gefordert.**

Aber auch Schulen, Kindergärten, Bildungseinrichtungen oder Ämter folgen dieser Entwicklung. Sicherlich werden in Deutschland in absehbarer Zeit auch ähnliche Verhältnisse entstanden sein wie in anderen europäischen Staaten, wo das Qualitätsmanagement zum Alltag dazugehört und häufig auch die Zertifizierung von den Kunden erwartet wird.

3.1.6 »European Foundation for Quality Management«

In Europa begann man, die Erkenntnisse des TQM in ein praktikables System zu übertragen. Vierzehn große Unternehmen schlossen sich in der »European Foundation for Quality Management« (EFQM) zusammen. Es wurde ein System zur Selbstbewertung einer Organisation erstellt, das EFQM-Modell für Excellence.

Die Nationale Partnerorganisation der EFQM in Deutschland ist seit 1997 die DGQ, die Deutsche Gesellschaft für Qualität. Sie informiert und publiziert über EFQM und berät bei der Einführung des Systems. Die DGQ vergibt jährlich einen Qualitätspreis, den Ludwig-Erhard-Preis. Mittlerweile gehören hunderte von Unternehmen dieser Vereinigung an.

Das EFQM-Modell basiert auf der sog. RADAR-Logik.

Das EFQM-Modell für Excellence

> **Die Elemente von RADAR**
> - »Results« = Ergebnisse
> - »Approach« = Vorgehen
> - »Deployment« = Umsetzung
> - »Assessment« = Bewertung
> - »Review« = Überprüfung

In diesem Rahmen werden verschiedene Kriterien bewertet, die in Befähiger-Kriterien und Ergebnis-Kriterien unterteilt werden. Unter Befähiger-Kriterien versteht man Rahmenbedingungen, mit denen die Organisation ihre Hauptaktivitäten abwickelt. Ergebnis-Kriterien beziehen sich auf das Ergebnis dieser Tätigkeiten. Die grafische Darstellung des Modells wird durch Pfeile ergänzt, die die Dynamik des Systems unterstreichen sollen (◘ Abb. 3.4).

> **Praxistipp**
>
> Die Einführung des EFQM-Modells setzt intensive Kenntnisse über Qualitätsmanagement voraus und bewirkt in unerfahrenen und ungeübten Unternehmen oftmals eine Frustration, da bei der Selbstbewertung normalerweise zunächst eine geringe Punktzahl erreicht wird. In der ambulanten Pflege ist es daher sinnvoll, die Einführung des EFQM als möglichen zweiten Schritt zu planen, wenn ein Qualitätsmanagementsystem mit Erfolg eingeführt wurde und für Aktivitäten auf dem Gebiet Qualität noch ausreichend Ressourcen zur Verfügung stehen.

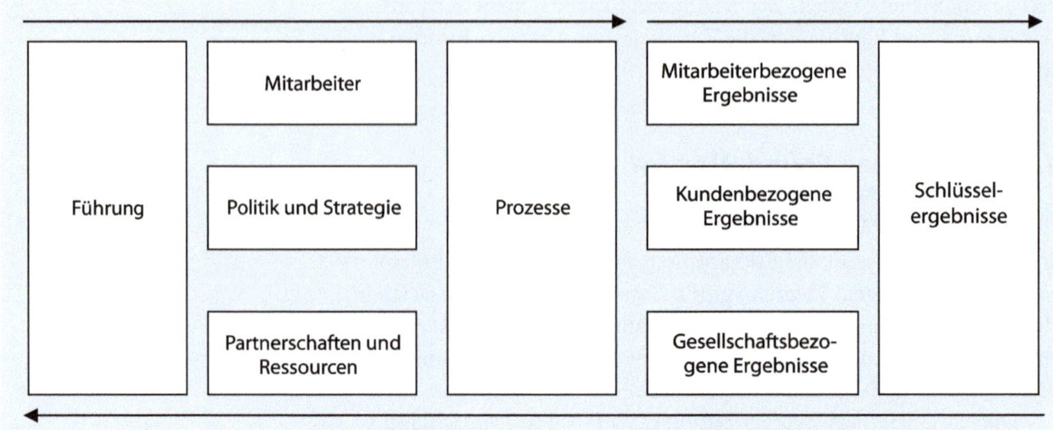

◨ **Abb. 3.4** EFQM-Modell für Excellence. Die Abbildung zeigt das Modell der »European Foundation for Quality Management« (EFQM). Das System ist Grundlage für eine Selbstbewertung. Auf der Grundlage des EFQM-Modells wird der »European Quality Award« vergeben

3.1.7 Qualitätsmanagement in Deutschland

DIN

Um den speziellen Anforderungen an ein international gültiges Qualitätsmanagementsystem gerecht zu werden, hat das Deutsche Institut für Normung (DIN) Standards entwickelt, die sowohl europäische als auch internationale Gültigkeit besitzen. Vorläufer für die DIN-Normen war die EG-Richtlinie für Produkthaftung. Das Ziel dieser Richtlinien ist es Produkte so herzustellen, dass sie auf dem internationalen Markt verkauft werden können.

EN und ISO

❯ **Eine dieser Normen ist die DIN EN ISO 9000, die für den Dienstleistungssektor entwickelt wurde. Es handelt sich also um eine deutsche Norm (DIN), um eine Europäische Norm (EN) und um eine internationale Norm (ISO), das bedeutet International Standard of Organisation.**

9000

Die Nummerierung 9000 bezeichnet die Normenfamilie, zu der die entsprechende Norm gehört. Jeder Industriezweig kann durch diese Nummerierung einer Normenfamilie zugeordnet werden.

> **Praxistipp**
>
> **Die 7 prägenden Grundsätze der DIN EN ISO 9000:**
> 1. Kundenorientierung
> 2. Führung
> 3. Einbeziehung von Personen
> 4. Prozessorientierter Ansatz
> 5. Verbesserung
> 6. Faktengestützte Entscheidungsfindung
> 7. Beziehungsmanagement

Die Betrachtung der Kernaussagen des TQM in ▶ Abschn. 3.1.3 im Vergleich zu den hier aufgeführten Grundsätzen der DIN EN ISO 9000 zeigt deutlich, dass diese fast identisch sind. Bei der Auswahl eines Qualitätsmanagementsystems sollte man bedenken, dass alle Systeme durch die historische Entwicklung in enger Beziehung zueinander stehen.

Trotz aller Vorteile durch ein Qualitätsmanagementsystem erfreut sich die DIN EN ISO 9000 noch immer einer mangelnden Beliebtheit und Akzeptanz. Aus der Sicht eines Qualitätsberaters ist diese Einstellung eigentlich kaum zu verstehen, aber zu erklären.

Einer der Gründe der vorherrschenden Ablehnung des Systems ist mit Sicherheit die technisch-betriebswirtschaftlich geprägte Ausdrucksweise der Norm. Die Sprachübertragung auf die Pflege bereitet vielen Mitarbeitern in der Anfangszeit Probleme. Viele Pflegekräfte lehnen auch Bezeichnungen wie »Kunde« statt »Patient« oder »Dienstleistungserbringung« statt »Durchführung der Pflege« völlig ab.

> **Die Führungsebene in ambulanten Pflegediensten sollte deswegen bei der Einführung von QM einige Punkte berücksichtigen:**
> 1. **Qualitätsmanagement funktioniert nur dann, wenn alle Mitarbeiter sich damit identifizieren können. Geben Sie Ihren Mitarbeitern also ausreichend Zeit sich damit auseinander zu setzen und Gelegenheit zum Gedankenaustausch.**
> 2. **Je mehr Informationen die Mitarbeiter über QM bekommen, desto leichter können sie die theoretischen Grundlagen verstehen. Es ist deshalb unbedingt erforderlich, geeignete Fortbildungsmaßnahmen zu organisieren.**
> 3. **Qualitätsmanagement ist nur sinnvoll, wenn es auf freiwilliger Basis stattfindet. Aussagen wie »Das müssen wir eben machen« oder »Das wird jetzt hier eingeführt« sind in hohem Maße kontraproduktiv und fördern lediglich die ablehnende Haltung der Mitarbeiter.**

Akzeptanz der ISO 9000

Was ist ein Qualitätsmanagementsystem?

Simone Schmidt

S. Schmidt, *Das QM-Handbuch*,
DOI 10.1007/978-3-662-49868-2_4, © Springer-Verlag Berlin Heidelberg 2016

> **»** Die Erfahrung lehrt nichts ohne Theorie
> (William Edwards Deming).

Ein **Q**ualitäts**m**anagement**s**ystem oder **QMS** ist prinzipiell jedes strukturierte Vorgehen, das angewendet wird, um Qualitätsmanagement zu betreiben. Das bedeutet, dass viele verschiedene QMS existieren. Aus diesem Grund ist es sinnvoll, sich an bereits bestehenden Systemen zu orientieren, die ihren praktischen Nutzen schon unter Beweis gestellt haben.

In diesem Kapitel werden die **wichtigsten** Qualitätsmanagementsysteme vorgestellt.

4.1   »Total Quality Management«

> **❯** In der DIN ISO Norm 8402 wird umfassendes Qualitätsmanagement wie folgt definiert: »Auf der Mitwirkung aller ihrer Mitarbeiter gestützte Managementmethode einer Organisation, die Qualität in den Mittelpunkt stellt und durch Zufriedenheit der Kunden auf langfristigen Geschäftserfolg sowie auf Nutzen für die Mitglieder der Organisation und für die Gesellschaft zielt.«

TQM

Das von **William Edwards Deming** entwickelte »Total Quality Management« (TQM) hat auch im Gesundheitswesen zunehmend an Bedeutung gewonnen.

> **❯** In den 80er und 90er Jahren des letzten Jahrhunderts gab es in Deutschland einen regelrechten TQM-Boom.

Da in vielen Industriebetrieben mit TQM gute Erfolge erzielt wurden, war es modern, ein Qualitätsmanagementsystem einzuführen. Die Begeisterung ließ jedoch schnell nach, da meist überstürzt mit TQM begonnen wurde und daraus bürokratische Auswüchse entstanden, ohne dass positive Effekte nachweisbar waren.

4.1.1 Was bedeutet TQM?

»Total Quality Management« wurde von William Edwards Deming (1900–1993) entwickelt und bedeutet übersetzt »**umfassendes Qualitätsmanagement**«. Dabei handelt es sich um eine Managementmethode, die sich an 14 Managementregeln orientiert.

Die 14 Managementregeln
Demings

> **Die 14 Managementregeln Demings**
> 1. Schaffe eine auf andauernde Verbesserung der Produkte und Dienstleistungen ausgerichtete Geschäftspolitik mit dem Ziel, konkurrenzfähig zu bleiben und neue Arbeitsplätze zu schaffen.

2. Übernehme die neue Management-Philosophie!
3. Die Abhängigkeit von Kontrollen zur Verbesserung der Qualität muss aufhören. Insbesondere werden lückenlose Inspektionen dann überflüssig, wenn Qualität durch kontrollierte Prozesse in die Produktion eingebaut wird.
4. Beende die Praxis, Aufträge allein dem billigsten Anbieter zu erteilen. Suche stattdessen langfristige Lieferantenbeziehungen, welche auf gegenseitigem Vertrauen und gegenseitiger Loyalität beruhen.
5. Suche unablässig nach weiteren Verbesserungen des Systems, um die Qualität der Produkte und Dienstleistungen zu erhöhen, um die Produktivität zu steigern und gleichzeitig die Kosten zu senken!
6. Betreibe Ausbildung am Arbeitsplatz (»training on the job«).
7. Sorge für die motivierende Führung, die den Mitarbeitern hilft, bessere Arbeit zu leisten.
8. Sorge für ein von gegenseitigem Vertrauen geprägtes Arbeitsklima.
9. Reiß die Schranken zwischen den Abteilungen nieder! Die Mitarbeiter müssen als Team zusammenarbeiten.
10. Vermeide Schlagwörter, Ermahnungen und willkürliche Vorgaben für die Mitarbeiter.
11. Vermeide Quoten für die Mitarbeiter und Leistungsziele für das Management.
12. Schaffe die Voraussetzung für Erfolgserlebnisse der Mitarbeiter. Verzichte auf die jährliche Mitarbeiterbeurteilung.
13. Betreibe wirkungsvolle Programme zur Schulung und Förderung der Mitarbeiter.
14. Stelle die aktive Beteiligung jeden Mitarbeiters an der Umgestaltung der Firma sicher. Übernehme Methoden und Verfahren anderer erst dann, wenn sämtliche Grundlagen und Voraussetzungen bekannt sind und verstanden werden.

Diese 14 Punkte lassen sich inhaltlich in vier Gruppen zusammenfassen.

Gliederung der 14 Punkte Demings
- Brechen mit alten Gewohnheiten (Punkt 3, 4 und 11)
- Verbesserung des Systems (Punkt 5, 8, 9 und 14)
- Ausbilden und Motivieren (Punkt 6, 10, 12 und 13)
- Transformation der Prozesse (Punkt 1, 2 und 7)

Plan   Do

Check   Act

Abb. 4.1 Der PDCA-Zyklus. Der Deming-Zyklus oder PDCA-Zyklus beschreibt die vier Schritte des Verbesserungsprozesses. Zunächst erfolgt die Planung (Plan); dann wird die geplante Veränderung umgesetzt (Do), wobei die Überprüfung der Wirksamkeit (Check) eine Konsequenz (Act) hervorruft

> **Deming wendet sich mit seinen Managementregeln direkt an die Leitungsebene eines Unternehmens. Er fordert die Betriebsleitung auf, die notwendigen Ressourcen für Qualitätsmanagement bereit zu stellen und die erforderlichen Bedingungen zu schaffen. Diese Forderung wurde auch in andere Qualitätsmanagementsysteme integriert.**

Demings Weltbild

Die Managementregeln spiegeln bei genauerer Betrachtung Demings biblisch und humanistisch geprägtes **Menschen- und Weltbild** wider. Deshalb fordert er von der Unternehmensführung außerdem die Berücksichtigung der Bedürfnisse von Kunden und Mitarbeitern in der Unternehmensphilosophie.

> **Die prinzipielle Einstellung Demings zeigt sich in der Aussage »Blame the system«, statt »Blame the worker«, also »Mache das System verantwortlich« statt »Mache den Arbeiter verantwortlich«.**

Aus diesem Grund hat Deming statistische Untersuchungen durchgeführt und kam zu dem Ergebnis, dass nur 3–4% aller **Fehler** auf menschlichem Versagen beruhen und 96–97% im System selbst liegen. Sie können z. B. durch fehlende Informationen, mangelnde Einarbeitung oder falsches Werkzeug entstehen.

Um Qualität in einem Unternehmen umzusetzen, empfiehlt Deming das Vorgehen nach dem **PDCA-Zyklus** (■ Abb. 4.1). Dabei steht P für »plan«, D für »do«, C für »check« und A für »act«.

Diese Vorgehensweise ist in der Pflege bekannt aus dem **Pflegeprozess** nach Fiechter u. Meier (1981; ▶ Kap. 19; ■ Abb. 4.2). Das bedeutet, dass die Pflegenden in der ambulanten Pflege, sofern sie mit dem Pflegeprozess vertraut sind, eigentlich schon Experten auf dem Gebiet QM sind, da sie diese Vorgehensweise aus ihrer täglichen Arbeit schon kennen. In der Realität zeigt sich jedoch leider, dass dies nicht zutrifft, weil

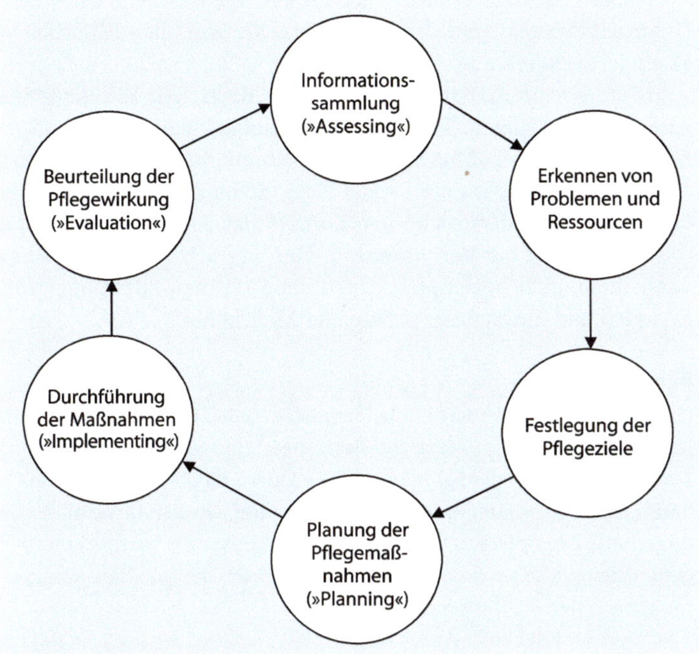

Abb. 4.2 Der Pflegeprozess. (Nach Fiechter u. Meier 1981)

viele Mitarbeiter noch immer Probleme haben, den Pflegeprozess zu akzeptieren, zu verstehen oder im Alltag umzusetzen. Die Beschäftigung mit dem Thema Qualitätsmanagement führt deshalb meistens auch zu einer Auseinandersetzung mit dem Thema Pflegeplanung. Bei der Einführung eines Qualitätsmanagements sollte man dieser Tatsache Rechnung tragen. Schon etliche ambulante Dienste haben ein **Qualitätsmanagement-Handbuch** erworben und ins Regal gestellt, um die von der Pflegeversicherung geforderte Verpflichtung zu erfüllen. Bei der nächsten MDK-Prüfung zeigte sich jedoch, dass das Ergebnis sich nicht verbessert hat, da sich die Grundhaltung des Pflegepersonals nicht verändert hatte. Diese Tatsache wurde meist am unveränderten Dokumentationsverhalten der Mitarbeiter erkennbar. Der Rückschluss, Qualitätsmanagement sei nutzlos, ist allerdings nicht gerechtfertigt. Vielmehr sollte die Einführung eines Qualitätsmanagementsystems auch von **Fortbildungen** aller Mitarbeiter zum Thema Pflegeplanung unterstützt werden, um positive Effekte zu erzielen.

4.2 Kaizen

Wie in ▶ Kap. 3 bereits erwähnt, beschäftigt sich das von Masaaki Imai 1986 beschriebene Kaizen vor allem mit der **ständigen Verbesserung** von Organisationen und Prozessen.

Dabei geht man zunächst davon aus, dass es kein fehlerfreies Unternehmen gibt und dass diese Tatsache von allen Mitarbeitern akzeptiert werden muss.

In ambulanten Diensten und in der deutschen Kranken- und Altenpflege im Allgemeinen trifft man häufig eine Einstellung an, die Fehler negiert. Viele Mitarbeiter vertreten die Meinung, »es sei doch alles gut, so wie es ist« und »dass eben niemand perfekt sei«. Diese Grundhaltung widerspricht dem Konzept des Kaizen und behindert die **Bereitschaft zur Verbesserung**. Nur wer Schwächen eingesteht, kann diese auch bekämpfen. Dazu benötigt man allerdings große Energien und Einsatzbereitschaft aller Mitarbeiter.

Beispiel

Ein amerikanisches Unternehmen bestellte 10.000 Computer bei einem japanischen Hersteller. Aufgrund der hohen Stückzahl erkundigte man sich zunächst nach der Fehlerquote. Die Japaner legten sich dabei auf 0,03% fest. Als die Lieferung fristgerecht eintraf, wurden tatsächlich drei fehlerhafte Exemplare geliefert. Diese waren gesondert verpackt und gekennzeichnet. Der Computerhersteller betrieb ein Qualitätsmanagement nach den Prinzipien des Kaizen.

KVP

Kaizen funktioniert also nur mit Ausdauer und Geduld, da der KVP immer schrittweise vonstatten geht. Deshalb legt man beim Kaizen auch großen Wert auf den gesunden Menschenverstand.

Zum einen basiert diese Theorie auf einem ausgeprägten **Vorschlagswesen**, zum anderen spielt die **Qualitätszirkel**arbeit eine bedeutende Rolle (◘ Abb. 4.3). Diese Instrumente sind nur wirksam,

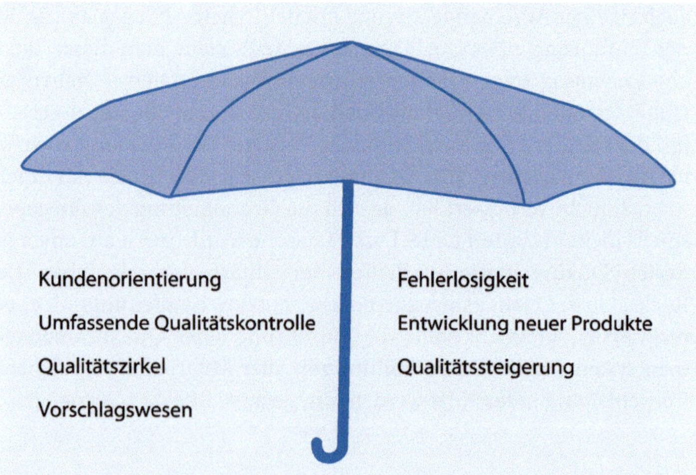

◘ **Abb. 4.3** Der Kaizen-Schirm. Der Kaizen-Schirm gibt einen Überblick über die Grundlagen des Kaizen. Die Prinzipien zu beiden Seiten des Schirms entsprechen Managementpraktiken, die im Kaizen eingesetzt werden. Die Darstellung in Form eines Schirmes bedeutet, dass unterschiedliche Methoden unter dem Dach des Kaizen vereinigt werden

wenn sie überlegt und rational eingesetzt werden. Aus diesem Grund wird der gesunde Menschenverstand so stark in den Vordergrund gerückt.

So erklärt sich auch die Betonung der **Einbeziehung aller Mitarbeiter**, unabhängig von hierarchischen Stufen. Jeder Mitarbeiter gilt in seinem Bereich als Experte und kann deshalb seine Erfahrungen in den Verbesserungsprozess einbringen.

4.2.1 Was bedeutet Kaizen?

> **Praxistipp**
>
> Qualitätszirkel werden bei uns auch manchmal »**Quälzirkel**« genannt. Jeder, der schon einmal an so einem »Quälzirkel« teilgenommen hat, weiß, woran das liegt. Die Treffen bekommen dann den Charakter einer »Meckerstunde« oder eines »Kaffeeklatsches«. Es fehlt an gesundem Menschenverstand und an einem rationalen, strukturierten Vorgehen bzw. es mangelt an der Beteiligung aller Mitarbeiter. Einzelne Mitarbeiter sind die Wortführer, andere ziehen sich zurück, so dass es zu **Differenzen im Team** kommt. Ein Qualitätszirkel im Sinne von Kaizen kann mit einem erfahrenen Moderator erlernt werden und bringt dann Vorteile auch in der Auseinandersetzung eines Teams. Auch hier gilt der Grundsatz des Kaizen, dass Ausdauer und Geduld entscheidend sind. Die Auseinandersetzung und Annäherung im Team kann nicht von heute auf morgen erfolgen. Es handelt sich um einen permanenten **Lernprozess**, der letztlich für alle Beteiligten eine größere Arbeitszufriedenheit bewirkt, der jedoch auch schmerzhaft sein kann.

Qualitätszirkel

Oberstes Ziel aller Bemühungen im Rahmen des Kaizen bleibt immer die Kundenzufriedenheit. Bei Verbesserungsvorschlägen oder bei der Qualitätszirkelarbeit sollten die Mitarbeiter sich dieses Ziel immer vor Augen halten.

Ziel des Kaizen

> **Praxistipp**
>
> Ein Verbesserungsvorschlag zur Änderung der Arbeitszeiten darf nicht nur Mitarbeiterwünsche berücksichtigen, es muss immer bedacht werden, ob diese Veränderungen auch mit den Bedürfnissen der Kunden zu vereinbaren sind.

Kaizen hat im deutschsprachigen Gesundheitswesen bisher noch keine große Bedeutung erlangt. Einzelne Einrichtungen oder Abteilungen, etwa die Urologische Klinik des Klinikum Mannheim, haben versucht mit Kaizen zu arbeiten. Es gibt jedoch noch keine Veröffent-

Kaizen in Deutschland

lichungen oder Überprüfungen der Wirksamkeit dieses Systems im deutschen Gesundheitswesen. Eine Ursache hierfür liegt sicher in der **Mentalität** und der prinzipiellen Einstellung zur Arbeit, die sich in unseren Breiten doch deutlich von der in Japan unterscheidet. Zum einen besitzt der Arbeitsplatz und die **Identifizierung mit dem Betrieb** in Japan einen enormen Stellenwert, zum anderen sind die Japaner aufgrund ihres Alltags gewohnt in Gruppen zusammen zu leben und in Arbeitsgruppen oder **Team**s eng zusammen zu arbeiten. In Deutschland legt man größeren Wert auf **Individualität und Distanz**. Dadurch wird es schwieriger, ein effektives Kaizen einzuführen.

> **Praxistipp**
>
> Trotzdem profitieren auch ambulante Pflegedienste von der Implementierung eines auf Kaizen basierenden Qualitätsmanagementsystems. Sicher können wir viel von Japan lernen. Gerade Pflegedienste, die ein ausgeglichenes und aufgeschlossenes Betriebsklima haben, sollten sich nicht abschrecken lassen, wenn von Seiten der Mitarbeiter Interesse am Kaizen besteht.

4.3   DIN EN ISO 9000

Normen

Die Normenreihe **DIN EN ISO 9000** ist das verbreiteteste Managementsystem der Welt. Erste Bestrebungen, Anforderungen an die Qualitätssicherung branchenübergreifend zu formulieren, zielten schon in den 1950er Jahren auf eine internationale Vergleichbarkeit und Weiterentwicklung. Diese Anforderungen wurden in **Normen** gefasst, also Maßstäbe für einwandfreies Verhalten, die keinen Gesetzes-, sondern Empfehlungscharakter besitzen.

DIN

Im Jahre 1990 gab das **Deutsche Institut für Normung (DIN)** die erste Version der Normenfamilie ISO 9000 heraus, die bereits 1994 überarbeitet wurde. Damit wurde der erste Standard für Qualitätsmanagement im Dienstleistungssektor erstellt.

Die Normenreihe **DIN EN ISO 9000** bestand aus mehreren Normen, z. B. 9001, 9002 etc., die in Abhängigkeit von den Tätigkeitsfeldern des Unternehmens ausgewählt werden konnten. Da dies zum Teil schwer nachvollziehbar war, wurde die gesamte Normenreihe im Jahr 2008 komplett überarbeitet, so dass derzeit nur noch die DIN EN ISO 9001 und die DIN EN ISO 9004 Gültigkeit besitzen.

Im Jahr 2015 erfolgte turnusgemäß eine Aktualisierung der **DIN EN ISO 9001:2015**. Eine wichtige Änderung betrifft die Struktur: Die Norm wurde an die ISO-»High Level Structure« angepasst. Diese Grundstruktur mit einheitlichem Basistext sowie gemeinsamen Benennungen und Definitionen gilt seit 2012 als Grundlage für alle ISO-Managementsystemnormen und soll die Kompatibilität der Systeme untereinander verbessern.

Bei der DIN EN ISO 9001:2015 handelt es sich um einen Leitfaden zur Erstellung eines Qualitätsmanagementsystems, bei der **DIN EN ISO 9004:2009** um einen Leitfaden zur Verbesserung. Der Einfachheit halber werden die Normen in der Folge auch ISO 9000 genannt.

Einrichtungen, die bereits nach der DIN ISO 9001:2008 zertifiziert sind, haben nach der Revision der Norm eine Übergangsfrist zur Anpassung von 3 Jahren, dann muss ein Übergangsaudit erfolgen.

4.3.1 Was beinhaltet die ISO 9000?

Zunächst sollte man die grobe Struktur der ISO 9000 betrachten.

Der Aufbau der DIN EN ISO 9001:2015
- Kontext der Organisation
- Führung
- Planung für das Qualitätsmanagementsystem
- Unterstützung (Support)
- Betrieb (Operation)
- Bewertung der Leistung
- Verbesserung

Durch diese Struktur sind für den Qualitätsmanager oder den Qualitätsverantwortlichen klare Vorgaben vorhanden, die den Aufbau des Qualitätsmanagementsystems bestimmen.

Das bedeutet allerdings nicht, dass ein an der DIN ISO 9000 orientiertes Qualitätsmanagementsystem oder ein **Zertifikat** garantieren, dass das Unternehmen eine exzellente Qualität anbietet. Dieses Missverständnis ist weit verbreitet. Eine Organisation, die ein Qualitätsmanagementsystem in Anlehnung an die DIN ISO 9000 einführt, legt die **Qualitätsziele** nach eigenem Gutdünken selbst fest. Es ist deshalb durchaus legitim, nicht die Güte des Produktes als Qualitätsziel festzulegen, sondern die möglichst geringen Herstellungskosten. Sofern dieses Ziel eingehalten wird, darf dann auch für ein minderwertiges Produkt ein Qualitätssiegel vergeben werden.

Zertifikat

> **Ein Qualitätsgütesiegel garantiert nicht unbedingt gute Qualität.**

Praxistipp

In der ambulanten Pflege müssen jedoch bestimmte Gesetzesvorgaben beachtet werden, so dass es hier kaum möglich ist, für eine mangelhafte Versorgung ein Zertifikat zu erhalten.

4.3.2 Was ist der Vorteil der DIN EN ISO 9001?

Selbst bei einfachen Gesellschaftsspielen wie Mau-Mau, Rommé oder »Mensch ärgere Dich nicht« müssen die Mitspieler sich zunächst auf die Spielregeln einigen.

> **Ein Qualitätsmanagementsystem entspricht den Spielregeln des Unternehmens.**

Trotzdem kommt es gelegentlich beim Spielen zu **Streitigkeiten**, weil einzelne Regeln nicht explizit besprochen wurden. Auch bei einem QMS kann es vorkommen, dass Regelungen nicht ausdrücklich festgelegt wurden. Orientiert man sich jedoch an einer Norm, kann diese Gefahr minimiert werden.

Die Gliederung der ISO-Norm kann als Anhaltspunkt für den Inhalt der Dokumentation des QMS herangezogen werden. Die Aufgabe des Qualitätsmanagers oder des Qualitätsverantwortlichen wird dadurch übersichtlicher. Die DIN EN ISO 9001 bietet also die Möglichkeit, die komplexe Aufgabe der Erstellung einer QM-Dokumentation besser zu bewältigen.

Praxistipp

Wer schon einmal versucht hat, ein QMHB zu schreiben, weiß, dass man zunächst plan- und hilflos vor einem fast unüberwindbaren Hindernis steht. Was gehört überhaupt in so ein Handbuch hinein? Wie soll das Handbuch gegliedert werden? Welche Punkte müssen unbedingt beschrieben werden und welche Themen können vernachlässigt werden? Dies führt oft dazu, dass man die Bemühungen lieber gleich wieder beendet.

> **Die Dokumentation eines Qualitätsmanagementsystems wird enorm erleichtert, wenn man sich an einer Norm wie etwa der DIN EN ISO 9001 orientieren kann.**

Dabei sollte der grundsätzliche Aufbau der QM-Dokumentation berücksichtigt werden (◘ Abb. 4.4).

Anhand dieser Abbildung sieht man auf einen Blick, dass das **Qualitätsmanagement-Handbuch** den alles umfassenden und übergeordneten Teil der Dokumentation des QMS darstellt. Die ISO 9001 kann jedoch auch als Hilfestellung zur Handbucherstellung herangezogen werden. Die grobe Struktur wurde bereits in ▶ Abschn. 4.3 aufgeführt. Nun erfolgt die genauere Unterteilung der Abschnitte der DIN EN ISO 9001:2015.

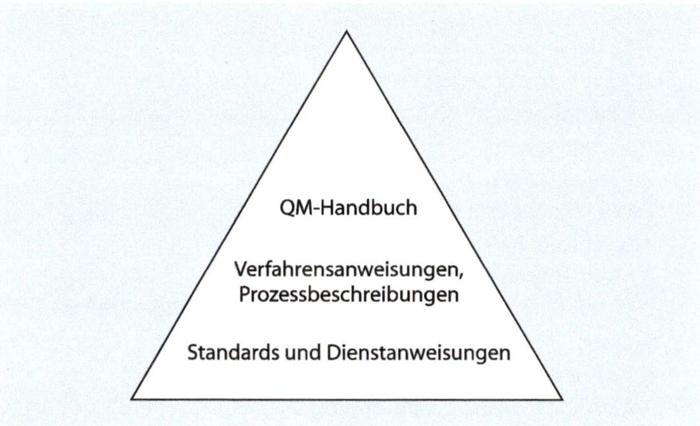

Abb. 4.4 Aufbau des Dokumentationssystems. Diese Abbildung zeigt die Hierarchie der Dokumente, die für ein geeignetes Qualitätsmanagementsystem verwendet werden. Die Hierarchie der Dokumentation erleichtert das Erstellen eines Qualitätsmanagement-Handbuches

Gliederung der ISO 9001

Abschnitt 1: Anwendungsbereich

Abschnitt 2: Normative Verweise

Abschnitt 3: Begriffe

Abschnitt 4: Kontext der Organisation

4.1 Verstehen der Organisation und ihres Kontextes

4.2 Verstehen der Erfordernisse und Erwartungen interessierter Parteien

4.3 Festlegen des Anwendungsbereichs des Qualitätsmanagementsystems

4.4 Qualitätsmanagementsystem und dessen Prozesse

Abschnitt 5: Führung

5.1 Führung und Verpflichtung

5.1.1 Führung und Verpflichtung für das Qualitätsmanagementsystem

5.1.2 Kundenorientierung

5.2 Qualitätspolitik

5.3 Rollen, Verantwortlichkeiten und Befugnisse in der Organisation

Abschnitt 6: Planung für das Qualitätsmanagementsystem

6.1 Maßnahmen zum Umgang mit Risiken und Chancen

6.2 Qualitätsziele und Planung zur deren Erreichung

6.3 Planung von Änderungen

Abschnitt 7: Unterstützung (Support)

7.1.1 Allgemeines

7.1.2 Personen

7.1.3 Infrastruktur

7.1.4 Umgebung zur Durchführung von Prozessen

Gliederung der ISO 9001

▣ Tab. 4.1 Vergleich von ISO 9001:2008 und ISO 9001:2015

Vergleich der Normen	ISO 9001:2008	ISO 9001:2015
–	Vorwort	Vorwort
Abschnitt 0	Einleitung	Einleitung
Abschnitt 1	Anwendungsbereich	Anwendungsbereich
Abschnitt 2	Normative Verweisung	Normative Verweisung
Abschnitt 3	Begriffe	Begriffe
Abschnitt 4	Qualitätsmanagementsystem	Kontext der Organisation
Abschnitt 5	Verantwortung der Leitung	Abschnitt 5 Führung
		Abschnitt 6 Planung
Abschnitt 6	Management von Ressourcen	Abschnitt 7 Unterstützung
Abschnitt 7	Produktrealisierung	Abschnitt 8 Betrieb
Abschnitt 8	Messung, Analyse und Verbesserung	Abschnitt 9 Bewertung der Leistung
–	–	Abschnitt 10 Verbesserung

Dieser allgemein gültige Aufbau der ISO 9001 ermöglicht die **Gliederung** eines Qualitätsmanagement-Handbuchs, im Prinzip kann er wie ein Inhaltsverzeichnis eingesetzt werden.

Themen, die auf die Organisation nicht zutreffen, konnten ausgeschlossen werden, bei Dienstleistungen muss beispielsweise keine Entwicklung eigener Produkte stattfinden. Diese Anforderungen an die Organisation werden in Abschnitt 4 festgelegt und müssen dann nicht mehr speziell ausgeschlossen werden.

An dieser Stelle wird noch einmal zum besseren Verständnis ein Vergleich dargestellt, zwischen der ISO 9001:2008 und der ISO 9001:2015 (▣ Tab. 4.1). Dadurch ist es einfacher, sich im zweiten Teil des Buchs, dem QMHB-Teil zu orientieren, da der Aufbau sich prinzipiell an der ISO-Norm orientiert, die Begrifflichkeiten in der Pflege jedoch oft anders benannt werden.

Somit entspricht die ISO 9001:2015 der sogenannten High Level Structure HLS, also einer Systematik, die mittlerweile für alle ISO-Normen gefordert wird.

Praxistipp

Der Qualitätsmanager oder Qualitätsverantwortliche sollte jeden einzelnen Punkt der DIN EN ISO 9001 reflektieren und überlegen, welche Tätigkeiten und Prozesse in seiner Organisation für das entsprechende Gebiet eine Rolle spielen. Dadurch wird die **Vollständigkeit** der QM-Dokumentation gewährleistet.

4.3.3 Zertifizierung nach DIN ISO 9000

Zertifizierung

Marketing

Ein weiterer Vorteil der DIN EN ISO 9000 liegt in der Verbreitung dieser Managementmethode. So besitzt das Zertifikat nach ISO 9000 in der Bevölkerung einen gewissen **Bekanntheitsgrad**.

Man kann davon ausgehen, dass dies zu einem mehr oder minder stark ausgeprägten **Wettbewerbsvorteil** führen kann. Da in der ambulanten Pflege eine zunehmende Konkurrenzsituation entsteht, wird ein Qualitätsgütesiegel oftmals aus Gründen des Marketings angestrebt.

Dabei bleibt jedoch zu bedenken, dass die aktuelle **gesundheitspolitische Situation** noch keine eindeutige Festlegung bzgl. eines Zertifikats zulässt. Auch wenn in absehbarer Zeit kein spezielles Zertifikat gefordert wird, kann es zumindest bei Verhandlungen des Versorgungsvertrags und bei Qualitätsprüfungen durch den MDK von Vorteil sein.

> **Die Entscheidung über eine Zertifizierung muss jeder ambulante Pflegedienst für sich ganz individuell treffen.**

Empfehlungen können hier nicht gegeben werden. In ■ Tab. 4.2 werden die Vor- und Nachteile der Zertifizierung eines Qualitätsmanagementsystems anhand der Norm DIN EN ISO 9001:2015 einander gegenübergestellt. Dadurch soll die Entscheidung für oder gegen ein Zertifikat erleichtert werden.

> **Zu den Nachteilen bleibt noch zu ergänzen, dass die aktuelle gesundheitspolitische Situation noch keine allgemeingültigen Rückschlüsse auf eine Zertifizierung zulässt. Im Einzelfall könnte jedoch das Vorliegen eines unabhängigen Prüfungsergebnisses die Regelprüfung durch den MDK reduzieren.**

Kosten der Zertifizierung

Da die **Kosten** für ein Zertifikat bei mehreren tausend Euro liegen, ist es legitim sich bzgl. der Zertifizierung abwartend zu verhalten, zumal es viele sog. **Qualitätsgütesiegel** gibt, etwa Gütesiegel von verschiedenen Trägern oder Berufsverbänden.

Dies bedeutet aber nicht, dass es sich nicht lohnt, ein Qualitätsmanagementsystem zu implementieren. Zum einen besteht eine ge-

■ **Tab. 4.2** Vor- und Nachteile der Zertifizierung eines QMS

Vorteile	Nachteile
Wettbewerbsvorteil	Relativ hohe Kosten
Marketing, »guter Ruf«	Unsichere politische Lage
Transparenz des QMS für alle Beteiligten	Zertifikat nur begrenzt gültig
»Corporate Identity« bzw. »Corporate Behaviour«	Erworbenes Zertifikat birgt die Gefahr des »Zurücklehnens«

setzliche Verpflichtung, die eingehalten werden muss, zum anderen bringt das System in verschiedener Hinsicht Vorteile für die Organisation.

Der dritte Vorteil der DIN EN ISO 9000:2015 ist, dass sie mit anderen Qualitätsmanagementsystemen **kompatibel** ist und deshalb das System jederzeit an andere Qualitätsmanagementsysteme angepasst werden kann.

> Sollte also eine endgültige Entscheidung durch die Politik erfolgen, kann das bestehende Qualitätsmanagementsystem nach DIN ISO 9000 jederzeit an mögliche neue Forderungen angepasst werden.

Dies ist bei Gütesiegeln von Verbänden oder Trägern nicht immer der Fall.

4.3.4 Was ist neu? – ISO 9001:2015

Was muss für die Umstellung von der ISO 9001:2008 auf die ISO 9001:2015 beachtet werden? In der folgenden Übersicht werden die wichtigsten Änderungen der neuen Norm noch einmal aufgelistet, um die Umstellung eines bereits vorhandenen QMHB auf die überarbeitete Norm zu erleichtern:

Neuerungen durch die ISO 9001:2015
- Ein QMHB in Papierform wird nicht mehr explizit gefordert, genauso gut kann beispielsweise eine EDV-Lösung genutzt werden.
- Der Qualitätsmanagementbeauftragte wird ebenfalls nicht mehr explizit gefordert, vielmehr liegt die Verantwortung für das Qualitätsmanagement bei der obersten Leitung, es ist jedoch trotzdem sinnvoll, einen Verantwortlichen für Qualität zu benennen, um die oberste Leitung zu entlasten und unterstützen.
- Der Abschnitt »Kontext der Organisation« betrachtet das Umfeld des ambulanten Pflegedienstes genauer als die bisherige Norm, so dass auch Prozesse, die an externe Partner outgesourct wurden, stärker kontrolliert und gelenkt werden sollen.
- Der prozessorientierte Ansatz wurde gestärkt.
- Das Risikomanagement wird genauer betrachtet, in diesem Zusammenhang sollen nicht nur Risiken, sondern auch Chancen aufgeführt werden.
- Das Wissensmanagement wird gestärkt, weil das Wissen der Organisation eine wichtige Ressource darstellt.
- Begriffe aus der DIN EN ISO 9001:2008 wurden präzisiert und an die allgemeine Struktur angepasst, etwa die Bereiche Füh-

> rung, Planung, Unterstützung und Betrieb, diese Begriffe stammen aus der englischen Originalversion und erschließen sich, wenn man die ursprünglichen englischen Begriffe bedenkt, etwa »context of the organization«, »leadership«, »planning«, »support« oder »operation«.

Orientiert man sich an dieser neuen Struktur, sollte die Überarbeitung des bereits vorhandenen QMHB für den Qualitätsverantwortlichen ohne größere Schwierigkeiten machbar sein, da die Inhalte sich oftmals bereits in der vorherigen Norm finden.

Bei der Anpassung sollten die neuen Begriffe verwendet werden, sie müssen jedoch nicht zwingend genutzt werden. Es erleichtert jedoch die Umstellung, wenn man sich an die neuen Themenbereiche gewöhnt, insbesondere bei einer Zertifizierung. Außerdem sollte darauf geachtet werden, dass die Schwerpunkte auf die oben genannten Themenbereiche verlagert werden, die in der Revision stärker gewichtet wurden. Bei der Überarbeitung des einrichtungsinternen QMHB müssen dann an der entsprechenden Stelle Ergänzungen gemacht werden, etwa zur Durchführung des Risiko- oder Wissensmanagements.

> **Praxistipp**
>
> Eine Überarbeitung des QMHB zeigt auch immer vorhandene Schwachstellen auf und kann dazu beitragen, dass Inhalte in aktualisierter Form »gelebt« werden und nicht nur auf dem Papier vorhanden sind. Alle Änderungen sind auch Anregungen für jeden einzelnen Mitarbeiter, sich aktiv in das Qualitätsmanagement einzubringen.

4.4 »European Foundation for Quality Managements«

In ► Abschn. 3.1.6 wurde die Entstehung des »European Foundation for Quality Managements« (EFQM) und des EFQM-Modells für Excellence beschrieben.

4.4.1 Was ist EFQM?

Um das **Selbstbewertungsmodell** der EFQM besser zu verstehen, werden im Folgenden Details der einzelnen Kriterien aufgeführt.

Die **Kriterien** des Modells wurden in zwei Gruppen unterteilt:

- Befähiger-Kriterien und
- Ergebnis-Kriterien.

Der Begriff »**Befähiger**« bedeutet in diesem Zusammenhang alle Kriterien, die dazu dienen, die Tätigkeit der Organisation zu ermöglichen, also alles, was die Organisation zu ihrer Leistung »befähigt«.

Befähiger-Kriterien

Führung

- Z. B. Führungskräfte entwickeln die Vision, Mission, Werte und ethischen Grundsätze und sind Vorbild für die Kultur der Excellence
- Führungskräfte sichern durch ihre persönliche Mitwirkung die Entwicklung, Umsetzung und kontinuierliche Verbesserung des Managementsystems der Organisation

Politik und Strategie

- Z. B. Politik und Strategie beruhen auf den gegenwärtigen und zukünftigen Bedürfnissen und Erwartungen der Interessengruppen
- Politik und Strategie werden kommuniziert und durch ein Netzwerk von Schlüsselprozessen umgesetzt

Mitarbeiter

- Z. B. Mitarbeiterressourcen werden geplant, gemanagt und verbessert
- Mitarbeiter werden beteiligt und zu selbstständigem Handeln ermächtigt

Partnerschaften und Ressourcen

- Z. B. externe Partnerschaften werden gemanagt
- Gebäude, Einrichtungen und Material werden gemanagt

Prozesse

- Z. B. Prozesse werde systematisch gestaltet und gemanagt
- Produkte und Dienstleistungen werden auf Basis der Bedürfnisse und Erwartungen der Kunden entworfen und entwickelt

Befähiger-Kriterien

Außerdem werden die **Ergebnis-Kriterien** untersucht. Sie beschäftigen sich mit der Frage, welche Ergebnisse erzielt wurden.

Ergebnis-Kriterien

> **Ergebnis-Kriterien**
> — **Kundenbezogene Ergebnisse**
> — **Mitarbeiterbezogene Ergebnisse**
> — **Gesellschaftsbezogene Ergebnisse**
>   – Z. B. jeweils Leistungsindikatoren
>   – Messergebnisse über die Wahrnehmung
> — **Schlüsselergebnisse**
>   – Folgeergebnisse der Schlüsselleistungen
>   – Schlüsselleistungsindikatoren

Schon der Überblick über das System zeigt, dass das EFQM-Modell für Excellence am ehesten funktioniert, wenn ausreichende **Grundkenntnisse über ein QM** bei allen Mitarbeitern vorhanden sind.

> **Praxistipp**
>
> Mitarbeiter, die dem Thema eher skeptisch gegenüberstehen, fühlen sich evtl. **überfordert** und lehnen das System dann ab. Außerdem sind die Ergebnisse der Selbstbewertung zu Beginn meistens recht niedrig. Dies kann dazu führen, dass die Einführung von EFQM die Mitarbeiter **frustriert und demotiviert**. Hat man erste Erfahrungen mit dem QM gesammelt, kann die Selbstbewertung nach dem EFQM-Modell Schritt für Schritt zu hervorragenden Leistungen führen.

4.5 KTQ

In Anlehnung an das EFQM-Modell haben verschiedene Organisationen des Gesundheitswesens in Deutschland das KTQ-Modell erstellt. **KTQ** ist die Abkürzung für **K**ooperation für **T**ransparenz und **Q**ualität im Gesundheitswesen.

> **Zu den Mitgliedern der KTQ gehören die Bundesärztekammer, die Spitzenverbände der Krankenversicherung, der Deutsche Pflegerat etc.**

KTQ im Krankenhaus

Die KTQ hat zuerst für Krankenhäuser ein Qualitätsmanagementsystem entwickelt, bei dem zunächst eine **Selbstbewertung** durch die Klinik vorgenommen wird. Anschließend kann eine **Visitation** durch akkreditierte Visitoren stattfinden, die die Ergebnisse der Selbstbewertung verifizieren.

> **Für die Bewertung von ambulanten Pflegediensten wurde im Jahr 2007 ein KTQ-Modell entwickelt.**

Viele Einrichtungen verhalten sich abwartend, da der Stellenwert des Systems unklar ist. Mit Skepsis wurde auch die Beteiligung der Kostenträger an der Entwicklung des Modells betrachtet. Außerdem werden die Visitationen durch Personen durchgeführt, die von der Einrichtung als Konkurrenz empfunden werden. So sind in Deutschland aktuell nur wenige ambulante Pflegedienste nach KTQ zertifiziert.

Am KTQ-Modell wurde mehrfach **Kritik** geäußert. Es handelt sich dennoch um eine einfache und zeitsparende Methode zur Einführung eines Qualitätsmanagementsystems, da die zeitaufwändige Erstellung von Prozessen entfällt. Das System kann ohne größeren Aufwand ins Intranet gestellt werden und so von allen Mitarbeitern verstanden und genutzt werden. Dadurch können auch große Einrichtungen des Gesundheitswesens in relativ kurzer Zeit auf dem Gebiet des Qualitätsmanagements aktiv werden.

Nachteile des KTQ-Modells

Vorteile des KTQ-Modells

Einführung eines Qualitätsmanagementsystems

Simone Schmidt

S. Schmidt, *Das QM-Handbuch*,
DOI 10.1007/978-3-662-49868-2_5, © Springer-Verlag Berlin Heidelberg 2016

> » Für ein Schiff, das seinen Hafen nicht kennt, weht kein Wind günstig (Seneca).

Egal, ob auf freiwilliger Basis oder durch Verpflichtung, stellt die Einführung eines Qualitätsmanagementsystems (QMS) die Verantwortlichen meist vor die Frage: »Wie fangen wir jetzt an, was sollen wir nun tun?«

Folgende Punkte müssen bei der Einführung bedacht werden:

Einführung eines QMS
- Die Bereitschaft zur Veränderung muss vorhanden sein oder sich entwickeln.
- Die Beteiligung aller Mitarbeiter ist Grundvoraussetzung.
- Es handelt sich um eine Aufgabe, die das Engagement aller über einen langen Zeitraum bindet. Bereits existierende akute Probleme sollten zuerst beseitigt werden. Es ist damit zu rechnen, dass durch die Beschäftigung mit QM andere Bereiche weniger intensiv bearbeitet werden können. Es ist darum wichtig vorher zu überlegen, ob der Zeitpunkt geeignet ist.

5.1 Wie beginnt man mit Qualitätsmanagement?

Klick-Tipps

Der erste Schritt bei der Einführung eines QMS ist in jedem Fall das Sammeln von **Informationen**. Je intensiver man sich mit dem Thema auseinandersetzt, desto unkomplizierter verläuft der Implementierungsprozess. Dabei kann man auf umfangreiche **Literatur** in Form von Büchern oder Fachzeitschriften zurückgreifen. Eine fast unüberschaubare Menge von Informationen über Qualitätsmanagement findet sich auch im Internet. Im vorliegenden Buch werden immer auch Klick-Tipps aufgeführt, die die Orientierung etwas erleichtern sollen.

> **Wichtig ist: Nehmen Sie sich Zeit!**

5.1.1 Wie geht man bei der Einführung vor?

Teambesprechung

Zunächst müssen alle Mitarbeiter über das geplante Vorhaben informiert werden. Dazu eignet sich am besten eine **Teambesprechung**.

> **Man sollte jedoch damit rechnen, dass einige Mitarbeiter dem QM skeptisch gegenüber stehen und dass entsprechende Kritik geäußert wird.**

> **Praxistipp**
>
> Dabei ist es wichtig, dass die Mitarbeiter ausreichend Gelegenheit
> bekommen, ihre **Bedenken** zu kommunizieren. Allerdings ge-
> schieht dies anfangs meist unstrukturiert und ohne konstruktive
> Argumente, da nicht alle Mitarbeiter sich zuvor mit dem Thema
> beschäftigt haben. Deshalb entgleisen derartige Diskussionen
> häufig, so dass es erforderlich werden kann, das Thema zu be-
> enden und nach einer Auszeit von ein bis zwei Wochen erneut
> darüber zu sprechen. Die Mitarbeiter haben dann Gelegenheit,
> Ängste abzubauen, Informationen einzuholen und sich gegen-
> seitig auszutauschen.

Sobald im Team ein **akzeptabler Konsens** gefunden wurde, kann mit
der eigentlichen Implementierung begonnen werden.

Von Vorteil ist es, wenn ein Mitarbeiter besonderes **Interesse** für
das Qualitätsmanagement besitzt oder dem Thema zumindest eine
gewisse Aufgeschlossenheit entgegenbringt, da die Systeme einen
Qualitätsverantwortlichen (QV) vorsehen.

Gerade in der ambulanten Pflege arbeitet man normalerweise in
kleinen bis mittleren Unternehmen mit 10–20 Mitarbeitern. Die Person des QV muss deshalb sorgfältig ausgewählt werden. Lösungsvor-
schläge für dieses Problem werden in ▶ Abschn. 17.2 »Qualitätsverantwortlicher« ausführlicher beschrieben.

QMB

5.1.2 Wie wird ein Qualitätsmanagementsystem implementiert?

Für die Einführung des Qualitätsmanagements gibt es kein Patent-
rezept. Es ist jedoch sinnvoll, sich dennoch an einer Systematik zu
orientieren, da ansonsten möglicherweise wichtige Elemente vergessen werden.

Der in ▶ Kap. 3 erläuterte **PDCA-Zyklus** stellt die Grundlage
der kontinuierlichen Verbesserung dar und wird auch als Instrument
zur Verbesserung eingesetzt. Es ist deshalb eine Erleichterung, den
PDCA-Zyklus bei der Einführung zu verwenden.

Pflegepersonen sind allerdings besonders geübt in der Arbeit mit
dem **Pflegeprozess**, der, wie bereits beschrieben, eine Variation des
PDCA-Zyklus darstellt (◼ Abb. 5.1).

Aus diesem Grund bietet es sich an, die **Kombination** von PDCA-
Zyklus und Pflegeprozess auch bei der Einführung eines QMS zu nutzen. Diese Kombination wird in der folgenden Abbildung bezogen auf
das Qualitätsmanagement dargestellt (◼ Abb. 5.2).

Zur besseren Verständlichkeit werden im nächsten Abschnitt die
einzelnen Schritte noch einmal im Bezug auf die Implementierung des
QMS erläutert.

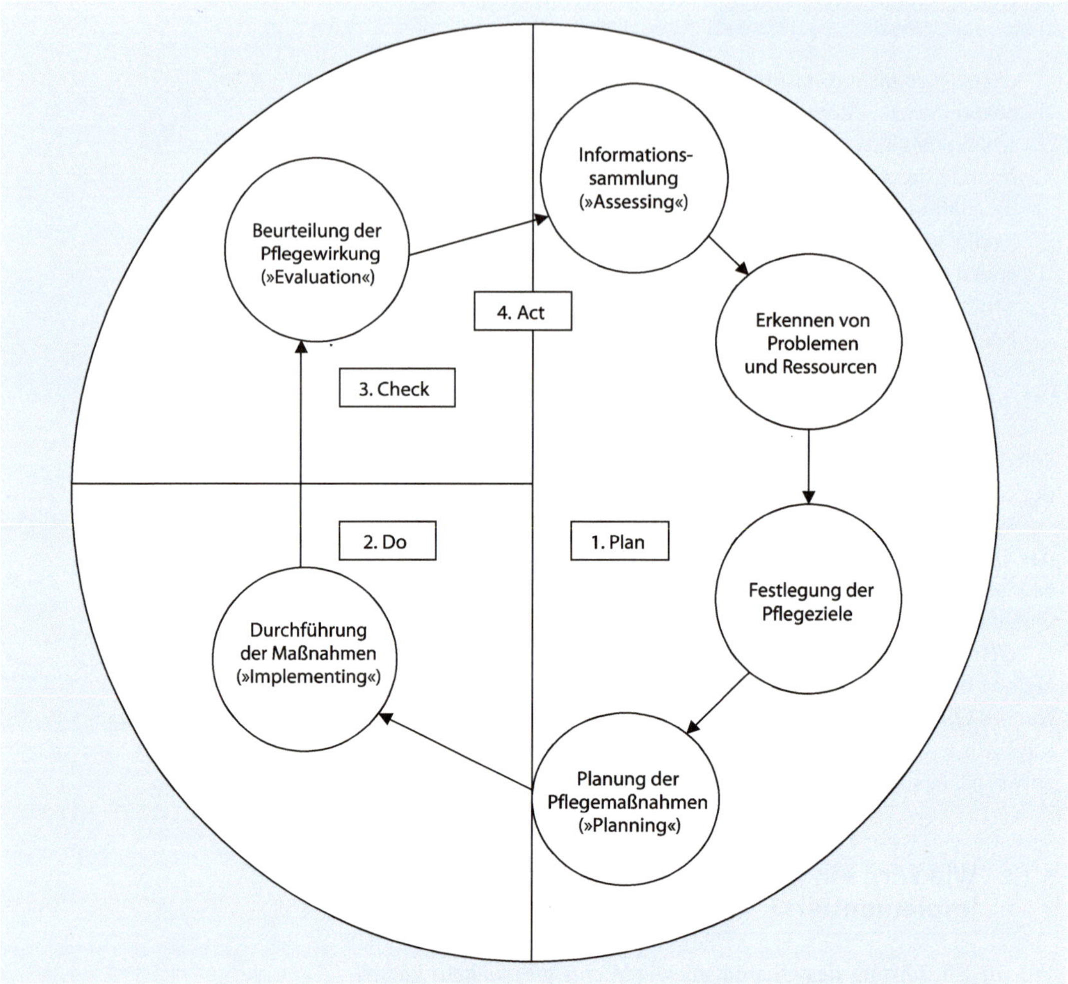

◘ Abb. 5.1 Der Pflegeprozess und der PDCA-Zyklus. In dieser Abbildung wird eine Kombination des Pflegeprozesses mit dem PDCA-Zyklus hergestellt. Der Pflegeprozess als vertrautes Instrument veranschaulicht die einzelnen Phasen des Deming-Zyklus und ermöglicht dadurch den Einsatz beim kontinuierlichen Verbesserungsprozess

5.2   Die Systematik der Verbesserung

Dieses Instrument wurde speziell für die Pflege entwickelt, da Pflegefachkräfte während ihrer Ausbildung in jedem Fall den Umgang mit dem Pflegeprozess nach Fiechter und Meier (1981) ausführlich erlernen. Auch in der täglichen Routine spielt dieser eine bedeutende Rolle, so dass jede Pflegefachkraft in der Lage ist, den Pflegeprozess aus dem Kopf wiederzugeben.

> **❯ Es handelt sich also um ein vertrautes Instrument, das den Mitarbeitern hilft, Ängste und Scheu am Anfang der Qualitätsarbeit abzubauen.**

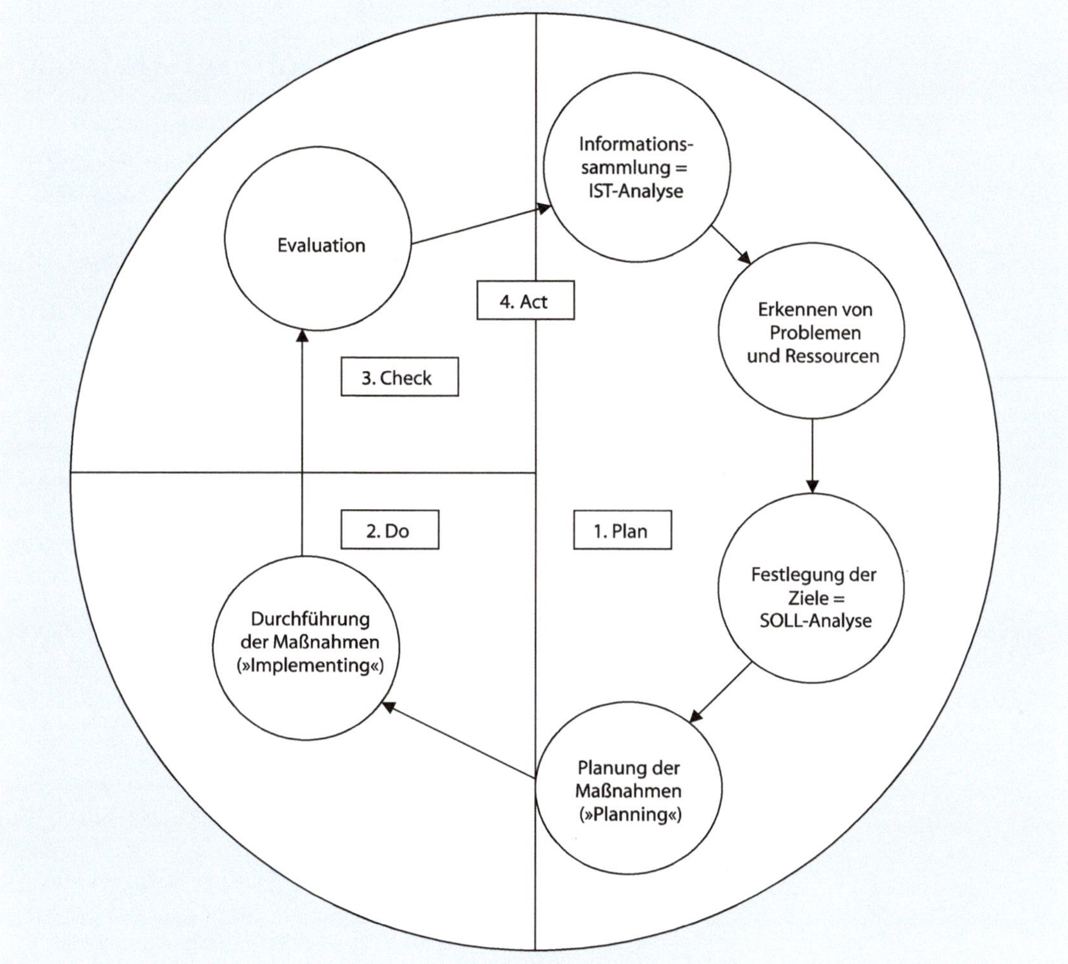

Abb. 5.2 Die Systematik der Verbesserung. Hier wird die Systematik der Verbesserung, die aus dem Pflegeprozess und dem PDCA-Zyklus kombiniert wurde, als Anleitung zur Qualitätsverbesserung vorgestellt

5.2.1 Wie wird die Systematik angewendet?

Das System besteht aus sechs Schritten, die nun im Einzelnen betrachtet werden.

1. Informationssammlung (IST-Analyse)

Bei der Informationssammlung wird zuerst der IST-Zustand der Einrichtung erhoben. Dabei handelt es sich um viele Informationen, die Punkt für Punkt überprüft werden müssen. Da es so gut wie unmöglich ist, all diese Punkte zu kennen oder im Kopf zu haben und die entsprechenden gesetzlichen Grundlagen zu wissen, beinhaltet der Anhang eine Checkliste zur IST-Analyse (► A1).

IST-Analyse

> **Praxistipp**
>
> Die Checkliste dient als Anhaltspunkt zur Erhebung des IST-Zustandes der Qualität von ambulanten Pflegediensten, kann aber nicht alle ambulanten Einrichtungen berücksichtigen. Einrichtungen mit einem **spezifischen Schwerpunkt**, etwa der Pflege von HIV-Patienten, von Beatmeten oder von Sterbenden, müssen die für den speziellen Bereich geltenden zusätzlichen Anforderungen berücksichtigen bzw. ihre Checkliste entsprechend vervollständigen.

2. Erkennen von Problemen und Ressourcen

Probleme und Ressourcen

Bei der Durchsicht der Checkliste zur Informationssammlung ergeben sich Punkte, bei denen offensichtlich Probleme vorliegen, weil einzelne Anforderungen nicht erfüllt werden können. Diese Probleme sollten zunächst als solche identifiziert werden. Im nächsten Schritt werden die vorhandenen Probleme anhand einer **Prioritätenliste** geordnet. Dabei sollte man auch immer versuchen herauszufinden, welche Ressourcen vorhanden sind.

> **Mögliche Ressourcen**
> - Gibt es **Mitarbeiter**, die spezielle Kenntnisse, z. B. durch Weiterbildungen, besitzen?
> - Können Ressourcen bei der Planung der **Arbeitszeit** genutzt werden, etwa durch längere Pausen im Rahmen der Tourenplanung?
> - Gibt es Mitarbeiter, die gewisse Vorlieben besitzen, etwa für administrative Tätigkeiten?
> - Gibt es Mitarbeiter, die besondere **Erfahrungen** gesammelt haben?
> - Welche **finanziellen Ressourcen** stehen für Literatur, Fortbildungen oder externe Beratung zur Verfügung?

All diese Fähigkeiten und Kenntnisse können bei der Umsetzung des Qualitätsmanagements von Vorteil sein. Dabei ist es allerdings wichtig, dass die jeweiligen Mitarbeiter die Aufgabe **freiwillig** übernehmen. Es ergibt keinen Sinn, durch Druck oder Zwang Aufgaben zu verteilen.

3. Festlegung der Ziele (SOLL-Analyse)

SOLL-Analyse

Im nächsten Schritt werden die Ziele der Einrichtung festgelegt. Zunächst kann man sich an der **Problem-Prioritätenliste** orientieren, da hier die dringlichsten Aufgaben in entsprechender Reihenfolge schon vorhanden sind.

Letztlich müssen aber für alle Bereiche der Aktivitäten des Pflegedienstes Ziele festgelegt werden. Dadurch werden Standards festgelegt, die prinzipiell immer bindend sind. Dieser Punkt ist gleichbedeutend mit der Formulierung der **Qualitätspolitik**, die in ▶ Kap. 1 der DIN EN ISO 9001:2015 zu finden ist. Er geht aber auch schon einen Schritt weiter zur Darstellung der Prozesse der Leistungserbringung.

Prinzipiell finden sich die Ziele der Einrichtung und somit auch die Grundlage der Qualitätspolitik auch im **Unternehmens- oder Pflegeleitbild** (QM-H 5.1: ◻ Abb. 5.3). Hier wird ein Beispiel für ein Pflegeleitbild vorgestellt, weitere Informationen finden sich in ▶ Kap. 12.

> **Das bedeutet, dass man sich nun entschieden haben muss, an welchem Qualitätsmanagementsystem man sich orientieren möchte.**

Diese Entscheidung muss selbstverständlich gut überlegt sein, da sie zwar jederzeit verändert werden kann, dies aber nur mit großem zeitlichem Aufwand möglich ist.

4. Planung der Maßnahmen

Nun beginnt die eigentliche »**Qualitätsarbeit**«, da die Kern- und Unterstützungsprozesse jetzt erarbeitet, dargestellt, bewertet und von allen Mitarbeitern beachtet werden müssen. Dabei stellt man normalerweise fest, dass diese Prozesse nicht immer den vielfältigen gesetzlichen Anforderungen und Normen entsprechen.

Maßnahmenplanung

Die erarbeiteten Prozesse und Anweisungen können zeitgleich grafisch bzw. schriftlich festgehalten werden. So entsteht automatisch ein großer Teil des QMHB.

Für die Erstellung des Handbuchs sollte nach Möglichkeit ein Mitarbeiter verantwortlich sein. Üblicherweise erfüllt diese Aufgabe der QM-Verantwortliche. Bei der Dienstplangestaltung muss diese Tätigkeit entsprechend berücksichtigt werden, ansonsten sind größere Verzögerungen die Folge.

Praxistipp

Der zweite Teil dieses Buches ist als Hilfestellung bei der Erstellung des Qualitätsmanagement-Handbuches (QMHB) konzipiert. Beispielhaft werden alle Kapitel des QMHB dargestellt. So weiß der Qualitätsmanagementbeauftragte, welche Themen bearbeitet werden müssen und wie das Handbuch gegliedert werden kann. Das vorgestellte Handbuch orientiert sich an den Forderungen der Norm DIN EN ISO 9001:2015.

Dieser Schritt ist mit Sicherheit der zeit- und arbeitsaufwändigste Teil der Implementierung des Systems, deshalb gilt auch hier:

> **Wichtig ist: Nehmen Sie sich Zeit!**

Bereits im 2. Schritt wurden die identifizieren Probleme in einer Prioritätenliste geordnet. Bei der Planung der Maßnahmen müssen jedoch alle Bereiche der Dienstleistungserbringung abgedeckt werden.

Das Vorgehen bei der Erstellung von **Pflegestandards** wird in ▶ Abschn. 19.3 ausführlich dargestellt, da es verschiedene Methoden gibt, um diese umfassende Aufgabe zu bewältigen.

5. Durchführung der Maßnahmen

Umsetzung in die alltägliche Routine

Sobald für alle Bereiche Standards erstellt oder Verfahrensanweisungen erarbeitet wurden, beginnt die **Umsetzung in die alltägliche Routine**. Dieser Schritt ist gleichbedeutend mit der Durchführung der Maßnahmen und erfordert von allen Mitarbeitern Geduld und Flexibilität.

Die **Erfahrung** zeigt, dass genau dieser Schritt der am schwierigsten durchführbare Teil der Systematik zur Verbesserung darstellt. Deshalb gilt:

> ❯ Wichtig ist: Nehmen Sie sich Zeit! Und lassen Sie sich nicht entmutigen!

Prinzipiell stellt man fest, dass in der **täglichen Arbeit** Abläufe existieren, die eigentlich nicht sinnvoll sind, aber trotzdem niemals verändert werden. Außerdem werden Tätigkeiten durchgeführt, von denen man weiß, dass sie nicht dem gültigen Standard entsprechen.

> ❯ In der Pflege ist es absolut nicht ungewöhnlich, dass gegen besseres Wissen Dinge getan werden und niemand begründen könnte, warum sie getan werden.

Beispiel

Schwester H. war am Vortag im Spätdienst eingesprungen, da eine Kollegin einen wichtigen Termin hatte. Heute früh fährt sie eine große Tour, weil die Urlaubszeit begonnen hat. Sie kommt zu Frau S., bei der eine große Toilette durchgeführt wird. Die Patientin fordert Schwester H. auf, in ihrer Steißregion Vaseline aufzutragen, da eine Bekannte ihr erklärt habe, dies würde sie vor Druckstellen schützen. Die Schwiegertochter von Frau S. musste die Vaseline extra aus der Drogerie besorgen. Schwester H. besitzt aktuelle Kenntnisse zum Thema Dekubitusprophylaxe und weiß deshalb, dass dies nicht zur Vorbeugung von Druckstellen geeignet ist. Sie versucht Frau S. dies zu erklären, stößt aber auf taube Ohren. Schließlich nimmt sie die Vaseline und erfüllt den Wunsch der Patientin.

Dieses alltägliche Beispiel zeigt, wie das Verhalten in der Pflege durch das Zusammenwirken verschiedener Faktoren beeinflusst wird. Dabei spielen **Zeitdruck und Stress** eine große Rolle.

»König Kunde«

> ❯ In der ambulanten Pflege haben die Wünsche des Kunden außerdem eine starke Wertigkeit, da durch zunehmende Konkurrenz jeder Patient »wichtig« ist.

Möchte man nun ein Qualitätsmanagementsystem einführen, verpflichtet man sich gleichzeitig dazu, alle Tätigkeiten nach allgemeingültigen Standards und aktuellen pflegewissenschaftlichen Erkenntnissen durchzuführen.

Fast in jeder Einrichtung gibt es Mitarbeiter, die derartige Bemühungen ablehnen oder gar **boykottieren**. Diese Haltung zeigt sich in Aussagen wie »Das haben wir schon immer so gemacht« oder »Damit haben wir bisher immer gute Erfahrungen gemacht«.

> **Praxistipp**
>
> Deshalb ist es empfehlenswert, Schritt für Schritt vorzugehen und immer nur einen Ablauf neu zu gestalten. Auch hierbei kann die Prioritätenliste genutzt werden. Allerdings sollte man für die Einführung einen **Zeitplan** erstellen, damit die Einführung nicht nach einigen Wochen oder Monaten ins Stocken gerät.

Besonders gut gelingt dies, wenn man sich am **Projektmanagement** orientiert. Im Anhang wird ein Ablaufplan für das Projekt »Implementierung eines QMS« (► A3) exemplarisch vorgestellt.

6. Evaluation

Der letzte Schritt der Systematik der Verbesserung gerät im praktischen Alltag gelegentlich in Vergessenheit, obwohl er genauso wichtig ist, wie die vorangegangenen.

Auswertung

Hat man ein QMS eingeführt, ist es nicht richtig sich zurückzulehnen und das Thema Qualitätsmanagement abzuhaken, zumal Qualitätsmanagement gleichbedeutend ist mit der **kontinuierlichen** Verbesserung.

KVP

Die Wirksamkeit des Systems muss regelmäßig überprüft werden, um das gewünschte Qualitätsniveau zu erhalten oder weiter anzuheben.

Die Überprüfung des QMS bzw. der Ergebnisqualität sollte praktikabel gestaltet werden, damit eine Evaluation ohne größeren Zeitaufwand erfolgen kann. Dazu sollte man regelmäßig ein **Audit** durchführen.

Es bietet sich an, hierfür eine **Auditcheckliste** zu verwenden, da zum einen alle Bereiche abgedeckt werden, so dass nichts übersehen oder vergessen wird, und zum anderen die Vorbereitungszeit des Audits deutlich reduziert wird (► A4).

> **Ein neu eingeführtes QMS könnte nach etwa sechs Monaten evaluiert werden. Danach sollte mindestens einmal im Jahr eine Überprüfung stattfinden.**

Die Evaluation des QMS wird meistens als nicht besonders wichtig eingestuft und man neigt dazu, sie vor sich herzuschieben.

> **Praxistipp**
>
> Am einfachsten funktioniert die regelmäßige Durchführung, wenn man den Termin für das nächste Audit immer direkt in den Kalender einträgt. Dieses Datum ist dann der »**Pflichttermin**« für die nächste Überprüfung.

5.2.2 Wie funktioniert die Systematik der Verbesserung in der Praxis?

Um die praktische Anwendung der Systematik der Verbesserung zu erleichtern, wird in diesem Abschnitt eine Übersicht über einen möglichen Ablauf der Systematik mit alltäglichen Beispielen dargestellt. Aus Gründen der Übersichtlichkeit erfolgt die Beschreibung in Stichworten.

Übersicht über einen möglichen Ablauf der Systematik

1. Informationssammlung (IST-Analyse)
- Erhebung des momentanen Zustandes anhand der Checkliste
- Verantwortlich: Geschäftsführer oder Pflegedienstleitung bzw. beide gemeinsam
- Alle Bereiche der Leistungserbringung müssen berücksichtigt werden
- *Beispiele:* s. Checkliste Informationssammlung QM (▶ A1)

2. Erkennen von Problemen und Ressourcen
- Probleme identifizieren und Prioritätenliste erstellen
- *Beispiele:* Dienstplan entspricht nicht den gesetzlichen Anforderungen, Pflegeplanung entspricht nicht den aktuellen Vorgaben, Expertenstandard zur Dekubitusprophylaxe wird nicht eingehalten
- Ressourcen analysieren
- *Beispiele:* Fortbildung zum Thema Pflegeplanung ist geplant, ein Mitarbeiter zeigt besonderes Interesse am Expertenstandard Dekubitusprophylaxe

3. Festlegung der Ziele (SOLL-Analyse)
- Für alle Bereiche der Leistungserbringung müssen Standards erstellt oder Prozesse dargestellt werden. Kernprozesse der Leistungserbringung werden in Form von Flussdiagrammen grafisch dargestellt. Allgemeingültige Vorgaben werden als Verfahrensanweisungen formuliert
- *Beispiele:* Verfahrensanweisung Dokumentation, Flussdiagramm Fortbildungsplanung

4. Planung der Maßnahmen
- Alle Abläufe, die fehlerhaft sind, müssen neu organisiert werden
- *Beispiele:* Pflegeprozess wird nicht korrekt durchgeführt, Ablauf der Pflegeplanung muss neu geplant werden

5. Durchführung der Maßnahmen
- Die erarbeiteten Prozesse werden im QMHB schriftlich oder grafisch fixiert und Schritt für Schritt in die alltägliche Arbeit übertragen
- *Beispiele:* neu organisierter Ablauf der Pflegeplanung wird im Alltag erprobt

6. Evaluation
- Überprüfung der Wirksamkeit des QMS
- *Beispiele:* internes Audit

<table>
<tr><td rowspan="2">QMHB

Doku-Typ
QMHB</td><td>Musterpflegedienst</td><td>Kap.</td><td>Seite</td></tr>
<tr><td>Doku-Typ</td><td></td><td>Datum</td></tr>
</table>

Ambulanter Pflegedienst
Musterpflegedienst
Hauptstr. 00
00000 Musterstadt
Tel.: 00000/0000

Pflegeleitbild

Der ambulante Pflegedienst Musterpflegedienst ist ein privater/öffentlicher/kirchlicher Anbieter von grund- und behandlungspflegerischen Leistungen.

Im Mittelpunkt unserer Arbeit steht der Patient.

Wir betrachten unsere Patienten als Persönlichkeit mit individuellen Gewohnheiten und einem Anspruch aus Selbstbestimmung und Würde. Diese Individualität wollen wir in unsere tägliche Arbeit integrieren.

Außerdem möchten wir es alten, kranken oder pflegebedürftigen Menschen ermöglichen, in ihrer vertrauten, häuslichen Umgebung zu leben. Dabei ist es uns auch wichtig, Angehörige zu unterstützen und ihnen den Alltag zu erleichtern.

Unser Ziel ist eine aktivierende, professionelle Pflege unter Berücksichtigung der Ressourcen des Betroffenen. Dazu versuchen wir eine tragfähige Beziehung mit dem Kranken einzugehen, die geprägt ist von Verständnis, Respekt, Geduld, Wertschätzung und Hoffnung, was eine gesunde Abgrenzung mit einschließt. Auch in schweren Zeiten begleiten wir unsere Patienten und versuchen gemeinsam auf die Fragen nach Krankheit, Behinderung, Sterben und Tod eine Antwort zu finden.

In der ambulanten Pflege können wir einerseits eigenverantwortlich und selbstständig handeln, andererseits schätzen wir die Zusammenarbeit und den Austausch im Team.

Voraussetzung für eine eigenständige Arbeit ist die Qualifikation und Fachkompetenz aller Mitarbeiter. Es ist für uns deshalb selbstverständlich durch Fort- und Weiterbildungen unsere Kenntnisse und Fähigkeiten stets zu erweitern und aktuelle, pflegewissenschaftliche Erkenntnisse in unserer Arbeit zu berücksichtigen.

Dieses Pflegeleitbild wurde von allen Mitarbeitern des ambulanten Pflegedienstes Musterpflegedienst gemeinsam erstellt und wird deshalb als Grundlage für unsere Tätigkeit von allen akzeptiert.

erstellt:	Änderungsstatus	Freigabe:	Datum
	0		

Abb. 5.3 QM-H 5.1. Pflegeleitbild

Dokumentation des Qualitätsmanagementsystems

Simone Schmidt

S. Schmidt, *Das QM-Handbuch*,
DOI 10.1007/978-3-662-49868-2_6, © Springer-Verlag Berlin Heidelberg 2016

> **»** Mache es so einfach wie möglich – aber nicht einfacher (Albert
> Einstein).

QMHB

Um sicherzustellen, dass ein Qualitätsmanagementsystem korrekt funktioniert, müssen alle Anforderungen an die Leistungserbringung in schriftlicher Form festgehalten werden. Diese Aufzeichnungen werden **Qualitätsmanagement-Handbuch (QMHB)** genannt. Ursprünglich wurde dieses Handbuch in Papierform gefordert, seit der Revision der ISO 9001 ist die Papierform nicht mehr vorgeschrieben. Die Dokumente eines QMHB können nun auch ausschließlich in digitaler Form vorhanden sein, beispielsweise auf einem Server, einer CD oder im Intranet.

Prinzipiell gibt es für die Art und Weise sowie die Form der Aufzeichnungen keine allgemeingültigen Vorgaben. Trotzdem ist es sinnvoll, sich an einer Gliederung zu orientieren. Dadurch wird die **Vollständigkeit** des Handbuches gewährleistet.

6.1   Qualitätsmanagement-Handbuch

Die Sammlung von Aufzeichnungen, die sich mit Regelungen der Leistungserbringung befassen, wird Qualitätsmanagement-Handbuch genannt. Dazu zählen viele verschiedene Dokumente, die in diesem Zusammenhang eine Rolle spielen.

Qualitätsrelevante Dokumente

Qualitätsaufzeichnungen
- Standards
- Verfahrensanweisungen
- Dienstanweisungen
- Gesetzestexte
- Prozesse
- Checklisten
- Formulare
- Nachweisdokumente und Aufzeichnungen

Prinzipiell wäre es »erlaubt«, all diese Dokumente einfach in einem Ordner abzuheften. In der Praxis ist dies jedoch verständlicherweise nicht zu empfehlen.

Praxistipp

Im Gegenteil, ein Qualitätsmanagementsystem funktioniert umso besser, je übersichtlicher die qualitätsrelevanten Dokumente im QMHB aufbewahrt werden, da **jeder einzelne Mitarbeiter** mit dem Handbuch umgehen muss.

Die Dokumente müssen also thematisch geordnet und in Kapiteln zusammengefasst werden. Dabei kann man eine Zahlen- oder Buch-

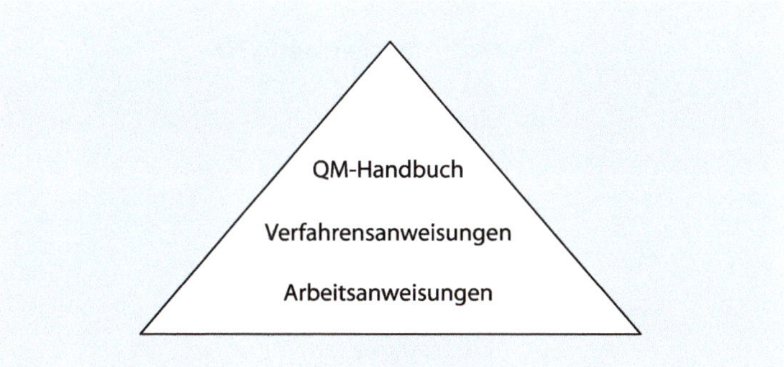

Abb. 6.1 Die Hierarchie der QM-Dokumentation. Diese Abbildung zeigt noch einmal den Aufbau des QMHB. Bei der Erstellung eines Handbuches ist die Betrachtung der Hierarchie der Dokumentation erforderlich. Deshalb wird diese Abbildung hier noch einmal gezeigt

stabensystematik verwenden oder beide kombinieren. Einzelheiten zur **Gliederung** befinden sich in Teil II, ► Kap. 8.

> **Möchte man sich bei der Einführung eines QM an einem speziellen System orientieren, ist es sowieso unerlässlich, die Aufzeichnungen entsprechend dem System zu ordnen.**

Eine **hierarchische Ordnung** der QM-Dokumentation kann in Form eines Dreiecks bildhaft dargestellt werden (**Abb. 6.1**). Die Spitze des Dreiecks entspricht dem übergeordneten Dokument, die Basis des Dreiecks beinhaltet untergeordnete Dokumente. Diese sind im übergeordneten Dokument enthalten.

Hierarchie der QM-Dokumentation

6.2 Welche Dokumente enthält das QMHB?

Um ein QMHB zu erstellen, müssen zunächst die Unterschiede der einzelnen qualitätsrelevanten Dokumente verstanden werden.

6.2.1 Verfahrensanweisung

Prinzipiell handelt es sich bei einer **Verfahrensanweisung (VA)** um die Festlegung einer Ablauforganisation. Sie wird auch als dokumentiertes Verfahren bezeichnet. Das bedeutet, dass in einer Verfahrensanweisung Informationen dokumentiert werden, die den Ablauf eines bestimmten Verfahrens beschreiben (**Abb. 6.2**).

VA

> **In einer Verfahrensanweisung werden bestimmte Abläufe bereichsübergreifend geregelt, wobei auch detaillierte Festlegungen zur Aufgabenteilung und zu Zuständigkeiten und Verantwortung getroffen werden.**

Verfahrensanweisung Nr.

1. Zweck:

2. Geltungsbereich:

3. Begriffe:

4. Zuständigkeiten:

5. Beschreibung:

6. Hinweise:

7. Dokumentation:

8. Änderungsdienst:

9. Verteiler:

◘ Abb. 6.2 Struktur einer Verfahrensanweisung. Sie zeigt den prinzipiellen Aufbau einer Verfahrensanweisung. Selbstverständlich kann die Struktur bei der Erstellung der VA variabel gehandhabt werden

> **Praxistipp**
>
> Betrachtet man Qualitätsmanagement als Mensch-ärgere-dich-nicht-Spiel, könnte man Verfahrensanweisungen als die **Spielregeln** bezeichnen. Diese Spielregeln sind für alle Spieler bindend. Entsprechend besitzen auch Verfahrensanweisungen für alle Mitarbeiter Gültigkeit.

Erstellen einer VA

Beim Verfassen einer Verfahrensanweisung kann die in der Abbildung dargestellte **Struktur** hilfreich sein. So wird gewährleistet, dass alle wichtigen Aspekte vorhanden sind, und es entsteht eine Einheitlichkeit, die den Mitarbeitern das Verständnis von Verfahrensanweisungen erleichtert.

Die einzelnen Begriffe werden im Folgenden kurz erläutert, um Missverständnisse zu vermeiden. In einer Verfahrensanweisung muss nicht immer zu allen Punkten etwas geschrieben werden.

1. Zweck

Gliederung einer VA

Die Zielsetzung der Verfahrensanweisung wird in diesem Abschnitt beschrieben. Dabei kann man erläutern, was durch die Verfahrensanweisung gewährleistet werden soll.

> **Praxistipp**
>
> Der Zweck der VA-Dokumentation wäre z. B. die Gewährleistung
> der einheitlichen und korrekten Pflegedokumentation. Dies führt
> zu einer Verbesserung der Pflegequalität und zur juristischen
> Absicherung aller Mitarbeiter.

2. Geltungsbereich

Dieser Abschnitt erklärt, in welchem Bereich eines Unternehmens
eine Verfahrensanweisung Gültigkeit besitzt.

> **Praxistipp**
>
> In der ambulanten Pflege unterscheidet man normalerweise
> maximal drei Abteilungen:
> - den Pflegedienst,
> - die hauswirtschaftliche Abteilung und die Betreuung sowie
> - die Verwaltung,
>
> so dass dieser Punkt eine untergeordnete Rolle spielt.

3. Begriffe

Hier werden spezielle Begriffe zur besseren Verständlichkeit der VA
erklärt.

4. Zuständigkeiten

In diesem Punkt wird detailliert beschrieben, welche Stelle für bestimmte Tätigkeiten zuständig ist.

> Dabei wird genau ausgeführt, wer für die korrekte Durchfüh-
> rung der Tätigkeit verantwortlich ist und welche Befugnisse die
> entsprechende Stelle in diesem Zusammenhang besitzt, etwa
> Weisungsbefugnis, Delegationsbefugnis, Durchführungs-
> verantwortung etc.

5. Beschreibung

Hier wird der genaue Ablauf des Verfahrens erläutert. Dabei werden
alle Tätigkeiten und Besonderheiten aufgeführt, die mit dem Verfahren in Zusammenhang stehen.

6. Hinweise

In diesem Abschnitt können Hinweise gegeben werden auf Merkmale
des Verfahrens, die von besonderer Wichtigkeit sind. Auch komplizierte Sachverhalte oder wichtige Details, die häufig vergessen werden,
sollten in diesem Abschnitt noch einmal gesondert aufgeführt werden.

7. Dokumentation

Alle Formulare, die bei der Dokumentation des Verfahrens eine Rolle spielen, werden einzeln aufgeführt.

8. Änderungsdienst

Sollte das Verfahren verändert oder aktualisiert werden, kann man in diesem Abschnitt erkennen, wer für diese Veränderungen verantwortlich ist. Meist ist für die endgültige Form der Verfahrensanweisung der Qualitätsverantwortliche oder der Qualitätsmanager zuständig.

9. Verteiler

Dieser Abschnitt beschäftigt sich mit der Verteilung der VA in allen Bereichen der Einrichtung. Dadurch wird sichergestellt, dass allen Mitarbeitern die Inhalte bekannt sind.

> **Es empfiehlt sich, die Kenntnisnahme durch Handzeichen oder Unterschrift bestätigen zu lassen.**

In einigen Kapiteln des nachfolgenden Qualitätsmanagement-Handbuch finden sich Beispiele für Verfahrensanweisungen zu den verschiedensten Themen. Dadurch werden Aufbau und Inhalt von VA besser nachvollziehbar.

6.2.2 Prozess

Alle Tätigkeiten der Leistungserbringung, die regelmäßig durchgeführt werden, bezeichnet man als Prozess.

Dabei unterscheidet man

- **Kernprozesse,**
- **Supportivprozesse** und
- **Managementprozesse.**

»Flow charts«

Prozessbeschreibungen sollten immer Name und Nummer des Prozesses, eine **grafische Darstellung**, eine Beschreibung der Tätigkeiten und die hierfür verantwortlichen Personen, ein Freigabedatum und eine Versionsnummer, Erklärungen sowie den Prozessverantwortlichen beinhalten.

Für die Erstellung eines QMHB ist es von besonderer Wichtigkeit, zumindest alle Kernprozesse und die wichtigsten Supportivprozesse in Form von Flussdiagrammen, also sog. »flow charts« grafisch darzustellen (◘ Abb. 6.3).

Die Prozesse werden durch die **grafische Darstellung** übersichtlicher und können auch bei der Einarbeitung neuer Mitarbeiter hilfreich sein. Außerdem führt das Erstellen von Flussdiagrammen häufig dazu, dass Schwachstellen oder fehlerhafte Abläufe erkannt und verändert werden können.

Wichtig ist in diesem Zusammenhang allerdings, dass die verwendeten **Symbole** allen Mitarbeitern bekannt sind (◘ Abb. 6.4).

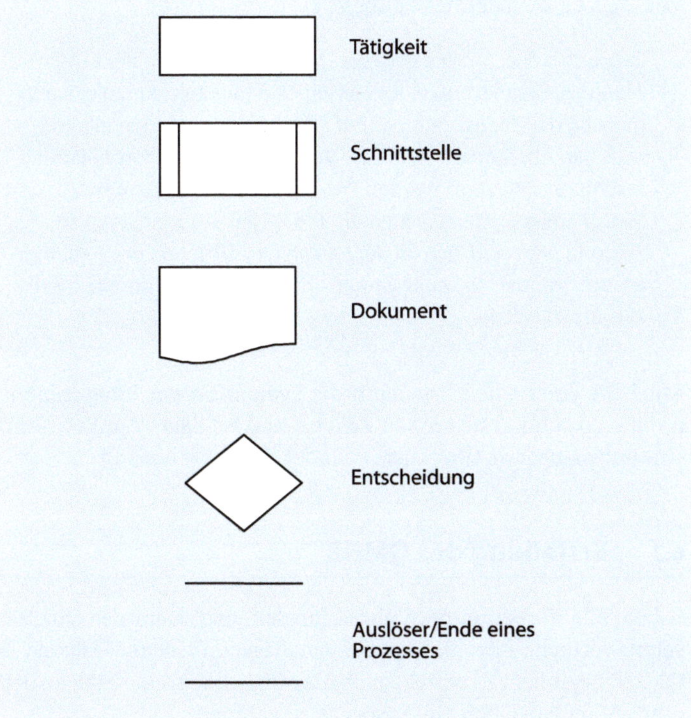

Abb. 6.3 Das Flussdiagramm. Diese Abbildung dient als Beispiel für ein Flussdiagramm oder ein »flow chart«

Abb. 6.4 Symbole eines Flussdiagramms. Hier werden die einzelnen Symbole des Flussdiagramms dargestellt und erklärt

Schnittstelle

Sobald ein Prozess in Absprache mit dem Team erstellt wurde, kann eine Bewertung anhand einer Checkliste durchgeführt werden. Bei der Bewertung von Prozessen sollte man die Schnittstellen besonders beachten.

Da **Schnittstellen** den Übergang der Tätigkeiten und der Verantwortung an eine andere Abteilung darstellen, muss der **Informationsfluss** an diesen Stellen gezielt festgelegt werden.

> **Ist die Weitergabe von Informationen nicht sichergestellt, wird die Schnittstelle zur Fehlerquelle.**

6.2.3 Checkliste

Um Abläufe zu regulieren oder Kontrollen zu vereinfachen, empfiehlt es sich **Checklisten** zu erstellen, mit denen Informationen schnell und zuverlässig abgefragt werden können.

In den meisten Fällen können Checklisten eingesetzt werden, die **Fragen** enthalten, die mit »ja« oder »nein« bzw. »okay« oder »nicht okay« beantwortet werden.

Statistische Auswertung von Daten

So kann man eine Fülle von **Daten** gewinnen, die statistisch ausgewertet und verglichen werden können. Beobachtet man den Verlauf der Ergebnisse über einen geeigneten Zeitraum, kann man gezielt Probleme erkennen, Methoden verändern und die Qualität der geleisteten Pflege verbessern.

Evaluation

> **Praxistipp**
>
> Besonders anschaulich wird dies bei der Bewertung der **Pflegeplanung**. Evaluiert man über einen längeren Zeitraum die Durchführung der Pflegeplanung und Pflegedokumentation in regelmäßigen Abständen, kann eine Verbesserung der Pflegeplanung resultieren. Meistens werden Pflegeziele realistischer gewählt und Maßnahmen an den Problemen und Zielen ausgerichtet. Die Planung orientiert sich an der Person und Situation des Patienten anstatt Standardformulierungen anzuwenden, die unreflektiert eingesetzt werden.

Mit Hilfe einer Checkliste kann die **Evaluation der Pflegeplanung** problemlos und ohne großen Zeitaufwand erfolgen. Ein Beispiel für eine entsprechende Checkliste befindet sich im ► Anhang.

6.3 Erstellung des QMHB

Sobald alle Vorbereitungen abgeschlossen sind, kann der Qualitätsverantwortliche oder der Qualitätsmanager mit dem Verfassen des QMHB beginnen. Es besteht auch die Möglichkeit, eine externe Beratung auf diesem Gebiet in Anspruch zu nehmen.

> In vielen ambulanten Diensten sind die Abläufe und Prozesse vollkommen klar und strukturiert, dennoch ist es nicht möglich diese in schriftlicher Form festzuhalten. Die häufigste Ursache hierfür ist die Tatsache, dass kein Mitarbeiter für diese Aufgabe gewonnen werden kann.

> Dabei spielt natürlich der Zeitfaktor eine entscheidende Rolle. Die meisten Pflegekräfte in der ambulanten Pflege aber auch die Geschäftsführung und die Pflegedienstleitung sind durch die täglichen Aufgaben ausgelastet und können die zeitaufwändige Schreibarbeit bei der Erstellung des QMHB deshalb nicht leisten.

Außerdem fühlen sich gerade »**QM-Anfänger**« durch diese Tätigkeit überfordert, da man nicht genau weiß, was ein QMHB eigentlich beinhaltet und in welcher Form diese Inhalte dargestellt werden sollen.

Diese Hemmungen und Unsicherheiten werden vermindert, wenn man bedenkt, dass das QM »lebt« und somit auch das Handbuch sich permanent verändert und ständig überarbeitet und aktualisiert wird.

Dennoch kann die Unterstützung eines **externen Qualitätsmanagers** die Anfangsschwierigkeiten reduzieren. Sobald die Mitarbeiter eine Vorstellung über die Form und Inhalte eines QMHB bekommen haben, wird auch die eigenständige Arbeit mit dem Handbuch erleichtert.

Externe Beratung

Möchte man keine externe Beratung in Anspruch nehmen, sollte man Musterhandbücher von anderen Organisationen anschauen und so viele Informationen wie möglich sammeln.

> **Praxistipp**
>
> Berücksichtigt werden sollte immer die Tatsache, dass nicht jede Pflegekraft in der Lage ist zu **schreiben**. Auch Mitarbeiter, die gute verbale Kommunikationsfähigkeiten besitzen, haben möglicherweise Probleme, Gedanken zu Papier zu bringen. Bei der Auswahl eines geeigneten Mitarbeiters muss dieser Tatsache Rechnung getragen werden.

Autor

> Da ein QMHB ständig aktualisiert und verändert wird, ist es wichtig, die Aufzeichnungen in Form einer Loseblatt-Sammlung zu ordnen. So kann immer das jeweilige Blatt ausgetauscht werden. Ein herkömmlicher Ordner ist für das QMHB in Papierform am besten geeignet.

Loseblatt-Sammlung

Für die Form der einzelnen Kapitel gilt, dass jede Seite in einer Kopf- und Fußzeile Informationen liefern sollte über:

Kopf- und Fußzeile

Kopf- und Fußzeile
- Name der Einrichtung
- Datum der Erstellung
- Dokumentenart
- Titel des Kapitels
- Seitenzahl
- Name des Autors
- Freigabe
- Änderungsstatus

In der folgenden Abbildung wird die Kopf- und die Fußzeile eines Qualitätsmanagement-Handbuchs beispielhaft dargestellt (◘ Abb. 6.5). Selbstverständlich kann jede Einrichtung diese Form an ihre individuellen Bedürfnisse anpassen.

| QMHB | Musterpflegedienst | Kap.
X | Seite
1 von |
| Doku-Typ
QMHB | Titel | | Datum |

| erstellt: | Änderungsstatus
0 | Freigabe: | Datum |

◘ **Abb. 6.5** Kopf- und Fußzeile des QMHB. Diese Abbildung zeigt beispielhaft, wie die Kopf- und Fußzeile des QMHB gestaltet werden kann. Dabei ist es von Vorteil, die Seitenzahlen des Kapitels mit aufzuführen, zum Beispiel Seite 1 von 7.

Was bewirkt die Einführung eines Qualitätsmanagementsystems in der ambulanten Pflege?

Simone Schmidt

S. Schmidt, *Das QM-Handbuch*,
DOI 10.1007/978-3-662-49868-2_7, © Springer-Verlag Berlin Heidelberg 2016

>> Sie können keine Qualität installieren, Sie können bestenfalls daran arbeiten (William Edwards Deming).

Auch in der ambulanten Pflege bewirkt die Einführung eines Qualitätsmanagementsystems Veränderungen im Aufbau oder Ablauf der Organisation. Dies führt zu **Effekten** in allen Bereichen des Unternehmens, die sich auf die beteiligten Partner, also auf die Patienten, auf die Mitarbeiter und in geringem Maß auch auf die Gesellschaft auswirken.

Veränderungen im Gesundheitswesen

Derartige Effekte müssen erkannt werden, um zu bewerten, ob es sich um eine **Verbesserung** oder eine **Verschlechterung** handelt. An dieser Stelle soll noch einmal an den kontinuierlichen Verbesserungsprozess erinnert werden, der eine Veränderung zum Besseren einfordert.

> **Selbstverständlich gilt oft der Satz: »Aus Fehlern wird man klug!«. Für das Qualitätsmanagement trifft er in dieser Bedeutung jedoch nicht zu. Im Gegensatz dazu ist ein Ziel des Qualitätsmanagements die Risiko- und Fehlervermeidung.**

Ganz allgemein bewirkt die Einführung des Qualitätsmanagements im Gesundheitswesen nachgewiesene Verbesserungen, die in ihrer Ausprägung allerdings unterschiedlich sind.

Effekte des QM im Gesundheitswesen
- Fixierte, optimierte Therapie und Behandlungen
- Minimierung von Komplikationen
- Kostensenkung
- Zielgerichtete Kommunikation und Informationsweitergabe
- Erhöhte Leistungstransparenz auf allen Ebenen
- Erhöhte Rechtssicherheit
- Kundenorientierung, erhöhte Kundenzufriedenheit
- Geringe Wartezeiten bzw. kürzere Verweildauer
- Verbesserte Arbeitszufriedenheit der Mitarbeiter

Veränderungen in der ambulanten Pflege

Pflegeplanung

Überträgt man diese Effekte auf die Bedingungen in ambulanten Pflegediensten, stellt man in den meisten Einrichtungen ähnliche Veränderungen fest:

1. Verbesserung der **Pflegeplanung**: Durch die **Evaluation** der Pflegeplanung mit Hilfe einer Checkliste, kann die Pflegeplanung nachhaltig verbessert werden. Dabei spielt vor allem die **Akzeptanz** der Pflegeplanung durch die Mitarbeiter eine entscheidende Rolle. Sobald der Zweck der Dokumentation erkannt wird, kann die Pflegeplanung als sinnvolles Instrument zur Qualitätsverbesserung eingesetzt werden.
2. Verbesserung der **Tourenplanung**: Häufig stellt man fest, dass durch die Einführung eines Qualitätsmanagementsystems Touren oder Dienstzeiten an die Bedürfnisse der Mitarbeiter

und der Patienten angepasst werden, die aus Gründen der Routine schon monate- oder jahrelang nicht mehr überarbeitet wurden. So kann ein Leerlauf in der Tour vermieden oder entsprechende Zeiten für administrative Tätigkeiten genutzt werden.

3. Vermeidung von **Fehlern** und Komplikationen: Die Berücksichtigung von aktualisierten Standards und **Expertenstandards**, aber auch die fortwährende Qualifikation führen zu einer größeren Sicherheit der Mitarbeiter und dadurch zur Vermeidung von Fehlern. Entsprechend werden Komplikationen verhindert, die zu einer kostspieligen Weiterbehandlung des Patienten führen. Da die Kostenträger vermehrt nach den Ursachen von Komplikationen forschen und diese zum Teil auch an die Verursacher weitergeben, entsteht durch das QM auch eine größere **Rechtssicherheit** der Mitarbeiter bzw. des ambulanten Pflegedienstes.

   Fehler

4. Verbesserung der **Kundenzufriedenheit**: Da die Kundenorientierung ein Hauptziel des Qualitätsmanagements darstellt, können Kundenwünsche besser erfasst und in die tägliche Arbeit integriert werden. Durch ein strukturiertes **Beschwerdemanagement** oder durch **Kundenbefragung**en werden Wünsche und Bedürfnisse der Patienten erkennbar. Die Berücksichtigung des Qualitätsmanagements bewirkt für den Patienten eine kontinuierliche, zuverlässige und individuelle Betreuung, was für viele Kunden von immenser Wichtigkeit ist.

   Kundenorientierung

5. Verbesserung der **Mitarbeiterzufriedenheit**: Mehrere Veränderungen bewirken eine verbesserte Arbeitszufriedenheit der Mitarbeiter. Dazu zählen z. B.:

   Mitarbeiterorientierung

   - verbesserte Informationsweitergabe und geregelte Kommunikation,
   - aktualisierte Standards und Expertenstandards,
   - juristische Absicherung,
   - Personalmanagement, z. B. regelmäßige Mitarbeitergespräche und Zielvereinbarungen, gegebenenfalls Mitarbeiterbefragungen,
   - optimierte Dienst- und Einsatzplanung,
   - zielgerichtete, geplante Durchführung der Pflegetätigkeit,
   - Verbesserung der Pflegequalität und des Case-Managements bzw.
   - verbesserte Kundenzufriedenheit mit daraus resultierender Zunahme der Mitarbeiterzufriedenheit.

> **Praxistipp**
>
> Es wäre allerdings falsch zu glauben, dass all diese Verbesserungen zeitgleich mit der Einführung eines Qualitätsmanagementsystems auftreten. Ein Zeitraum von mindestens drei bis sechs Monaten kann aber als realistisch betrachtet werden. Die Mitarbeiter benötigen ausreichend Zeit, sich mit veränderten Abläufen auseinanderzusetzen. In dieser Zeitspanne dürfen die Bemühungen auf keinen Fall eingestellt werden. In Abhängigkeit von der Akzeptanz und der Motivation der Mitarbeiter kann der Zeitraum sich auch deutlich verlängern.

Teil II
Das Qualitätsmanagement-Handbuch

Registratur und Inhalt

Simone Schmidt

S. Schmidt, *Das QM-Handbuch*,
DOI 10.1007/978-3-662-49868-2_8, © Springer-Verlag Berlin Heidelberg 2016

> » In einem Wörterbuch finden Sie kein Wissen, nur Informationen
> (William Edwards Deming).

8.1   Inhaltsverzeichnis

Ein Qualitätsmanagement-Handbuch oder **QMHB** ist den Mitarbeitern in der ambulanten Pflege oftmals fremd und die meisten beschäftigen sich nur ungern damit. Dadurch fällt es vielen Mitarbeitern schwer, Inhalte schnell zu finden.

Struktur des QMHB

Aus diesem Grund ist es wichtig, dass das Qualitätsmanagement-Handbuch klar und eindeutig gegliedert ist. Dadurch wird die **Orientierung** erleichtert und der Leser bekommt Gelegenheit, sich mit dem Handbuch »anzufreunden«.

Praxistipp

Gliederung

Um eine verständliche und übersichtliche **Gliederung** zu erreichen, ist es sinnvoll, sich bei der Erstellung des Buches am Aufbau der DIN EN ISO 9001:2015 zu orientieren.

Im Prinzip kann diese Einteilung auf die Gliederung des Handbuches direkt übertragen werden. Ein Beispiel für ein entsprechend gegliedertes Inhaltsverzeichnis veranschaulicht QM-H 8.1 (◘ Abb. 8.1).

In diesem Fall wurde die Gliederung mit Hilfe von **Ziffern und Buchstaben** vorgenommen. Genauso gut könnten ausschließlich Zahlen verwendet werden, etwa an Stelle von Abschn. A.1 heißt dieser Abschnitt dann Abschn. 8.1.

Die endgültige Entscheidung bleibt dem Verfasser des QMHB selbst überlassen. Wenn allerdings viele **Unterkapitel** vorhanden sind, wird das Zahlensystem leicht unübersichtlich.

Wenn das Handbuch in digitaler Form erstellt wird, entfällt die Nummerierung, stattdessen werden die Dateien dann in entsprechenden hierarchischen Ebenen aufgebaut. Der Vorteil dieser Struktur ist die Möglichkeit der Verlinkung von Prozessen und notwendigen Dokumenten, etwa Formulare, Checklisten, Verfahrensanweisung etc. Dadurch muss der Benutzer die Struktur der ISO nicht zwingend kennen und kann trotzdem problemlos Informationen finden.

8.2   Registratur

Verteiler

Das erste Kapitel des Handbuches liefert darüber hinaus allgemeine Informationen über den **Verteiler** der einzelnen Qualitätsmanagement-Handbücher in der Organisation, wenn die Papierform gewählt wird. Jeder Abteilung sollte dann ein Exemplar zur Verfügung gestellt werden.

Deshalb beinhaltet dieser Abschnitt auch eine **Registratur**. Beim digitalen QMHB müssen analog der Registratur die Zugriffsrechte der Benutzer verwaltet werden. Dabei ist es wichtig zu bestimmen, wer das Handbuch einsehen kann und wer Änderungen vornehmen darf. Bei Aktualisierungen ist es außerdem von Vorteil, wenn diese über eine Nachrichtenfunktion im System an alle Benutzer geschickt werden oder Änderungen in einem separaten Ordner hinterlegt werden.

Jedes Papier-Exemplar wird mit Hilfe einer Nummer einer Stelle oder Abteilung zugeordnet (QM-H 8.2: ◘ Abb. 8.2). Dabei ist zu beachten, dass das Exemplar einer Stelle zugeordnet wird, nicht einer Person, da sich der **Stelleninhaber** ändern kann. Auch wenn in der zweiten Spalte ein Name eingetragen wird, gehört das QMHB zu der entsprechenden Stelle. Das bedeutet z. B., dass sich bei einer Gesetzesänderung das Handbuch leicht aktualisieren lässt.

Schon hier zeigen sich die Vorteile der **Loseblatt-Sammlung**, da das jeweils aktualisierte Blatt einfach herausgenommen und ersetzt werden kann.

8.3 Benutzerhinweise und Abkürzungen

Um die Arbeit mit dem Handbuch durch alle Mitarbeiter zu erleichtern, können im ersten Kapitel prinzipielle **Hinweise zur Benutzung** aufgeführt werden. Außerdem sollten Angaben zur Vervielfältigung und zum Copyright gemacht werden.

Schließlich sollten auch Hinweise auf die verwendeten **Abkürzungen** zu Beginn des Handbuches zu finden sein (◘ Tab. 8.1). Durch die Verwendung von einheitlichen, allgemein bekannten Begriffen und Abkürzungen wird die Verständlichkeit erleichtert.

Registratur

Benutzerhinweise

Abkürzungen

◘ Tab. 8.1 Abkürzungen

AP	Altenpflegerin/-pfleger
APH	Altenpflegehelfer/in
APS	Altenpflegeschüler/in
BT	Beschäftigungstherapie
HA	Hausarzt
KS	Gesundheits- und Krankenschwester/-pfleger
PFK	Pflegefachkraft
PH	Pflegehelfer
ZusB	Zusätzliche Betreuungskraft nach § 87b
MA	Mitarbeiter
PDL	Pflegedienstleitung
Stv. PDL	Stellvertretende Pflegedienstleitung
QM	Qualitätsmanagement
QMHB	Qualitätsmanagement-Handbuch
QMS	Qualitätsmanagementsystem
SozD	Sozialdienst
VA	Verfahrensanweisung

<table>
<tr><td rowspan="2">QMHB</td><td rowspan="2">Musterpflegedienst</td><td>Kap.
B</td><td>Seite</td></tr>
<tr><td></td><td>Datum</td></tr>
<tr><td>Doku-Typ
QMHB</td><td>Doku-Typ
Inhaltsverzeichnis</td><td>INH</td><td>Datum</td></tr>
</table>

Inhaltsverzeichnis

<table>
<tr><td>erstellt:</td><td>Änderungsstatus
0</td><td>Freigabe:</td><td>Datum</td></tr>
</table>

Abb. 8.1 QM-H 8.1. Inhaltsverzeichnis des Qualitätsmanagement-Handbuchs

QMHB	Musterpflegedienst		Kap. B	Seite
Doku-Typ QMHB	Doku-Typ Inhaltsverzeichnis		INH	Datum

Verteiler

Nr.	Standort	Empfänger
01	Geschäftsführung	
02	Pflegedienstleitung	
03	Stv. Pflegedienstleitung	
04	Pflegedienst	
05	Verwaltung	
06	Hauswirtschaft	

erstellt:	Änderungsstatus 0	Freigabe:	Datum

◼ Abb. 8.2 QM-H 8.2. Registratur

Mitgeltende Dokumente

Simone Schmidt

S. Schmidt, *Das QM-Handbuch*,
DOI 10.1007/978-3-662-49868-2_9, © Springer-Verlag Berlin Heidelberg 2016

» In einem Staat gibt es umso mehr Räuber und Diebe,
je mehr Gesetze und Vorschriften es in ihm gibt (Laotse).

Um die **Rechtssicherheit** zu gewährleisten, ist es sinnvoll, zu Beginn des Handbuches alle Vorgaben, Dokumente und Gesetze zu identifizieren, die mit der Erbringung der Dienstleistung in Zusammenhang stehen.

Darüber hinaus ist die **Dokumentation** ein bedeutender Teil des Qualitätsmanagements. Aus diesem Grund werden Dokumente zum einen nach ihrer Funktion gegliedert und zum anderen im QMHB gesondert berücksichtigt.

Es ist deshalb sinnvoll, sich zunächst klar zu machen, was unter mitgeltenden Dokumenten und Gesetzen zu verstehen ist.

9.1   Dokumente

Definition:
Mitgeltende Dokumente

Unter mitgeltenden Dokumenten versteht man jegliche Art von **Aufzeichnung**, die in Zusammenhang mit der entsprechenden Tätigkeit steht. In Frage kommen folgende Dokumente:

Mitgeltende Dokumente
- Prozesse
- Verfahrensanweisungen
- Dienstanweisungen
- Vorgabedokumente
- Nachweisformulare
- Aufzeichnungen
- Protokolle
- Checklisten
- Gesetzliche Grundlagen und Vorschriften

Zum besseren Verständnis wird an einem Beispiel erläutert, welche Dokumente im Einzelfall benötigt werden.

Mitgeltende Dokumente für eine Verfahrensanweisung »Kommunikation und Informationsweitergabe«
- VA Nr. 1 Dokumentation
- Einarbeitungskonzept
- Schweigepflichterklärung
- Pflegedokumentation
- Übergabebuch
- Protokoll der Teamsitzung
- Bundesdatenschutzgesetz (BDSG)
- Dienstanweisung

9.2   Gesetze und behördliche Anforderungen

Ein ambulanter Pflegedienst muss sich jederzeit an der aktuellen Form von verschiedenen **Gesetzen und Vorschriften** orientieren, die im Zusammenhang mit der Leistungserbringung eine Rolle spielen.

Allerdings ist es nicht möglich, all diese Gesetze in Papierform aufzubewahren, da mit den entsprechenden Gesetzestexten ganze Regale gefüllt werden könnten. Von Bedeutung sind z. B. folgende Normen:

Mitgeltende Gesetze

Rechtliche Anforderungen
- Altenpflegegesetz (AltPflG)
- Arbeitszeitgesetz (ArbZG)
- Arzneimittelgesetz (ArzneimittelG)
- Begutachtungs-Richtlinien (BRi)
- Betäubungsmittelgesetz (BtMG)
- Bürgerliches Gesetzbuch (BGB)
- Infektionsschutzgesetz (IFSG)
- Krankenpflegegesetz (KrPflG)
- MDK-Prüfanleitung
- Medizingeräteverordnung (MGV)
- Medizinproduktegesetz (MPG)
- Mutterschutzgesetz (MuSchG)
- Pflegebedürftigkeits-Richtlinien (PflRi)
- Pflegequalitätssicherungsgesetz (PQsG)
- Pflege-Weiterentwicklungsgesetz
- Qualitätsgrundsätze ambulante Pflege (SGB XI)
- Sozialgesetzbuch V (SGB V)
- Sozialgesetzbuch XI (SGB XI)
- Strafgesetzbuch (StGB)
- Straßenverkehrsordnung (StVO)
- Unfallverhütungsvorschriften (BGV-UVV)

Selbstverständlich ist eine Pflegekraft, eine Pflegedienstleitung oder ein Geschäftsführer normalerweise nicht in der Lage, all diese Gesetze und Vorschriften detailliert zu kennen. Dennoch muss jede **Gesetzesänderung**, die die ambulante Pflege betrifft, an alle Mitarbeiter weitergeleitet werden.

Die Geschäftsführung eines Pflegedienstes trägt die Verantwortung dafür, dass diese Weitergabe von entsprechenden Informationen unverzüglich stattfindet. Dazu kann auch ein Mitarbeiter beauftragt werden.

Aktualisierung

> **Praxistipp**
>
> Am einfachsten können aktuelle Versionen sämtlicher relevanter Gesetze oder Gesetzesänderungen auf der Homepage des **Bundesministeriums der Justiz** abgerufen werden.
> Der Geschäftsführer, die Pflegedienstleitung oder der entsprechend beauftragte Mitarbeiter muss die für den ambulanten Pflegedienst wichtigen Veränderungen abrufen und zeitnah an alle Mitarbeiter, etwa in Form eines **Rundschreibens** oder im Rahmen der **Teamsitzung**, weitergeben. Die **Kenntnisnahme** der Mitarbeiter erfolgt nach Möglichkeit mittels Unterschrift oder durch das Protokoll der Teamsitzung.

Das Qualitätsmanagement-Handbuch beschreibt die Regelungen, die der ambulante Pflegedienst zu diesem Thema getroffen hat.

Ein Beispiel hierfür wird in QM-H 9.1 dargestellt (Abb. 9.1).

> **Praxistipp**
>
> Bei der Erarbeitung des QMHB sollte immer bedacht werden, dass alle Formulare, Aufzeichnungen, Prozesse, Verfahrensanweisungen oder Checklisten zu den **mitgeltenden Dokumenten** gehören, es handelt sich nicht nur um Gesetzestexte.

QMHB	Musterpflegedienst	Kap. B	Seite
Doku-Typ QMHB	**Titel** Mitgeltende Dokumente	INH	Datum

Mitgeltende Dokumente und Gesetze

In diesem Kapitel befinden sich alle gesetzlichen Grundlagen und Bestimmungen, die für die Institution von Bedeutung sind in ihrer jeweils aktuellen Form. Die Pflege und Aktualisierung des Abschnitts erfolgt durch den externen Qualitätsmanager und die PDL. Sollten Novellierungen von Gesetzen an andere Stellen gemeldet werden, ist die entsprechende Stelle verpflichtet, diese unverzüglich an oben genannte Stellen bekannt zu geben.

Die Pflegedienstleitung ist für die Informationsweitergabe von Gesetzesänderungen an alle Mitarbeiter verantwortlich. Dazu wird die wöchentlich stattfinde Teamsitzung genutzt, in Einzelfällen erstellt die PDL ein Rundschreiben.

Das Kapitel enthält folgende Gesetzestexte:

1. Arbeitszeit G
2. Arzneimittel G
3. Betäubungsmittel G
4. BGB
5. Bundesdatenschutz G
6. GG
7. Infektionsschutz G
8. Krankenpflege G
9. Medizinprodukte G
10. Medizinprodukte- Betreiber V
11. Mutterschutz G
12. SGB V
13. SGB XI
14. Behandlungsverträge
15. Unfallverhütungsvorschriften

erstellt:	Änderungsstatus 0	Freigabe:	Datum

◘ Abb. 9.1 QM-H 9.1. Mitgeltende Dokumente. Dies ist ein Beispiel für das QMHB-Kapitel Mitgeltende Dokumente und Gesetze. Die Inhalte variieren in Abhängigkeit vom Tätigkeitsgebiet der Pflegeeinrichtung

Allgemeine Anforderungen an das Qualitätsmanagementsystem

Simone Schmidt

S. Schmidt, *Das QM-Handbuch*,
DOI 10.1007/978-3-662-49868-2_10, © Springer-Verlag Berlin Heidelberg 2016

» Es macht Freude in einem vom Sturm gepeitschten Schiff zu sein, wenn man sicher ist, dass es nicht untergehen wird (Blaise Pascal).

In der Revision der ISO 9001:2015 werden diese Anforderungen nicht explizit aufgeführt, vielmehr werden sie in den einzelnen Kapiteln genauer definiert.

Dennoch ist es wichtig festzulegen, was eigentlich durch die **Implementierung** eines Qualitätsmanagementsystems erreicht werden soll. Zu diesem Zweck ist die Leitungsebene einer Pflegeeinrichtung verpflichtet zu überdenken, welche Ziele durch das Qualitätsmanagement erreicht werden sollen.

In der praktischen Qualitätsarbeit muss selbstverständlich ein **Konsens** aller Beteiligten gefunden werden. Sobald einheitliche Anforderungen an das Qualitätsmanagementsystem festgelegt wurden, kann das Ergebnis im folgenden Handbuch-Kapitel formuliert werden.

Orientiert man sich bei der Handbucherstellung an einem bereits bestehenden Qualitätsmanagementsystem, müssen die **Anforderungen des Systems** bedacht und in die eigene Zielsetzung integriert werden.

Im Folgenden werden die Anforderungen an ein Qualitätsmanagementsystem der **DIN EN ISO 9001:2015** zu Grunde gelegt. Dabei werden gleichzeitig die Erfordernisse der **DIN EN ISO 9004:2009** mitbeachtet, wobei es sich um den zugehörigen Leitfaden zur Qualitätsverbesserung handelt.

Diese allgemein formulierten Anforderungen an ein Qualitätsmanagementsystem sind auch kompatibel mit den Erfordernissen des **TQM** bzw. mit einigen Aspekten des **Kaizen**.

10.1   Was wird von einem QMS erwartet?

Ziele des QM

Dieses Kapitel beschäftigt sich mit den Erwartungen und Anforderungen, die an ein Qualitätsmanagementsystem gestellt werden. Das bedeutet gleichzeitig, dass hier die **Ziele des Qualitätsmanagement** festgelegt werden.

Für die Einführung eines QMS ist also die Frage relevant, welche Ziele durch Qualitätsmanagement erreicht werden sollen. Bei einem QMS nach DIN ISO 9000 müssen diese Ziele und Anforderungen mit den Inhalten der Norm vereinbar sein. Folgende Anforderungen werden in der DIN ISO 9000 formuliert:

> **Allgemeine Anforderungen an ein QMS nach DIN ISO 9000**
> - Kundenorientierung
> - Führung
> - Einbeziehung der beteiligten Personen
> - Prozessorientierter Ansatz
> - Systemorientierter Managementansatz
> - Ständige Verbesserung
> - Sachbezogener Ansatz zur Entscheidungsfindung
> - Lieferantenbeziehungen zum gegenseitigen Nutzen

Diese Anforderungen sind für ein QMS nach DIN EN ISO 9000:2015 unbedingt erforderlich (QM-H 10.1: ◘ Abb. 10.2). Es ist deshalb nicht möglich, einen **Teil** der Anforderungen zu erfüllen und andere zu ignorieren.

> Eine Pflegeeinrichtung kann nicht auf dem Gebiet der Kundenorientierung hervorragende Leistungen erbringen, beim Management der Prozesse sind diese jedoch mangelhaft.

Dabei handelt es sich aber um einen **Prozess**, der sich über einen langen Zeitraum stetig weiterentwickelt. Es muss also nicht von Anfang an alles »perfekt« sein, vielmehr ist die **ständige Bemühung** um Verbesserungen das übergeordnete Ziel des Qualitätsmanagements.

> **Praxistipp**
>
> Stellt man sich die Frage, welche Anforderungen das Qualitätsmanagementsystem erfüllen soll, ist es sinnvoll gleichzeitig zu überlegen, wie die Erfüllung der Anforderungen gewährleistet werden kann.

10.2 Wie werden die Anforderungen erfüllt?

Ganz allgemein betrachtet, gilt die Aussage, dass die Erfüllung der Anforderungen und Erwartungen, die an ein QMS gestellt werden, im **Qualitätsmanagement-Handbuch** dokumentiert wird.

Deshalb soll in diesem Abschnitt erklärt werden, was unter den einzelnen Punkten zu verstehen ist und in welcher Form die Erfüllung der Anforderungen sichergestellt werden kann. Aus diesem Grund werden an dieser Stelle die Anforderungen der DIN ISO 9001:2015 im Einzelnen betrachtet.

> Die Festlegung für die Erfüllung der Anforderungen und Erwartungen muss allerdings für jede Einrichtung individuell formuliert werden.

10.2.1 **Kundenorientierung**

 **Kundenorientierung ist eines der wichtigsten, aber auch schwierigsten Themen in der ambulanten Pflege.**

Kundenbefragung

Zum einen ist es nicht immer einfach, die Wünsche des Kunden festzustellen. Gerade bei der Betreuung von dementen Menschen kann die **Befragung** des Patienten problematisch oder unmöglich sein. Zum anderen können die Wünsche des Kunden nicht immer respektiert werden, etwa wenn medizinische, finanzielle oder andere Gründe dagegen sprechen.

Kundenorientierung als oberstes Ziel des Unternehmens

Kundenorientierung bedeutet deshalb oft einen **Mittelweg** zu finden zwischen den Bedürfnissen von Kunden, Angehörigen, Mitarbeitern und den Ansprüchen der Gesellschaft. Sie spielt dadurch auch in ► Abschn. 10.2.3, Einbeziehung der beteiligten Personen, eine Rolle.

Fragebogen

Dabei sollte man zunächst festlegen, wie die Bedürfnisse des Kunden ermittelt werden können. Die Ergebnisse von Kundenbefragungen können durch die Form der Befragung verfälscht werden. Führt man z. B. eine Erhebung mittels **Fragebogen** durch, müssen der Umfang des Fragebogens und die Antwortmöglichkeiten gründlich bedacht werden. Letztlich ist es schwierig festzustellen, ob die Antworten die Meinung des Patienten oder die Auffassung seiner Angehörigen widerspiegeln; dennoch kann man **Anhaltspunkte** gewinnen.

Interview

Das direkte **Interview** wird immer durch die Tatsache beeinträchtigt, dass zwischen dem Leistungserbringer und dem Kunden ein gewisses **Abhängigkeitsverhältnis** besteht. Das Ergebnis der Befragung dürfte also ein falsch-positives Bild ergeben.

> **Praxistipp**
>
> Trotz aller Probleme ist die **Berücksichtigung der Wünsche** und Bedürfnisse des Patienten möglich und für die Qualität der Betreuung und Pflege ausschlaggebend. Auch ohne statistische Erhebung kann in den meisten Fällen durch **Einfühlungsvermögen, Flexibilität und Berufserfahrung** eine individuelle Kundenorientierung stattfinden. Hilfreiche und sinnvolle Instrumente hierfür sind die Pflegeanamnese, Pflegeplanung und die **Pflegevisite**. Gerade bei der Pflegevisite können wertvolle Daten zur Kundenzufriedenheit ermittelt werden. Es ist sogar möglich, die Beziehung zwischen Patient, Bezugspflegekraft und Angehörigen in die Betrachtung mit einzubeziehen, um eine objektive Einschätzung der Kundenzufriedenheit vorzunehmen.

10.2.2 Führung

Die **Führung eines ambulanten Pflegedienstes** ist ein Punkt, der im Alltag einen scheinbar untergeordneten Stellenwert besitzt. Dabei hat gerade der Führungsstil von Geschäftsführung oder Pflegedienstleitung einen enormen Einfluss auf die Zufriedenheit der Mitarbeiter und die Zusammenarbeit im Team.

Gerade in kleineren Organisationen ist das Verhältnis zwischen Leitungsebene und Basis enger und freundschaftlicher als z. B. in einer Universitätsklinik.

> **Leitende Pflegekräfte empfinden sich deshalb oftmals gar nicht als »Vorgesetzter«, sondern als gleichgestellter Mitarbeiter.**

Dies kann sowohl positive als auch negative **Auswirkungen** haben:
1. Probleme können offen diskutiert werden.
2. Kritik kann direkt geäußert werden.
3. Die Grenze zwischen **Teamarbeit** und **Freundschaft** ist fließend, wodurch die Zusammenarbeit erleichtert, aber auch erschwert werden kann.
4. Die Grenze zwischen antiautoritärer Führung und Führungslosigkeit ist fließend, so dass nicht selten **chaotische Verhältnisse** die Folge sind.

Die Aufgabe der Führung in einem ambulanten Pflegedienst ist es prinzipiell einen **Kompromiss** zu finden zwischen Respekt und Autorität bzw. Vertrauen und Teamarbeit. Da viele Führungskräfte zumindest teilweise in der direkten Pflege beschäftigt sind, bleibt oft keine **Zeit** für Führungsaufgaben und deren Reflexion. Die Fortbildung sowie das Selbst- und Zeitmanagement von leitenden Pflegekräften spielen deshalb eine entscheidende Rolle.

Die Darstellung eines effektiven Managements kann ganze Bücher füllen, deshalb werden in diesem Abschnitt nur einige Punkte erwähnt, die in diesem Zusammenhang eine Rolle spielen und als **Anregung** dienen sollen.

Wichtige Kriterien von Führung
- Führungsstil
- Selbstmanagement
- Zeitmanagement
- Mitarbeiterführung
- Informations- und Wissensmanagement
- Zielsetzung und Strategie
- Projektmanagement

In der Revision der ISO 9001:2015 wird dem **Wissensmanagement** eine größere Bedeutung beigemessen als in der Vorgängerversion. Geschäftsführer sollten deshalb einerseits die Kompetenzen, etwa Fort-

und Weiterbildungen, ihrer Mitarbeiter erfassen und andererseits sollten diese auch gefördert werden. Das Wissen der Organisation ist ein entscheidender Erfolgsfaktor.

> **Praxistipp**
>
> Das Wissen der Organisation sollte deshalb durch die Leitung des Pflegedienstes aufrechterhalten bzw. vermittelt werden, außerdem müssen Schulungsnachweise entsprechend aufbewahrt werden.

10.2.3 Einbeziehung der beteiligten Personen

Zunächst muss man feststellen, welche Parteien im Allgemeinen, aber auch im Einzelfall bei der Dienstleistungserbringung eine Rolle spielen. Die klassische Beziehung zwischen Organisation und Kunden wird in der ambulanten Pflege durch eine »**Dreiecksbeziehung**« zwischen ambulantem Pflegedienst, Patient und Kostenträger ersetzt, da der Kunde die Kosten nicht direkt oder zumindest nicht alleine trägt (◘ Abb. 10.1).

Gesellschaft

Üblicherweise üben die Erwartungen der Gesellschaft einen Einfluss auf das System Unternehmen aus. Dieser spielt in vielen Unternehmen allerdings eine geringfügige Rolle.

Im Gesundheitswesen sind die Erwartungen der Gesellschaft allerdings deutlich größer, zumal das Gesundheitssystem solidarisch finanziert wird.

Dies zeigt sich auch deutlich am Interesse der Öffentlichkeit an sog. »Pflegeskandalen«, die immer wieder in den Medien dargestellt werden.

❯ **Für Pflegeeinrichtungen entsteht dadurch eine gewisse Verpflichtung gegenüber der Gesellschaft zur Erbringung einer adäquaten Pflegequalität. In der ambulanten Pflege wird diese Anforderung noch durch die Konkurrenzsituation verstärkt.**

Zunächst sollten die Partner und interessierten Personen, also die sog. »stakeholder« des Pflegedienstes identifiziert werden, um die jeweiligen Interessen zu erfassen.

Die Einbeziehung des Hauptinteressenpartners Kunde oder Patient kann im Einzelfall durch einen **Interessenkonflikt** zwischen dem Patienten und seinen Angehörigen problematisch werden.

In der ambulanten Pflege kann eine Situation entstehen, in der der Kunde ein **Maximum** an Versorgung wünscht, wohingegen die Angehörigen lediglich ein **Minimum** an Pflege finanzieren möchten oder können. Im Gegensatz dazu fordern Patienten und Angehörige in der stationären Versorgung meistens beide eine bestmögliche Betreuung.

Die Mitarbeiter im Pflegedienst sind deshalb häufig verärgert und haben Probleme, die Einstellung von Kunden und Angehörigen zu

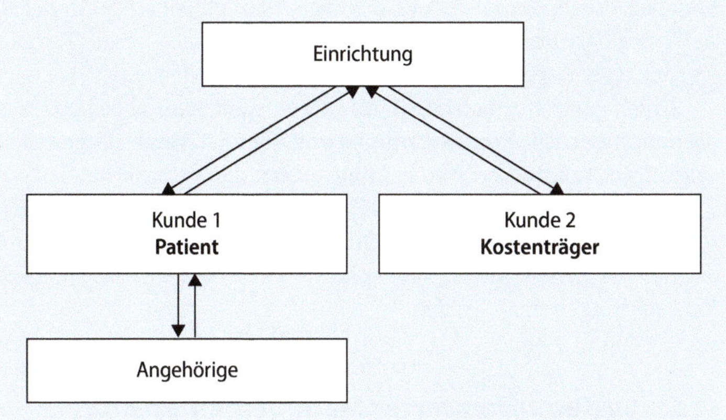

▣ Abb. 10.1 Interessenpartner in der ambulanten Pflege. Die Abbildung stellt die Interessenpartner eines ambulanten Pflegedienstes dar. Die klassische »Dreiecksbeziehung« wird dadurch deutlich

verstehen. In vielen Fällen ist es hilfreich, die **familiären Beziehungen** zu analysieren und **Rollenkonflikte** zu hinterfragen. Gelegentlich findet man in der Biografie des Kunden Erklärungen für Verhaltensweisen innerhalb der Familie oder die Angehörigen fühlen sich durch die Pflegesituation überfordert. Auch ein **schlechtes Gewissen** gegenüber dem Kunden sollte als Auslöser für Konflikte bedacht werden. Die Bezugspflegekraft kann bei entsprechenden Erkenntnissen eine andere **Problemlösungsstrategie** verfolgen und z. B. vermehrt beratend tätig werden.

In der Revision im Jahr 2015 wird diese Anforderung im Kapitel »Kontext der Organisation« (▶ Kap. 13) erfasst, wobei dort die interessierten Parteien gezielt betrachtet werden sollen. Bedürfnisse und Erwartungen dieser Parteien sollen besser berücksichtigt werden. Unterschieden werden **interne und externe** Parteien.

Interessierte Parteien:
- Kunden
- Mitarbeiter
- Lieferanten
- Behörden
- Banken
- Träger
- Leitung

10.2.4 Prozessorientierter Ansatz

Der prozessorientierte Ansatz wurde bereits in ▶ Kap. 6 dargestellt. Als Anforderung an ein Qualitätsmanagementsystem wird also die Erstellung von Prozessen betrachtet, die nach Möglichkeit schon in der Erstellungsphase bewertet und optimiert werden sollen. In der Revision wurde dieser Aspekt noch einmal betont.

Prozessoptimierung

Unter prozessorientiertem Ansatz versteht man allerdings auch die kontinuierliche **Prozessoptimierung**, die zu Veränderungen in der gesamten Organisation führen kann, sofern dies erforderlich ist.

KVP

Gleichbedeutend ist diese permanente Bewertung und Verbesserung der Prozesse mit dem **kontinuierlichen Verbesserungsprozess**, da jedes Unternehmen ein lebendiges System darstellt, das ständigen Veränderungen unterworfen ist.

10.2.5 Systemorientierter Managementansatz

Im vorangegangenen Abschnitt wurde das Unternehmen als System betrachtet, das vielfältigen Einflüssen und Veränderungen unterworfen ist. Diese Einflüsse wirken von innen und außen auf das Unternehmen ein. Eine Organisation kann also als geschlossenes Subsystem betrachtet werden.

> **Der systemorientierte Managementansatz fordert bei der Führung eines Unternehmens die Berücksichtigung von allen Einflüssen, die auf das System einwirken.**

Im ▶ Abschn. 10.2.3 wurden schon die Interessenspartner einer Organisation erläutert, im systemorientierten Managementansatz müssen jedoch noch andere Einflüsse bedacht werden, etwa politische Entscheidungen, Lieferantenbeziehungen oder die Beeinflussung der Organisation durch die Mitarbeiter.

Interner Kunde

> **Betrachtet man den Mitarbeiter als »internen Kunden« der Organisation, folgt aus dieser Tatsache auch die Berücksichtigung der Wünsche und Bedürfnisse der Mitarbeiter.**

Diese Anforderung an ein QMS wird i. Allg. gleichgesetzt mit einer Verbesserung der **Mitarbeiterzufriedenheit** und einer Erhöhung der **Motivation**.

In der Überarbeitung der ISO 9001:2015 wird außerdem ein neuer Schwerpunkt gesetzt, der sich mit einem risikobasierten Ansatz beschäftigt. Denken und Handeln der Organisation sollte auch unter dem Aspekt **Risikomanagement** stattfinden.

Das bedeutet, dass Risiken ermittelt sowie Maßnahmen geplant werden müssen, um diesen Risiken entgegenzuwirken.

Mögliche Risiken
- Wirtschaftliche Risiken
- Personelle Risiken
- Juristische Risiken
- Marktumfeld, Konkurrenz

Die ISO 9001:2015 verfolgt den Ansatz, diese Risiken zu bewerten, und entsprechende Maßnahmen einzuleiten, damit aus Risiken Chancen werden. Dieser Gedanke findet sich auch in der ständigen Verbesserung wieder.

10.2.6 Ständige Verbesserung

Der kontinuierliche Verbesserungsprozess (KVP) wird in allen Qualitätsmanagementsystemen als besonders wichtig betrachtet (▶ Kap. 17). Im Prinzip könnte man den KVP sogar mit dem Qualitätsmanagement gleichsetzen, da jede Organisation als lebendiges System permanent auf veränderte Bedingungen reagieren muss. Das heißt, es müssen kontinuierlich Überlegungen angestellt werden, wie eine sehr gute Qualität **erreicht** und **aufrechterhalten** werden kann.

 **Qualitätsmanagement ist ohne KVP nicht möglich!**

Wichtige Instrumente des KVP in der Pflege
- Pflegeplanung
- Qualitätszirkel
- Pflegevisite
- Evaluation der Pflegeplanung

10.2.7 Sachbezogener Ansatz zur Entscheidungsfindung

Der sachbezogene Ansatz zur Entscheidungsfindung ist gleichbedeutend mit dem Vorgehen, wirksame Entscheidungen zu treffen, die auf der Analyse von Daten und Informationen basieren.

Diese Methode ist für die meisten Führungskräfte ungewohnt, da man dazu neigt, Entscheidungen **intuitiv** zu treffen. Trotzdem lohnt es sich, ein rationales Vorgehen zu erlernen, zu üben und sich immer wieder damit auseinanderzusetzen. Der sachbezogene Ansatz findet sich auch in den Themen Wissen, Kommunikation und Evaluation wieder.

Durch die Erhebung und statistische Auswertung von **Daten** können **Kennzahlen** festgelegt werden, die bei der sachbezogenen Entscheidungsfindung hilfreich sind. Sie können u. a. durch folgende Instrumente gewonnen werden:

Kennzahlen

> **Daten- und Informationsgewinnung**
> — Durchführung von Audits
> — Pflegevisite
> — Evaluation der Pflegeplanung
> — Erhebung von Patientenzahlen oder Pflegestufen
> — Auswertung der Abrechnung
> — Bewertung von Krankheitstagen, Überstunden

Eine regelmäßige Erhebung der gewählten Daten ermöglicht den Vergleich der Kennzahlen, so dass ein Verlauf erkennbar wird. Auch hieraus können Erkenntnisse gewonnen werden, die bei der Entscheidungsfindung nützlich sind.

> **Eine umfassende Methode der Bewertung ist die »Balanced Scorecard« nach Kaplan und Norton (1996) (▶ Kap. 5). Auch in der ambulanten Pflege kann dieses Verfahren sinnvoll eingesetzt werden.**

10.2.8 Lieferantenbeziehungen zum gegenseitigen Nutzen

Auch die Beziehungen zu den **Lieferanten** von Material oder Informationen können für ein Unternehmen eine wichtige Rolle spielen. Die Verwaltung dieser Daten ist sinnvoll und wird deshalb bei den Anforderungen an ein Qualitätsmanagementsystem berücksichtigt.

> **Dabei muss der kostengünstigste Lieferant nicht immer auch der Beste sein.**

Lieferantenkartei

Die Erstellung einer **Lieferantenkartei** gibt Informationen über Preise, Lieferbedingungen, Service oder Besonderheiten, die möglicherweise für alle Mitarbeiter wertvoll sind, insbesondere dann, wenn der zuständige Mitarbeiter, etwa durch Krankheit oder Urlaub ausfällt.

Beispiel

In fast jedem ambulanten Pflegedienst kennt man die Situation, dass während des Urlaubs der Pflegedienstleitung die Einmalhandschuhe oder das Händedesinfektionsmittel aufgebraucht sind. Oftmals wissen die Mitarbeiter nicht, wo die entsprechenden Materialien bestellt werden oder zu welchem Preis.

> **Praxistipp**
>
> Die Mühe, eine Lieferantenkartei zu erstellen, ist in jedem Fall über kurz oder lang lohnenswert. Ein **Nebeneffekt** ist die Tatsache, dass der Umgang mit Material wirtschaftlicher wird, da die Mitarbeiter Informationen bekommen, wie viel die einzelnen Artikel kosten.

QMHB	Musterpflegedienst	Kap. C	Seite
Doku-Typ QMHB	**Titel** Allgemeine Anforderungen	ALL	Datum

Allgemeine Anforderungen an das QMS

Das QMS unserer Einrichtung orientiert sich an den Erfordernissen und der Struktur der Normenfamilie DIN EN ISO 9000:2000. Besondere Berücksichtigung findet in diesem Zusammenhang der prozessorientierte Ansatz der DIN EN ISO 9001:2015 mit den 8 Grundsätzen:

- Kundenorientierung,
- Führung,
- Einbeziehung der beteiligten Personen,
- Prozessorientierter Ansatz,
- Systemorientierter Managementansatz,
- Ständige Verbesserung,
- Sachbezogener Ansatz zur Entscheidungsfindung,
- Lieferantenbeziehungen zum gegenseitigen Nutzen.

Die Einbeziehung der DIN EN ISO 9004:2009 und anderer Qualitätsmanagementmethoden wird in Abschnitt 4 »Qualitätspolitik« genauer erläutert.
   Es werden keine Ausschlüsse vorgenommen.

erstellt:	Änderungsstatus 0	Freigabe:	Datum

■ Abb. 10.2 QM-H 10.1. Allgemeine Anforderungen an das QMS. Dies ist eine Beispielseite aus dem Handbuch-Kapitel über die allgemeinen Anforderungen, die an ein Qualitätsmanagementsystem gestellt werden

Die Organisationsstruktur

Simone Schmidt

S. Schmidt, *Das QM-Handbuch*,
DOI 10.1007/978-3-662-49868-2_11, © Springer-Verlag Berlin Heidelberg 2016

>> Zwei Menschen für dasselbe verantwortlich zu machen, garantiert Fehler (William Edwards Deming)

Die **Struktur** einer ambulanten Pflegeeinrichtung hat entscheidende Auswirkungen auf die **Funktionsfähigkeit des Unternehmens**. Daher sollte man sich in jedem Fall mit dem Aufbau und den Hierarchieebenen des Pflegedienstes auseinandersetzen.

Meist handelt es sich jedoch bedingt durch die Anzahl der Mitarbeiter um relativ übersichtliche Strukturen, deren Anordnung sich schon wegen gesetzlicher Vorgaben kaum verändern lässt.

Dennoch ist auch aus Gründen der **juristischen Absicherung** eine Darstellung von Strukturen, Stellen, Kompetenzen und Verantwortung unerlässlich und wird deswegen auch von den Kostenträgern gefordert.

Aufbauorganisation

Grundvoraussetzung für ein gut organisiertes Unternehmen ist der eindeutige Aufbau mit flachen **Hierarchien**. Dadurch ist es für jeden Mitarbeiter nachvollziehbar, wer bestimmte Kompetenzen und Weisungsbefugnisse besitzt und wer die entsprechende Verantwortung trägt.

> **Jeder Mitarbeiter kennt seine Aufgaben und Befugnisse.**

Organigramm

Zur besseren Übersicht kann die Aufbauorganisation eines Unternehmens in Form eines **Organigramms** dargestellt werden. So wird der Aufbau auf einen Blick ersichtlich.

Stellenbeschreibung

Ergänzt wird die Darstellung der Aufbauorganisation durch die Formulierung von **Stellenbeschreibungen** für jede einzelne Stelle des Betriebes.

Außerdem kann dieses Kapitel einige allgemeine Angaben über den ambulanten Pflegedienst enthalten.

11.1 Allgemeine Beschreibung der Organisation

In diesem Abschnitt kann eine allgemeine Vorstellung des ambulanten Pflegedienstes erfolgen, so dass der Leser weiß, mit was für einer Einrichtung er konfrontiert wird.

Dabei sollte man bedenken, dass das Qualitätsmanagement-Handbuch auch **Kunden und Angehörigen** ausgehändigt werden kann. Schließlich werden darin die positiven Eigenschaften und Abläufe des Unternehmens dargestellt.

Beispiel

Gerade in den angloamerikanischen Ländern ist es selbstverständlich, sich über ein Unternehmen zu informieren, bevor man dort Kunde werden möchte. Dabei wird das Qualitätsmanagement-Handbuch von potenziellen Kunden eingesehen oder man achtet auf das Vorliegen eines Qualitätssiegels. In Deutschland gewinnt dieser Aspekt in den letzten Jahren auch an Bedeutung.

Man geht davon aus, dass Organisationen, die von der Güte ihrer Leistung überzeugt sind auch kein Problem damit haben, ihr Qualitätsmanagement-Handbuch Kunden zu präsentieren oder gar zu veröffentlichen. Lässt ein Unternehmen diese Einsichtnahme in das Handbuch nicht zu, könnte der Eindruck entstehen, »man habe etwas zu verbergen«.

Präsentation des QMHB

> **Praxistipp**
>
> Bei den Formulierungen muss man bedenken, dass medizinische **Fachbegriffe** folglich nicht jedem Leser des Handbuches bekannt sind. Die Fachterminologie sollte also entweder vermieden oder erklärt werden.

Letztlich entscheidet jedoch jeder ambulante Pflegedienst **individuell**, ob eine allgemeine Darstellung der Organisation erfolgen soll und wie ausführlich diese sein darf.

Allgemeine Beschreibung

Mögliche Angaben zur allgemeinen Beschreibung
- Gründungsjahr
- Historie
- Gründer
- Eigentümer, falls vom Gründer abweichend
- Allgemeine Zielsetzung
- Gegebenenfalls spezielle Ausrichtung
- Größe der Einrichtung
- Leistungen und Zusatzleistungen
- Spezielle Kenntnisse der Mitarbeiter
- Eventuell Kooperationspartner oder Vernetzungen
- Besonderheiten

Selbstverständlich können in dieser Darstellung besonders positive Aspekte hervorgehoben werden. Dabei muss man jedoch beachten, dass dies in **realistischer und glaubwürdiger** Form geschieht.

Beispiel

Die Formulierung »Wir sind der beste Pflegedienst in der Region« wirkt in hohem Maße plakativ und erzeugt bei den Kunden möglicherweise Skepsis. Stattdessen könnte man z. B. beschreiben, dass eine Spezialisierung auf die Betreuung von onkologischen Patienten erfolgte, da die Mitarbeiter der Einrichtung entsprechende Weiterbildungen besitzen und seit Jahren eine intensive Zusammenarbeit mit der onkologischen Klinik und niedergelassenen Ärzten stattfindet.

11.2 Organigramm

Das Organigramm, also die **grafische Darstellung der Aufbauorganisation** eines Unternehmens zeigt die Struktur der Organisation in anschaulicher Form.

> **Dadurch werden Hierarchien erkennbar, die für das Funktionieren des Unternehmens erforderlich sind. Jeder Mitarbeiter, aber auch jeder Außenstehende kann auf einen Blick erkennen, in welcher Form Stellen oder Abteilungen der Organisation miteinander in Verbindung stehen.**

Über- und Unterordnungsverhältnisse, Weisungsbefugnisse und Kompetenzen können aus der Anordnung der Stellen im Organigramm abgeleitet werden. Genauere Informationen können dann der jeweiligen Stellenbeschreibung entnommen werden.

Flache Hierarchien

In der **Industrie** spielt die Unternehmensstruktur eine bedeutende Rolle. Man geht davon aus, dass **flache Hierarchien** positive Auswirkungen auf die Motivation der Mitarbeiter und dadurch auch auf die Produktivität und Qualität besitzen.

In den meisten ambulanten Pflegediensten gibt es, bedingt durch die Größe der Einrichtung, automatisch flache Hierarchien. Eine Ausnahme bilden Pflegedienste, die gemeinsam mit anderen Pflegeeinrichtungen oder sozialen Diensten eine große Organisation bilden, etwa große Wohlfahrtsorganisationen. Diese ambulanten Dienste besitzen aber dennoch nur wenige hierarchische Stufen.

> **Praxistipp**
>
> In diesem Fall sollte das Organigramm der **Gesamtorganisation** und das Organigramm des Pflegedienstes im Qualitätsmanagement-Handbuch vorgestellt werden.

Zukunft der ambulanten Pflege

Die Bedeutung der Organisationsstruktur zeigt sich auch, wenn man die **zukünftige Entwicklung der ambulanten Pflege** i. Allg. berücksichtigt. Da für die nächsten Jahre eine Verschiebung von Pflegeleistungen in den ambulanten Sektor zu erwarten ist, wird sich auch eine Zunahme der Beschäftigten in diesem Bereich ergeben. Dadurch wird vermutlich auch die Größe von ambulanten Einrichtungen beeinflusst.

> **Je mehr Mitarbeiter ein ambulanter Pflegedienst hat, desto wichtiger wird die klare Struktur der Organisation.**

In den skandinavischen Ländern findet man schon heute ambulante Pflegedienste mit mehreren hundert oder gar tausenden Mitarbeitern, was für unsere Verhältnisse unvorstellbar ist.

Das zugehörige Handbuchkapitel zeigt ein Beispiel für ein Organigramm (QM-H 11.1: ■ Abb. 11.1). Auch der Zweck der grafischen Darstellung wird kurz beschrieben.

11.3 Stellenbeschreibungen

Jeder Mitarbeiter in der ambulanten Pflege sollte **zu Beginn seiner Tätigkeit** eine Beschreibung seines Aufgabengebietes und seiner Kompetenzen und Verantwortlichkeiten ausgehändigt bekommen, diese auch lesen und die Kenntnisnahme mit seiner Unterschrift gegenzeichnen. Optimal wäre die Kenntnisnahme schon bei einem **Vorstellungsgespräch**.

In der Praxis ist dies nicht immer der Fall, was alleine die Tatsache beweist, dass es in kleineren ambulanten Einrichtungen sogar Mitarbeiter ohne Arbeitsvertrag gibt.

Trotzdem lohnt es sich für alle Beteiligten eine Stellenbeschreibung zu nutzen.

Beschreibung des Tätigkeitsprofils

Vorteile von Stellenbeschreibungen

Vorteile der Stellenbeschreibung für den Mitarbeiter

- Der Mitarbeiter kennt seinen Aufgabenbereich.
- Der Mitarbeiter weiß, wofür er Verantwortung übernehmen muss.
- Der Mitarbeiter kennt seine Befugnisse und Kompetenzen.
- Er kann schon vor Arbeitsantritt sein Tätigkeitsfeld einschätzen.
- Der Mitarbeiter muss keine Aufgaben übernehmen, die nicht seinem Profil entsprechen.

Vorteile der Stellenbeschreibung für den Arbeitgeber

- Der Mitarbeiter weiß, welche Aufgaben er übernimmt und ob er die notwendigen Kenntnisse besitzt.
- Es muss nicht über das Erbringen bestimmter Leistungen diskutiert werden.
- Delegation, Weisungsbefugnisse, Verantwortung und der entsprechende Informationsfluss sind eindeutig festgelegt.
- Die formulierten Tätigkeiten müssen auch erbracht werden, sie können nicht beliebig oder komplett verweigert werden.
- Der Arbeitgeber ist sicher, dass der Mitarbeiter keine Tätigkeit erbringt, die seine Kompetenz überschreitet.

Vorteile der Stellenbeschreibung für den Kunden

- Jeder Mitarbeiter kennt sein Tätigkeitsprofil, dadurch werden Unstimmigkeiten im praktischen Alltag vermieden.
- Der Kunde kann sich darauf verlassen, dass die vereinbarte Leistung auch mit der erforderlichen Fachkenntnis ausgeführt wird.
- Der Kunde weiß, dass der Mitarbeiter, der ihn betreut, die entsprechende Ausbildung besitzt.
- Es ist ausgeschlossen, dass ein Mitarbeiter Tätigkeiten ausführt, die seine Kompetenzen überschreiten.
- Durch die Festlegung von Informationskanälen entfallen lange Wartezeiten oder Missverständnisse.

Vorteile einer Stellenbeschreibung

Bei diesen Betrachtungen darf der **juristische Aspekt** nicht vernachlässigt werden. Alle Vorteile der Stellenbeschreibung führen zu einer juristischen Absicherung der beteiligten Personen.

Die Bedeutung der Stellenbeschreibung zeigt sich an **Beispielen**, die im praktischen Alltag immer wieder zu Problemen und Diskussionen führen. Jede Pflegekraft kennt das Problem z. B. bei **intravenösen Injektionen** oder Infusionen. Auch die Durchführung einer Tätigkeit **ohne ärztliche Anordnung** wird häufig diskutiert, insbesondere bei der Verabreichung von Medikamenten.

> **Praxistipp**
>
> Eine eindeutige Festlegung der Kompetenzen und der daraus resultierenden Verantwortung in einer Stellenbeschreibung führt zu Handlungs- und Rechtssicherheit der Mitarbeiter und der Arbeitgeber. Auch der Kunde profitiert von einer eindeutigen Regelung. Dabei sollte man auch bedenken, dass die Zahl der Haftungsfälle und Berufsverbote seit einigen Jahren stetig zunimmt. Die Stellenbeschreibung hilft also auch, gravierende Risiken zu vermeiden. Das Quittieren der Kenntnisnahme einer Stellenbeschreibung durch den Arbeitnehmer ist deshalb nicht nur eine Formsache.

Stellenbeschreibung müssen für jede Stelle der Organisation formuliert werden (QM-H 11.2: ◘ Abb. 11.2). In der ambulanten Pflege kommen folgende Stellen in Frage:

> **Mögliche Stellen in der ambulanten Pflege**
> - Geschäftsführer
> - Pflegedienstleitung
> - Stellvertretende Pflegedienstleitung
> - Pflegefachkraft – Altenpflege oder Krankenpflege
> - Pflegehelfer – Altenpflege oder Krankenpflege
> - Verwaltung
> - Hauswirtschaftliche Helfer
> - Qualitätsbeauftragter oder Qualitätsmanager
> - Zusätzliche Betreuungskräfte nach § 87b

In der Revision der **ISO 9001:2015** ist der Qualitätsbeauftragte oder der Qualitätsmanager nicht mehr explizit gefordert. Vielmehr wird betont, dass die Leitung des Pflegedienstes primär auch für die Qualität und das Qualitätsmanagement verantwortlich ist.

Verantwortung

Dennoch ist es sinnvoll, eine Person zu benennen, die einerseits Kenntnisse im Qualitätsmanagement besitzt und andererseits über zeitliche Ressourcen verfügt, um die Geschäftsführung in diesem Aufgabenbereich zu unterstützen. Diese Person kann unverändert als Qualitätsbeauftragter oder Qualitätsmanager bezeichnet werden, in der neuen Norm existiert auch der Begriff »**Qualitätsverantwort-**

licher«. In diesem Buch werden alle Bezeichnungen synonym verwendet.

Die Beschreibung der Organisationsstruktur in Form des Organigramms und die Formulierung von Stellenbeschreibung können noch durch eine detaillierte **Zuweisung von Aufgaben** ergänzt werden. Insbesondere die Verantwortung für bestimmte Aufgaben ist in diesem Zusammenhang von Bedeutung.

Dies geschieht in Form einer **Verantwortungsmatrix**, also einer tabellarischen Auflistung von einzelnen Tätigkeiten, die in Beziehung gesetzt werden zu der Stelle, die die Verantwortung für die jeweilige Aufgabe trägt.

Dabei muss die ausführende Stelle nicht identisch sein mit der Stelle, die die Verantwortung übernimmt. Es können auch Tätigkeiten **delegiert** werden, die Verantwortung verbleibt aber bei der festgelegten Stelle.

Das bedeutet, dass die verantwortliche Person sich davon überzeugen muss, ob die Person, die die Aufgabe übernimmt, dazu auch befähigt ist.

Die Person, die eine Tätigkeit übernommen hat, trägt trotzdem die **Durchführungsverantwortung**, so dass im Schadensfall beide Personen für die korrekte Durchführung der Leistung haften müssen.

Häufigstes Beispiel hierfür ist die Durchführung von behandlungspflegerischen Maßnahmen durch Pflegehelfer.

Delegation

Beispiel

Die Pflegefachkraft, die die Tätigkeit delegiert hat, muss für die korrekte Delegation geradestehen, da sie sich zuvor davon überzeugen muss, dass die Person, die die Tätigkeit übernimmt auch die entsprechenden Sach- und Fachkompetenzen besitzt. Der Pflegehelfer trägt die Verantwortung für die korrekte Durchführung der Tätigkeit. Dabei bleibt übrigens anzumerken, dass Pflegehelfer nur ganz bestimmte, festgelegte Maßnahmen der Behandlungspflege übernehmen dürfen, etwa Blutzuckerkontrollen, Blutdruckmessungen oder das Anlegen von Kompressionsstrümpfen. Alle anderen Tätigkeiten dürfen nur von einer Pflegefachkraft ausgeführt werden. Die Pflegedienstleitung, die den Tourenplan erstellt, muss diese Tatsache schon bei der Planung berücksichtigen, da die Zahl der Haftungsfälle und Berufsverbote in den letzten Jahren sprunghaft angestiegen ist. Wird diese Tatsache bei der Tourenplanung nicht bedacht, muss auch die Pflegedienstleitung haften, da sie fehlerhaft geplant hat.

■ **Weitere Funktionen**

In jeder ambulanten Pflegeeinrichtung fallen Funktionen an, die nicht in eine Stellenbeschreibung aufgenommen werden, da sie prinzipiell in den Aufgabenbereich aller fallen. Trotzdem werden sie nicht von allen Mitarbeitern übernommen. Oft bemerkt man, dass ein Mitarbeiter ein besonderes **Talent oder Interesse** für die Tätigkeit besitzt und diese regelmäßig übernimmt.

Außerdem gibt es **Aufgaben, die kein Mitarbeiter gerne übernimmt** und die deshalb auf einen Mitarbeiter übertragen werden müssen. Bei diesen Aufgaben hat es sich bewährt zu **rotieren**, damit die ungeliebten Tätigkeiten nicht immer von ein und derselben Person übernommen werden müssen. Es ist auch von Vorteil, wenn alle Mitarbeiter die **gleichen Kenntnisse** in diesen Bereichen besitzen.

Liste der Funktionen

Damit jeder weiß, was derzeit seine Aufgabe ist, kann im Anhang des Handbuches eine **aktuelle Liste der Funktionen** abgeheftet werden. Ein Beispiel hierfür findet sich auf der Beispielseite QM-H 11.3 (■ Abb. 11.3).

QMHB	Musterpflegedienst	Kap. C	Seite
Doku-Typ QMHB	Titel Organisationsstruktur	ALL	Datum

Organigramm unserer Einrichtung

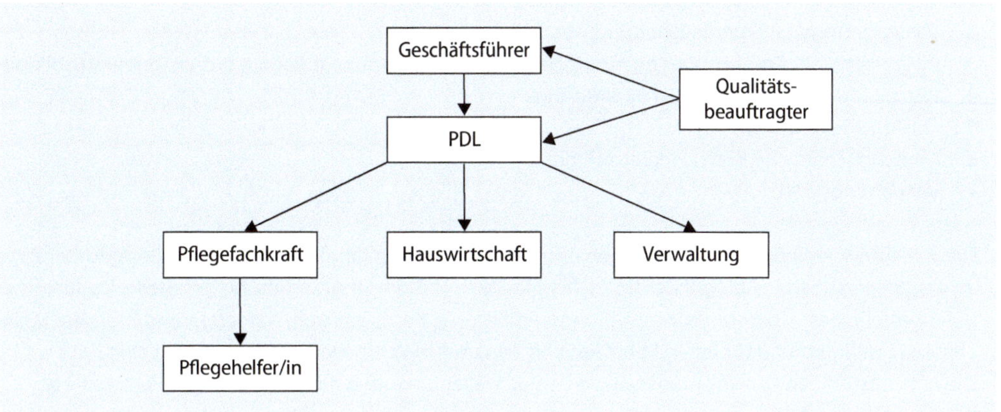

Ziel der grafischen Darstellung der Aufbauorganisation ist die übersichtliche Gliederung der Hierarchie-ebenen. Dadurch wird zum einen die Funktionsweise zur Erbringung der Gesamtleistung erkennbar, darüber hinaus entsteht Klarheit über Weisungsbefugnisse.

erstellt:	Änderungsstatus 0	Freigabe:	Datum

◻ Abb. 11.1 QM-H 11.1. Organigramm. Dies ist eine Beispielseite für ein Organigramm, wie es im QMHB aufgeführt werden sollte. Darüber hinaus sollte im QMHB eine Begründung gegeben werden, weshalb die Organisationsstruktur festgelegt wird

QMHB	Musterpflegedienst	Kap. C	Seite
Doku-Typ QMHB	**Titel** Stellenbeschreibungen	**ALL**	Datum

Stellenbeschreibungen

Dieser Abschnitt enthält die Stellenbeschreibungen folgender Berufsgruppen:

1. Geschäftsführerin und Pflegedienstleitung,
2. Stellvertretende Pflegedienstleitung,
3. Pflegefachkraft: Krankenpflege-, Altenpflege- und Kinderkrankenpflege mit dreijähriger Ausbildung,
4. Pflegehilfskraft mit einjähriger Ausbildung,
5. Qualitätsbeauftragter,
6. Hauswirtschaftliche Kraft und Betreuung,
7. Verwaltungskraft.

Die Stellenbeschreibungen enthalten genaue Angaben über das Tätigkeitsprofil der Stelle, Anforderungen an den Stelleninhaber, Befugnisse des Stelleninhabers und die Eingruppierung der Stelle. Dadurch wird sichergestellt, dass Über- und Unterstellungsverhältnisse, Kompetenzen, Aufgaben und Ziele der Stellen eindeutig definiert und für jeden Mitarbeiter in seinem Arbeitsbereich nachvollziehbar sind.
Die entsprechenden Qualifikationsnachweise der Stelleninhaber befinden sich in der Personalakte.

erstellt:	Änderungsstatus 0	Freigabe:	Datum

◘ Abb. 11.2 QM-H 11.2. Stellenbeschreibungen. Hier werden die wichtigsten Stellenbeschreibungen aufgeführt. Dieses Beispiel variiert stark von Einrichtung zu Einrichtung

QMHB	Musterpflegedienst	Kap. I	Seite
Doku-Typ QMHB	Titel Funktionen	ANH	Datum

Funktionen:
Mit Wirkung vom ________________ übernehmen die Mitarbeiter folgende Funktion:

Nr.	Funktion	Mitarbeiter
01	Geräte	
02	Hygiene	
03	Material	
04	Dienstplanung	
05	Urlaubsplanung	
06	Pflegedokumentation	
07	Pflegevisite	
08	Pflegestandards	
09	Praxisanleitung	

Stand ________________

erstellt:	Änderungsstatus 0	Freigabe:	Datum

■ **Abb. 11.3** QM-H 11.3. Übernahme von Funktionen. Auf dieser QMHB-Seite wird die mögliche Verteilung von Funktionen festgehalten, die nicht in Stellenbeschreibungen erscheinen müssen, da die Stelle, die die Funktion übernimmt, verändert werden kann. Es ist sogar sinnvoll dabei zu rotieren, damit alle Mitarbeiter die gleichen Kenntnisse besitzen

Pflegeleitbild und Pflegekonzept

Simone Schmidt

S. Schmidt, *Das QM-Handbuch*,
DOI 10.1007/978-3-662-49868-2_12, © Springer-Verlag Berlin Heidelberg 2016

> » Sie geben Ihr Bestes. Wie können Sie das wissen
> (William Edwards Deming)?

Die Festlegung von allgemeinen, umfassenden Werten, Grundsätzen und Zielen, die eine Organisation verfolgt, wird als **Leitbild** bezeichnet.

Ein **Pflegekonzept** oder **Pflegeverständnis** hingegen beschäftigt sich ausführlich mit der Beschreibung des Pflegedienstes, theoretischen Aspekten, seinem Aufgabengebiet oder besonderen Leistungen.

Nicht jeder ambulante Pflegedienst hat schon ein Pflegeleitbild erstellt, deshalb werden im Folgenden einige Möglichkeiten aufgezeigt, mit deren Hilfe ein Pflegeleitbild formuliert werden kann.

12.1 Was ist ein Pflegeleitbild?

Definition von Pflegeleitbild

Vergleicht man einen ambulanten Pflegedienst mit einem **Bild**, so ist das Pflegeleitbild der **Bilderrahmen**. Gut nachvollziehbar ist auch der Vergleich des Pflegedienstes mit einem **Haus**, für das das Pflegeleitbild als **Schlüssel** dient.

Diese Beschreibung beinhaltet Bedingungen, Werte und Ziele, die die Arbeit in einer ambulanten Pflegeeinrichtung beeinflussen oder bedingen, das heißt, das Pflegeleitbild bedingt die Pflege wie ein Bilderrahmen das Bild bzw. das Pflegeleitbild ist der Schlüssel zum Verständnis des ambulanten Pflegedienstes.

> ❯ **Das Leitbild ist wie die Verfassung eines Staates und somit für alle Mitarbeiter bindend.**

Unternehmensleitbild

Ist der ambulante Pflegedienst Teil eines Verbandes, müssen die Inhalte des Unternehmensleitbildes bei der Formulierung des Pflegeleitbildes beachtet werden. Das Pflegeleitbild darf dem **Unternehmensleitbild** als übergeordnete Instanz nicht widersprechen.

Mitarbeitern, Kunden und Interessierten beantwortet das Pflegeleitbild wichtige Fragen. Es bewirkt eine Identifikation mit dem Unternehmen und fördert dadurch die Motivation.

Inhalte des Pflegeleitbildes
- Vorstellung des Unternehmens: »Wer sind wir?«
- Aufgaben: »Was wollen wir?«
- Ziele: »Welche Ziele haben wir?«
- Präferenzen: »Was ist uns wichtig?«
- Ausgeführte Tätigkeiten: »Was tun wir?«
- Zukunftsperspektiven: »Was möchten wir in Zukunft erreichen?«

> ❯ **Die Inhalte des Pflegeleitbildes müssen bei der täglichen Leistungserbringung jederzeit und in allen Punkten berücksichtigt werden.**

Der ambulante Musterpflegedienst hat folgenden Satz in seinem Pflegeleitbild festgelegt: »Wir orientieren uns bei unserer Arbeit an einem ganzheitlichen, patientenorientierten Bezugspflegesystem.«

In diesem Fall ist es nicht legitim, dass grundpflegerische Maßnahmen wie etwa eine große Toilette von einem Pflegehelfer und behandlungspflegerische Maßnahmen wie z. B. Verbände anlegen von einer Pflegefachkraft durchgeführt werden. Schon bei der Tourenplanung muss bedacht werden, dass die Bezugspflegekraft alle Tätigkeiten bei dem Kunden ausführen kann.

Effekte des Pflegeleitbildes
- Die Mitarbeiter erkennen, ob ihre **Einstellungen** und Erwartungen mit den Bedingungen des ambulanten Pflegedienstes übereinstimmen.
- Schon beim **Vorstellungsgespräch** können Bewerber einschätzen, ob die Grundsätze und Werte der Einrichtung mit der eigenen Überzeugung konform sind.
- Die **Kunden** stellen fest, ob sie mit der Pflegeeinrichtung eine Beziehung eingehen möchten und welchen Stellenwert ihre Person besitzt.
- **Angehörige und Interessierte** können sich über den ambulanten Pflegedienst informieren.

12.2 Wie wird ein Pflegeleitbild erstellt?

In Teil I, ▶ Abschn. 5.2.1, wurde ein Beispiel für ein schriftlich fixiertes Pflegeleitbild vorgestellt. Dieses Beispiel gibt auch einen Anhaltspunkt, wie umfangreich ein Leitbild in etwa sein sollte. Selbstverständlich kann ein Pflegeleitbild auch deutlich kürzer oder ausführlicher gestaltet werden, man sollte jedoch berücksichtigen, was der Zweck des Leitbildes ist.

> **Bei der Formulierung eines Pflegeleitbildes muss man immer darauf achten, was der Leser wirklich wissen möchte.**

Meist wird das Pflegeleitbild eines ambulanten Pflegedienstes von der oberen Führungsebene oder einem engagierten Mitarbeiter im **Alleingang** erstellt und den anderen Mitarbeitern danach vorgelegt. Die Einflussnahme auf die Inhalte ist also minimal, so dass die **Akzeptanz durch die Mitarbeiter** sehr gering ist.

Gelegentlich befragt die Person, die das Leitbild erstellt, zuvor alle Mitarbeiter, welche Inhalte gewünscht werden. Dieses Vorgehen ist aber eher selten. In einigen ambulanten Pflegediensten ist das Pflegeleitbild den Mitarbeitern gar nicht bekannt.

> **Der Wert eines Pflegeleitbildes ist umso größer, je mehr die Mitarbeiter bei der Erstellung involviert werden.**

Akzeptanz durch Mitarbeiter

> **Die Bedeutung eines Leitbildes darf nicht unterschätzt werden. Das Pflegeleitbild ist vor allem für die Mitarbeiter eines ambulanten Pflegedienstes wertvoll zur Identifikation und Orientierung. Aber auch für Kunden und Interessierte ist das Leitbild wichtig. Darüber hinaus dient ein Unternehmensleitbild auch der Präsentation des Pflegedienstes nach außen.**

Ein Pflegeleitbild **verpflichtet** alle Mitarbeiter auf einen bestimmten Umgang mit den Kunden oder eine festgelegte Einstellung den Patienten gegenüber. Den Mitarbeitern muss deshalb auch bewusst sein, dass Handlungen, die dem Leitbild widersprechen, arbeitsrechtliche Konsequenzen nach sich ziehen können.

Vorbildfunktion

Auch die Führungsebene muss die Inhalte des Leitbildes beachten und in diesem Zusammenhang bedenken, dass eine Führungskraft immer eine **Vorbildfunktion** besitzt.

> **Wer als Führungskraft den Anspruch eines Pflegeleitbildes nicht erfüllt, kann dies auch kaum von seinen Mitarbeitern erwarten.**

12.2.1 Brainstorming-Methode

In einer **Teamsitzung** erhalten alle Mitarbeiter die Gelegenheit, an der Erstellung des Pflegeleitbildes **aktiv** mitzuwirken.

Zunächst wird ein **Protokollführer** bestimmt. Im Idealfall besitzt diese Person Erfahrung auf dem Gebiet der Moderation bzw. ist sicher im Protokollieren von Diskussionen, da die Teilnehmer oft gleichzeitig Ideen herausrufen, die später nicht mehr wiederholt werden.

Ein **Zeit**raum von 15–20 min wird festgelegt, wobei man möglichst eine Stoppuhr oder einen Wecker bereithalten sollte. Außer Papier und Stiften wird eigentlich kein **Material** benötigt. Sollte ein Flip-Chart oder ein Projektor vorhanden sein, kann dies eingesetzt werden.

Nun können **alle Mitarbeiter** frei formulieren, welche Inhalte für sie im Pflegeleitbild besonders wichtig sind. Dabei können folgende Fragen hilfreich sein:

Formulierung des Pflegeleitbildes
- Was bedeutet Pflege für Sie?
- Welche Einstellung besitzen Sie gegenüber Ihrem Beruf?
- Wodurch wird die ambulante Pflege geprägt?
- Welche Besonderheiten zeichnen Ihren ambulanten Pflegedienst aus?
- Was ist das Wichtigste an der Beziehung zu Kunden?
- Welche Ziele verfolgen Sie mit Ihrer Arbeit?

Die Teilnehmer müssen versuchen, **kurz und prägnant** Antworten auf diese Fragen zu finden, um allen die Möglichkeit zu geben, ihre Meinung zu äußern.

Falls diese Methode keine verwertbaren Ergebnisse liefert, kann jeder Mitarbeiter seine Resultate **schriftlich** festhalten. Die Person, die das Pflegeleitbild formuliert, muss dann alle Texte lesen und beim Erstellen des Leitbildes berücksichtigen.

Das vorläufige Pflegeleitbild wird im nächsten Schritt von allen Mitarbeitern gelesen, bewertet, kommentiert und korrigiert, bis alle sich darin repräsentiert fühlen.

12.2.2 Art-mind-map-Methode

Bei diesem Vorgehen hat ebenfalls jeder Mitarbeiter die Möglichkeit aktiv mitzuarbeiten, allerdings nicht verbal oder schriftlich, sondern in **künstlerisch-grafischer** Form.

Um diese Methode zu nutzen, müssen alle Mitarbeiter zuerst ausführlich über das Vorgehen **informiert** werden, zumal die meisten Erwachsenen ihr kreatives Potenzial völlig unterschätzen. Es kostet gewöhnlich einige Überwindung, mit Stiften oder Pinsel Meinungen zum Ausdruck zu bringen. Sobald man damit begonnen hat, macht diese Methode aber sehr viel Spaß und führt zu einer großen Identifikation der Teilnehmer mit dem Pflegeleitbild.

Jeder Mitarbeiter darf nun ein Bild malen bzw. gestalten, das seine Einstellung zur Pflege und zum ambulanten Pflegedienst zum Ausdruck bringt. Dabei sind der Fantasie keine Grenzen gesetzt; es darf auch abstrakt gezeichnet oder beschriftet werden. Die fertigen Werke werden dann je nach Anzahl der Teilnehmer in **Gruppen** von etwa 8–12 Personen vorgestellt. Jede Gruppe erstellt aus den gezeigten Bildern ein gemeinsames Bild.

> Das Leitbild als Bild

Im letzten Schritt werden die Gruppenbilder zu einem großen, gemeinschaftlichen Kunstwerk zusammengefasst.

Dabei handelt es sich dann tatsächlich um ein Leit**bild**, das in den Räumen der Einrichtung aufgehängt werden kann. Außerdem kann dieses Bild auch für Prospekte, Briefköpfe, Werbung oder sogar auf den Autos des ambulanten Pflegedienstes verwendet werden.

> Ein Bild kann in den Räumen des Pflegedienstes die Neugier der Besucher wecken

Der Vorteil der Methode ist die maximale **Identifikation** der Mitarbeiter mit den Inhalten des Pflegeleitbildes. Außerdem entsteht durch die gemeinsame Arbeit, die bei schönem Wetter auch im Freien stattfinden kann, ein Teamgefühl, das die kollegiale **Zusammenarbeit** positiv beeinflusst.

12.3 Was ist ein Pflegekonzept?

Bei einem Pflegekonzept handelt es sich um eine detaillierte Darstellung des ambulanten Pflegedienstes. Dabei werden pflegetheoretische Hintergründe genauso erläutert wie Leistungen oder Zusatzleistungen.

> Definition von Pflegekonzept

Vergleicht man die ambulante Pflege wieder mit einem **Bild**, dessen Rahmen das Pflegeleitbild ist, so beschreibt das Pflegekonzept das

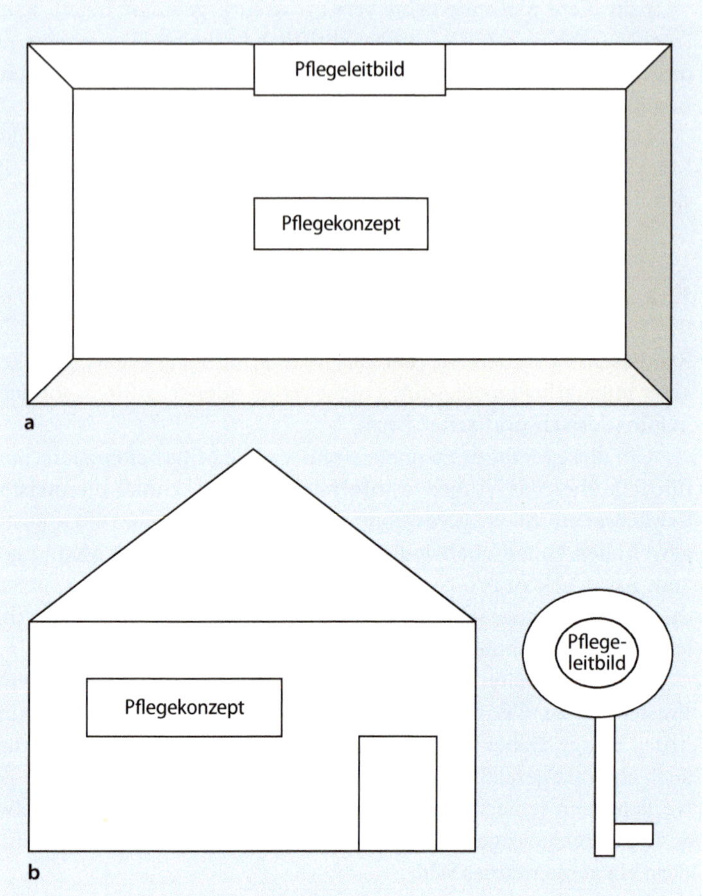

◘ **Abb. 12.1a,b** Pflegeleitbild (**a**) und Pflegekonzept (**b**). Es wird die Beziehung zwischen Pflegeleitbild und Pflegekonzept grafisch dargestellt. Das Pflegeleitbild ist im Prinzip der Rahmen des Bildes Pflegekonzept bzw. der Schlüssel mit dem das Pflegekonzept erschlossen werden kann

Gemälde. Beim Vergleich mit einem **Haus**, bei dem das Pflegeleitbild den Schlüssel darstellt, entspricht das Pflegekonzept dem **Gebäude**, das durch die Pflege mit Leben gefüllt wird (◘ Abb. 12.1).

Durch die schriftliche Fixierung eines Pflegekonzeptes bekommt der Kunde die Möglichkeit, genauere **Informationen** über den Pflegedienst einzuholen.

> **Das bedeutet aber auch, dass das Pflegekonzept allen Mitarbeitern bekannt sein und dass es im Alltag berücksichtigt werden muss.**

Des Weiteren bedeutet die Erstellung eines Pflegekonzeptes, dass die Mitarbeiter ihre Arbeit reflektieren und nicht aus reiner Routine heraus handeln. Auch dadurch wird ein Qualitätsbewusstsein erzeugt und eine Verbesserung der Pflegequalität erreicht.

Mögliche Inhalte eines Pflegekonzeptes
- Pflegetheoretische Grundlage des Pflegedienstes
- Leistungsangebot
- Mögliche Zusatzleistungen
- Kooperationspartner oder Teilnahme an einem Netzwerk
- Sicherung der Erreichbarkeit
- Gewährleistung der Pflegequalität
- Bezugspflegekonzept oder Care-Management
- Fort- und Weiterbildungskonzept

Praxistipp

In der täglichen Praxis ist es sinnvoll, dass alle Mitarbeiter bei ihrer Tätigkeit eine Mappe mit sich führen, die u. a. ein Pflegeleitbild und ein Pflegekonzept beinhalten. So können diese Informationen jederzeit an interessierte Kunden oder Angehörige weitergegeben werden.

Weitere Bestandteile dieser **Mitarbeitermappe** werden im Anhang in einer Checkliste aufgeführt (▶ A5).

Auf der Beispielseite QM-H 12.1 (◘ Abb. 12.2) wird die mögliche Beschreibung eines Handbuch-Kapitels zum Pflegeleitbild vorgestellt.

<table>
<tr><td rowspan="2">QMHB</td><td rowspan="2">Musterpflegedienst</td><td>Kap.
C</td><td>Seite</td></tr>
<tr><td></td><td>Datum</td></tr>
<tr><td>Doku-Typ
QMHB</td><td>Titel
Pflegeleitbild</td><td>ALL</td><td>Datum</td></tr>
</table>

Pflegeleitbild und Pflegekonzept

Das in diesem Kapitel enthaltene Pflegeleitbild dient dem QMS als elementare Grundlage und Orientierungshilfe bezüglich der Zielsetzung unserer Einrichtung und deshalb auch als Voraussetzung für die Formulierung der Qualitätsziele.

Außerdem enthält dieser Abschnitt eine Beschreibung unseres Pflegeverständnisses. Es beinhaltet, ähnlich einem Pflegekonzept, grundlegende Vorstellungen unserer Mitarbeiter über den Umgang mit Menschen und über Pflegebedürftigkeit.

Sowohl das Pflegeleitbild, als auch das Pflegeverständnis werden jedem Mitarbeiter am ersten Arbeitstag in einer Mappe ausgehändigt. Die Inhalte dieser Mappe sind allen Mitarbeitern bekannt, sie werden von allen Beschäftigten unserer Einrichtung akzeptiert und jederzeit im Dienstfahrzeug mit geführt. So haben auch Kunden und Angehörige immer die Möglichkeit sich über die Inhalte des Pflegeleitbildes und über das Pflegekonzept zu informieren.

<table>
<tr><td>erstellt:</td><td>Änderungsstatus
0</td><td>Freigabe:</td><td>Datum</td></tr>
</table>

■ **Abb. 12.2** QM-H 12.1. Pflegeleitbild und Pflegekonzept im QMHB

Kontext der Organisation

Simone Schmidt

S. Schmidt, *Das QM-Handbuch*,
DOI 10.1007/978-3-662-49868-2_13, © Springer-Verlag Berlin Heidelberg 2016

> **»** Es ist nicht von Bedeutung wie langsam du gehst, solange du nicht stehen bleibst (Konfuzius).

Die verschiedenen **Qualitätsmanagementsysteme**, etwa TQM, Kaizen oder die DIN EN ISO 9000, wurden im ersten Teil dieses Buches ausführlich beschrieben.

Beispiel für ein Kapitel zum QMS

In diesem Kapitel wird deshalb lediglich ein **Beispiel** aufgeführt, in welcher Form ein **Kapitel** zum Thema Qualitätsmanagementsystem in einem Qualitätsmanagement-Handbuch gestaltet werden kann (QM-H 13.1: ◘ Abb. 13.1).

> **❯ Prinzipiell sollte in diesem Kapitel erläutert werden, an welchem Qualitätsmanagementsystem der ambulante Pflegedienst sich bei der Erstellung des Handbuches orientiert. Gegebenenfalls kann auch der Grund für die Auswahl des entsprechenden Qualitätsmanagementsystems aufgeführt werden.**

Zusätzlich können die **Kernpunkte** des Systems kurz aufgeführt werden, damit auch der Leser, der sich nicht mit dem Thema beschäftigt hat, eine Vorstellung bekommt, was dieses Qualitätsmanagementsystem aussagt. Gerade für **Kunden oder Angehörige** ist das Thema Qualitätsmanagement zwar interessant und wichtig, dennoch besitzen die wenigsten detaillierte Kenntnisse darüber.

In Deutschland zählt es im Moment noch eher zu den Ausnahmen, dass Kunden oder Angehörige nach einem Qualitätsmanagement-Handbuch verlangen. In Ländern, in denen das Qualitätsmanagement sich schon seit Jahren etabliert hat, kommt dies allerdings häufig vor.

Das QMHB ist jedermann zugänglich

> **❯ Im angloamerikanischen Raum gilt die Information über ein Unternehmen mit Hilfe des QMHB fast als selbstverständlich. Auch die Veröffentlichung des Handbuches mit Hilfe verschiedener Medien ist keine Besonderheit.**

Es ist zu erwarten, dass dies auch bei uns in Zukunft zur **Normalität** wird. Deshalb sollte dieser Tatsache auch bei der Erstellung und Formulierung des Qualitätsmanagement-Handbuchs schon jetzt Rechnung getragen werden.

Aus diesem Grund sollten relevante Themen bei der Erstellung bedacht werden. Wenn man ein QMS auswählt und beschreibt, ist es wichtig, den Kontext der Organisation zu erfassen. Welche Themen sind für unseren Pflegedienst besonders wichtig.

> **Mögliche Themen im Kontext der Organisation**
> - Kompetenz des Personals
> - Wünsche der Kunden
> - Konkurrenzunternehmen
> - Sicherheit von Kunden und Mitarbeitern
> - Finanzielle Aspekte
> - Gesetzliche Vorgaben
> - Politische Entwicklungen
> - Anforderungen der Kommune
> - Umwelt
> - Anforderungen der Gesellschaft etc.

Die Leitung muss nun einerseits Prioritäten setzen, andererseits sollte das ausgewählte und gelebte QMS diese Themen in mehr oder minder ausführlicher Form beschreiben. In den folgenden Kapiteln werden diese Themen des Kontextes der Organisation entsprechend aufgegriffen und beschrieben.

QMHB	Musterpflegedienst	Kap. D	Seite
Doku-Typ QMHB	**Titel** Qualitätsmanagementsystem	QMS	**Datum**

Anforderungen an das QMS

Das QMS unserer Organisation entspricht den Forderungen der Normenfamilie DIN EN ISO 9000. Basis ist das Modell eines prozessorientierten QMS, entsprechend der DIN EN ISO 9001:2015, wobei die Kundenorientierung und die ständige Verbesserung des Systems eine bedeutende Rolle spielen. Aus diesem Grund orientieren wir uns darüber hinaus an den Empfehlungen zur Verbesserung des QMS der DIN EN ISO 9004:2009. Da die Erbringung von Dienstleistungen nach unserem Verständnis sowohl eine besondere Kundenbeziehung voraussetzt, als auch erhebliche Anforderungen an die Mitarbeiter stellt, berücksichtigen wir auch die Grundprinzipien des TQM. Diese integrieren wir in unsere Qualitätspolitik in der Reihenfolge der Bedeutsamkeit für unsere Institution:

1. Kundenorientierung,
2. Mitarbeiterorientierung,
3. Problemvorbeugung durch
4. Kontinuierliche Verbesserung der Prozesse (KVP),
5. Teamarbeit,
6. Prozess- statt Mitarbeiter-Management,
7. Datenerhebung und statistische Methoden.

Diese Prinzipien werden von allen Mitarbeitern unserer Institution beachtet und akzeptiert. Da es uns bewusst ist, dass Fehler bei unserer Leistungserbringung gravierende Folgen haben können, hat das Fehler- und Beschwerdemanagement eine entscheidende Bedeutung in unserem QMS.

erstellt:	Änderungsstatus 0	Freigabe:	Datum

Abb. 13.1 QM-H 13.1. Das Qualitätsmanagementsystem im QMHB

Planung

Simone Schmidt

S. Schmidt, *Das QM-Handbuch*,
DOI 10.1007/978-3-662-49868-2_14, © Springer-Verlag Berlin Heidelberg 2016

> » Wenn ein Pfirsich danach strebt, eine Kartoffel zu werden, so ist das Streben seine Strafe (Eduard Douwes Dekker alias Multatuli).

Bei der **Qualitätspolitik** und der Festlegung der **Qualitätsziele** handelt es sich um einen Bereich, der in der alltäglichen Routine der ambulanten Pflege in den meisten Fällen kaum Bedeutung besitzt. Planung unter Berücksichtigung von Risiken und Chancen ist jedoch ein wichtiger Bestandteil des QM.

Deshalb sollte gerade diesem Punkt ein hoher Stellenwert beigemessen werden, da die Arbeit ohne Zielorientierung und Planung uneffektiv bleibt.

> **Wer ziellos agiert, kann nur durch Zufall erfolgreich sein.**

Eine sinnvolle Zielformulierung muss sich an bestimmten Kriterien orientieren, die im Folgenden dargestellt werden.

14.1 Was sind Qualitätsziele?

Die Arbeit einer Organisation ist nur sinnvoll, wenn vorher allgemeingültige **Ziele** formuliert und von allen Mitarbeitern bei der Durchführung ihrer Tätigkeit respektiert und beachtet werden.

Pflegeleitbild

> **Diese übergeordneten Organisationsziele finden sich im Unternehmens- oder Pflegeleitbild.**

Selbstverständlich können **Organisationsziele** nur beachtet werden, wenn die Mitarbeiter diese Ziele auch als ihre individuellen Ziele betrachten können. Im Fall eines Zielkonflikts müssen geeignete **Gegenmaßnahmen** getroffen werden.

> **Praxistipp**
>
> Wenn als übergeordnetes Organisationsziel eine patientenorientierte Betreuung formuliert wurde, der Mitarbeiter jedoch kein Interesse an den individuellen Bedürfnissen des Patienten besitzt, muss eine Gegenmaßnahme erfolgen, da ein Zielkonflikt existiert. In diesem Fall wäre eine Neuformulierung des Organisationsziels nicht empfehlenswert. Vielmehr sollte der Mitarbeiter prüfen, ob er seine Ziele anpassen kann oder die Organisation verlassen möchte.

Unter Berücksichtigung der Organisationsziele – also des Pflegeleitbildes – sollten nun **Qualitätsziele** festgelegt werden. Dabei kann man nach der **RUMBA-Regel** vorgehen.

Es sollte allerdings bei der Zielformulierung immer berücksichtigt werden, dass für das festgelegte Ziel **Qualitätsindikatoren** gefunden werden, mit deren Hilfe die Zielerreichung gemessen werden kann.

Indikatoren

Die RUMBA-Regel gilt also sowohl für die Formulierung des Ziels als auch für die Identifizierung eines Indikators, mit dessen Hilfe die Zielerreichung gemessen werden kann.

14.2　Wie werden Qualitätsziele und Indikatoren formuliert?

14.2.1　RUMBA-Regel

> Bei der Festlegung von Zielen im Allgemeinen, also auch bei der Formulierung von Qualitätszielen, sollten die Kriterien der RUMBA-Regel für jedes einzelne Ziel geprüft werden. Auch die daraus resultierenden Qualitätsindikatoren oder Kennzahlen müssen diesen Kriterien entsprechen.

Kriterien der RUMBA-Regel
R »Relevant«
U »Understandable«
M »Measurable«
B »Behaviorable«
A »Achievable«

Das bedeutet im Einzelnen:
- **R** »Relevant«: dieses Ziel besitzt Relevanz für die Leistungserbringung, es besteht ein kausaler Zusammenhang zwischen dem formulierten Ziel und den Auswirkungen auf die Qualität der Pflege.
- **U** »Understandable« (deutsch: verständlich): das Ziel und dessen Indikator ist verständlich und nachvollziehbar. Dabei reicht es aus, wenn das Ziel der oberen Leitung verständlich ist. Im Idealfall werden das Ziel und die dazugehörige Kennzahl von allen Mitarbeitern verstanden und sind sogar für Patienten oder Angehörige nachvollziehbar.
- **M** »Measurable« (deutsch: messbar): Das Erreichen des Ziels sollte mit einfachen Methoden gemessen werden können. Es muss also ein Qualitätsindikator für jedes Ziel gefunden werden, der durch zuverlässige und wiederholbare Messmethoden erhoben werden kann. Am einfachsten funktioniert dies mit Hilfe

von Kennzahlen, die jederzeit gemessen und verglichen werden können.

Kennzahlen

Beispiele für Kennzahlen
- Patientenzahl
- Krankheitstage der Mitarbeiter
- Einnahmen, Ausgaben, Gewinn
- Zahl der Beschwerdemeldungen
- Zahl der stationären Einweisungen
- Zahl der Kündigungen von Verträgen
- Auftreten von Komplikationen, z. B. Dekubitus, Stürze, Infektionen etc.
- Verlust von Schlüsseln
- Mitarbeiterfluktuation
- Zahl der Neukunden oder Empfehlungen etc.
- Verzögerungen bei der Routenplanung
- Wechsel des Pflegedienstes, z. B. nach Krankenhausaufenthalt

- **B** »Behaviorable« (deutsch: durch eine Verhaltensänderung beeinflussbar): Das Ziel muss so definiert werden, dass es durch eine Verhaltensänderung der Mitarbeiter erreicht werden kann. Wenn das Verhalten der Mitarbeiter keinen Einfluss auf das Erreichen von Zielen besitzt, könnte jeder tun und lassen, was er möchte, da sein Verhalten keinerlei Auswirkungen hat.

Praxistipp

Die Anzahl der betreuten Kunden wird entscheidend durch das Verhalten der Mitarbeiter mitbestimmt. Ein freundlicher, höflicher Umgang mit den Kunden wirkt sich direkt auf die Kundenbindung oder die Anzahl der Weiterempfehlungen aus.

- **A** »Achievable« (deutsch: erreichbar): Dieses Kriterium bezieht sich auf die realistische Formulierung eines Ziels. Auch der Zeitraum, der zur Zielerreichung festgelegt wird, muss diesem Kriterium entsprechen.

Praxistipp

Bei der Formulierung des Ziels »Steigerung der Kundenzahl« wäre es unrealistisch festzulegen, dass die Anzahl der betreuten Kunden in den nächsten drei Monaten verdoppelt werden soll. Es muss geprüft werden, ob das Ziel an sich erreichbar ist, aber auch, ob der dafür vorgesehene Zeitraum geeignet ist.

> **Die Nichtbeachtung der RUMBA-Regel kann dazu führen, dass die Formulierung der Qualitätsziele demotivierend und frustrierend für die Mitarbeiter ist, etwa wenn unverständliche, nicht messbare oder unerreichbare Ziele vorgegeben werden. Es wird also genau der gegenteilige Effekt erzielt, als ursprünglich beabsichtigt.**

Funktion von Zielen

Anfangs wurde erläutert, dass die RUMBA-Regel für die Formulierung von Zielen im Allgemeinen gültig ist. Daraus ergibt sich die Möglichkeit, diese auch auf die Festlegung von Pflegezielen anzuwenden.

Interessanterweise resultiert daraus in den meisten Fällen eine deutliche **Verbesserung der Pflegeplanung**, da die Maßnahmenplanung auf der Basis von realistischen, erreichbaren und verständlichen Zielen erfolgt und nicht durch »Standardformulierungen«, die häufig in Pflegeplanungen zu finden sind.

Formulierung von Pflegezielen

> **Dabei sollte zwischen Nah- und Fernzielen unterschieden werden und die Perspektive des Patienten eine Rolle spielen.**

14.2.2 SMART-Regel

Ähnlich wie die RUMBA-Regel dient auch die SMART-Regel dazu, die Qualität von Zielen zu überprüfen.

Kriterien der SMART-Regel
S Spezifisch
M Mess- oder überprüfbar
A Anspruchsvoll
R Realistisch
T Terminiert

Diese Kriterien stimmen zum größten Teil mit den Kriterien der RUMBA-Regel überein und müssen deshalb nicht mehr detailliert erläutert werden. Unterschiede zeigen sich lediglich bei den Punkten »**Anspruchsvoll**« und »**Terminiert**«.

Das Kriterium »**Anspruchsvoll**« wird meist beschrieben als Tatsache, dass zur Erreichung des Ziels Anstrengungen notwendig sind. Eine gewisse Ähnlichkeit mit dem Kriterium »**Behaviorable**« der RUMBA-Regel wird erkennbar, wenn man bedenkt, dass eine Verhaltensänderung auch einer Anstrengung gleichkommt.

Anspruchsvoll

> **Prinzipiell kann man sagen, dass ein Ziel immer beinhaltet, dass Bemühungen erforderlich sind, um das Ziel zu erreichen, ansonsten verliert das Ziel seine Bedeutung.**

Betrachtet man das Kriterium »**Terminiert**«, stellt man einen Zusammenhang fest zwischen dem Kriterium »**Achievable**« der RUMBA-

Terminiert

Regel. Beide Punkte sagen aus, dass ein Zeitraum festgelegt werden muss, in dem das Ziel erreicht werden soll.

»Achievable« beinhaltet also auch die **Terminierung der Zielerreichung**, da ein Ziel nur erreichbar ist, wenn nach einer festgelegten Zeit kontrolliert werden kann, ob das Ziel tatsächlich erreicht wurde. Wäre dies nicht der Fall, könnte das Ziel immer in die Zukunft verschoben werden und wäre dann evtl. auch niemals erreichbar.

> **Bei der Formulierung von Qualitätszielen und Indikatoren oder Kennzahlen zur Zielerreichung kann man sich an der RUMBA-Regel oder an der SMART-Regel orientieren. Das Ergebnis ist in beiden Fällen weitgehend identisch.**

Auf der Beispielseite QM-H 14.1 (◘ Abb. 14.3) wird das Kapitel »Qualitätspolitik und Qualitätsziele« des Qualitätsmanagement-Handbuchs dargestellt.

14.3   Qualitätspolitik

Die Formulierung der **Qualitätspolitik** ergibt sich aus der Zusammenfassung der festgelegten **Qualitätsziele**.

Formular Qualitätspolitik

Es ist allerdings nicht ausreichend, die entsprechenden Ziele zu definieren, da die Erreichung der Ziele in regelmäßigen Abständen kontrolliert werden muss. Aus diesem Grund empfiehlt es sich, die Qualitätspolitik auf einem speziellen Formular zu fixieren.

Die Beispielseite QM-H 14.2 (◘ Abb. 14.4) zeigt ein Formular, das zur Festlegung und Überprüfung der Qualitätspolitik genutzt werden kann.

Wichtig ist in diesem Zusammenhang die genaue **Terminierung** der Zielerreichung. Dabei bietet sich der Zeitraum von einem Jahr für die Formulierung und Kontrolle der Qualitätspolitik an.

> **Praxistipp**
>
> Die einfachste Variante ist die Formulierung der Qualitätspolitik am **01. Januar** des Jahres und die Überprüfung der Zielerreichung am **31. Dezember**.

Zum einen kann man sich an diese Termine gut erinnern, zum anderen hat man an diesen Tagen meistens die Zeit und Muße über Vergangenes nachzudenken und für das kommende Jahr zu planen.

Zur Formulierung der Qualitätspolitik kann genau wie bei der Managementbewertung die »Balanced Scorecard« verwendet werden.

14.3.1 **Was ist eine »Balanced Scorecard«?**

Bei der Formulierung von Zielen unter Berücksichtigung der Strategie des Unternehmens kann die »Balanced Scorecard« (BSC) eingesetzt werden. Übersetzt bedeuten die Begriffe »*balanced*« ausgeglichen und »*scorecard*« »Zahlenkarte«.

> **Die »Balanced Scorecard« bezeichnet somit ein Kennzahlensystem, das in Form einer Karte übersichtlich dargestellt wird und ausgeglichene Ergebnisse bewirken soll.**

Praxistipp

Die »Balanced Scorecard« ist mit dem **Cockpit** eines Flugzeuges vergleichbar. Der Pilot kann durch den Höhenmesser, Fluggeschwindigkeitsmesser oder die Kraftstoffanzeige viele Informationen gewinnen, die ihn befähigen, das Flugzeug sicher zu fliegen, da die Informationen miteinander vernetzt sind. Genau so können relevante Informationen mit Hilfe der Balanced Scorecard als umfassendes **Managementinstrument** genutzt werden.

Die »Balanced Scorecard« wurde von **Kaplan u. Norton** 1996 entwickelt mit dem Ziel, strategische Aspekte in ein Kennzahlensystem zu integrieren. Dabei unterscheiden sie vier Perspektiven, die diesem Ziel Rechnung tragen sollen.

Die 4 Perspektiven der »Balanced Scorecard«
- Finanzperspektive
- Perspektive der Geschäftsprozesse
- Wissensperspektive – Lernen, Entwicklung
- Kundenperspektive

In der folgenden Abbildung (◨ Abb. 14.1) wird die allgemeine Form einer »Balanced Scorecard« dargestellt, die prinzipiell in jedem Unternehmen eingesetzt werden kann.

Kaplan und Norton legten besonderen Wert darauf, dass die Kennzahlen sich nicht nur auf die Vergangenheit beziehen, sondern dass auch **zukünftige Entwicklungen** eine Rolle spielen sollen, d. h., die Vision des Unternehmens soll sich in der BSC widerspiegeln. Um dies zu erreichen, sollte man beim Erarbeiten der »Scorecard« nach folgendem Schema vorgehen (◨ Abb. 14.2).

1. Für jede Perspektive werden **strategische Ziele** ermittelt.
2. Anschließend müssen **Messgrößen** identifiziert werden, mit deren Hilfe das Erreichen der strategischen Ziele erhoben werden kann.

BSC

Abb. 14.1 Beispiel für eine »Balanced Scorecard«

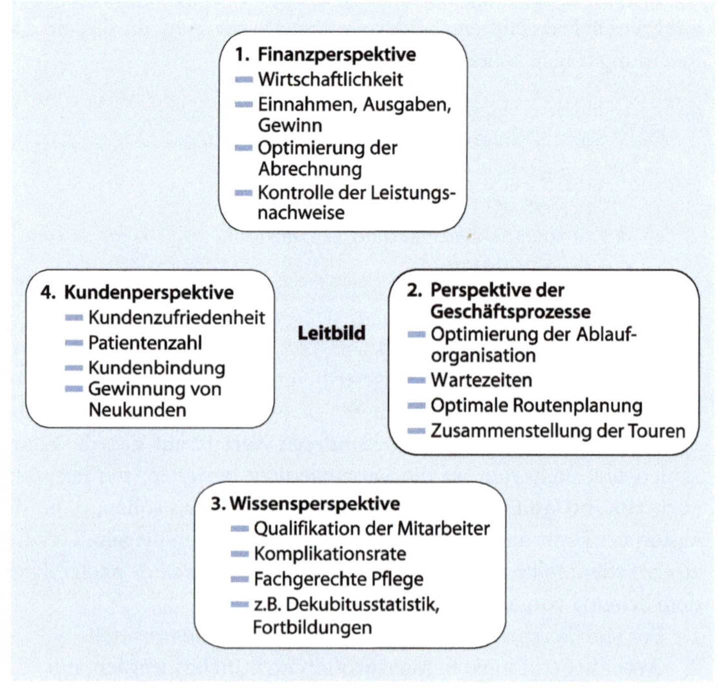

Abb. 14.2 Beispiel für eine »Balanced Scorecard« in der ambulanten Pflege

3. Im dritten Schritt werden die **operativen Ziele** festgelegt, die dazu dienen, das strategische Ziel zu erreichen.
4. Schließlich werden **Maßnahmen** bestimmt, die zur Zielerreichung geeignet sind.

Mit strategischen Zielen sind übergeordnete oder Leitziele gemeint, die für den ausgewählten Bereich eine allgemeine Gültigkeit besitzen. Unter operativen Zielen versteht man konkrete Festlegungen, die für die spezielle Messgröße zielführend sind.

<table>
<tr><td rowspan="2">QMHB</td><td>Musterpflegedienst</td><td>Kap.
D</td><td>Seite</td></tr>
<tr><td></td><td></td><td></td></tr>
<tr><td>Doku-Typ
QMHB</td><td>Titel
Qualitätspolitik</td><td>QMS</td><td>Datum</td></tr>
</table>

Qualitätsziele und Qualitätspolitik

Zunächst gehört die Festlegung der Qualitätspolitik unserer Institution zum Aufgabenbereich der obersten Leitung. Zu diesem Zweck wird eine Steuerungsgruppe eingesetzt, die aus dem Inhaber und der (stellvertretenden) Pflegedienstleitung besteht. Dieses Gremium verpflichtet sich die erforderlichen Voraussetzungen für das QMS zu schaffen, insbesondere:

1. Die Formulierung der Qualitätspolitik unter Berücksichtigung des Pflegeleitbildes.
2. Die Festlegung der Qualitätsziele, die in jährlichem Abstand durchgeführt wird. Festgelegter Zeitpunkt hierfür ist der Monat....
3. Die Fixierung der Ergebnisse in einer Managementbewertung. Diese wird einmal im Jahr erhoben und veröffentlicht.
4. Die Sicherstellung der Verfügbarkeit von Ressourcen, die für eine effektive Funktionsweise des QMS erforderlich sind.

Darüber hinaus ist es für unsere Organisation erstrebenswert, das Verbesserungspotenzial sämtlicher Mitarbeiter in unsere Qualitätspolitik einzubeziehen. Aus diesem Grund ist die Steuerungsgruppe dazu berechtigt, zur Unterstützung ihrer Arbeit, Projektteams aus allen Bereichen einzusetzen. Diese Teams haben die Aufgabe Verbesserungsvorschläge zu sammeln, auszuwerten und umzusetzen. Dazu finden in regelmäßigen Abständen Qualitätszirkel statt. Die Ergebnisse ihrer Arbeit werden im Zielsetzungsprozess der Steuerungsgruppe berücksichtigt.

Um die Erwartungen unserer Kunden in Qualitätsziele umzuwandeln, werden fortwährend Kundenbefragungen durchgeführt. Dies erfolgt im Rahmen der Pflegevisite und wird nicht standardisiert, da die Wünsche unserer Kunden durch den engen Kontakt bei der täglichen Versorgung meist schon erkennbar werden. Im Pflegevisitengespräch können dann gezielt sowohl die Bedürfnisse der Kunden ermittelt, als auch die Zufriedenheit der Kunden mit unserer Dienstleistung erhoben werden.

Ein weiteres Ziel unserer Qualitätspolitik ist die Motivation unserer Mitarbeiter und deren Identifikation mit unserer Einrichtung. Wir wünschen uns eine Atmosphäre der echten Teamarbeit und stellen die erforderlichen Mittel zur Verfügung um dieses Ziel zu erreichen. Zusätzlich dienen Mitarbeiterbefragungen und Mitarbeitergespräche der Erhebung und Verbesserung der Arbeitsbedingungen.

Im folgenden Abschnitt werden die Qualitätsziele mit erforderlichen Ressourcen und Kennzahlen zur Bewertung der Zielerreichung chronologisch aufgeführt

<table>
<tr><td>erstellt:</td><td>Änderungsstatus
0</td><td>Freigabe:</td><td>Datum</td></tr>
</table>

◘ Abb. 14.3 QM-H 14.1. Qualitätspolitik und Qualitätsziele im QMHB. Hier wird beispielhaft die Qualitätspolitik eines ambulanten Pflegedienstes beschrieben

<table>
<tr><td colspan="2" align="center">Musterpflegedienst</td><td>Seite</td></tr>
<tr><td colspan="2" align="center">Qualitätsziele</td><td>Formular
Nr. 2</td></tr>
</table>

Datum: _______________   Inhaber: _______________

Festlegung der Qualitätsziele für 20 _____

Kurzfristige Ziele   1. _______________________________________

2. _______________________________________

3. _______________________________________

4. _______________________________________

5. _______________________________________

Mittelfristige Ziele   1. _______________________________________

2. _______________________________________

3. _______________________________________

4. _______________________________________

5. _______________________________________

Offene Ziele aus dem Vorjahr: _______________________________________

____

____

Besprechung im Team: _______________________________________

Datum

____

Besonderheiten

____

Planung erstellt _______________________________________

Datum und Unterschrift

erstellt:	Änderungsstatus	Freigabe:	Datum
	0		

☑ **Abb. 14.4** QM-H 14.2. Formular Qualitätspolitik. Dieses Formular kann zur Festlegung der Qualitätsziele hilfreich sein. Es sollte am 01. Januar und am 31. Dezember eines Jahres ausgefüllt werden

Managementbewertung

Simone Schmidt

S. Schmidt, *Das QM-Handbuch,*
DOI 10.1007/978-3-662-49868-2_15, © Springer-Verlag Berlin Heidelberg 2016

> » Das größte Problem des Chefs ist, dass keiner sich traut ihn zu kritisieren (Walter Hewer).

Viele Eigentümer, Geschäftsführer, Leitungspersonen, aber auch Mitarbeiter in ambulanten Pflegeeinrichtungen besitzen keine konkrete Vorstellung, was unter **Management** zu verstehen ist. Dennoch wird in der Norm DIN EN ISO 9001 eine **Bewertung der Führungsaktivitäten** als Bestandteil des Qualitätsmanagementsystems eingefordert.

Etwas zu bewerten, was man nicht differenziert beschreiben kann, ist allerdings mit Schwierigkeiten verbunden. Eine Managementbewertung beinhaltet mehr als die Aussage: »Der Chef ist ganz nett«.

Um zu einer aussagekräftigen Bewertung zu kommen, muss zunächst der **Aufgabenbereich der Führung** oder des Managements erläutert werden. Im Anschluss werden dann verschiedene Bestandteile der Bewertung eines Managements aufgeführt.

In diesem Zusammenhang spielt auch das **Controlling** eine wichtige Rolle.

15.1   Was ist Management?

Definition von Management

Die Bedeutung des Managementbegriffes wurde bereits in Teil 1, ▶ Kap. 3 beschrieben. Daraus folgt, dass der Manager im Idealfall seine Mitarbeiter »an der Hand nehmen und führen« soll.

Diese Beschreibung besitzt also durchaus eine **positive Komponente**, da der Manager durch die Definition fast fürsorglich erscheint. Allerdings muss man bedenken, dass in der Realität nicht alle Arbeitnehmer ihrem Vorgesetzten entsprechende Qualitäten zuschreiben.

Negative Aspekte von Führung

In Deutschland hat der Begriff **Führung** aus historischen Gründen einen negativen Beigeschmack, so dass die wenigsten Mitarbeiter in Leitungspositionen sich selbst gerne als Führungsperson bezeichnen.

Auch der Begriff »**Management**« ist in Pflegeeinrichtungen wenig populär. Wenn Mitarbeiter in der Pflege von Managern sprechen, hat dies oft eine negative Bedeutung. Traditionell grenzen sich Pflegekräfte häufig von der Führungsebene ab, was mit der Einstellung zum Pflegeberuf an sich zu tun hat.

Führungsaufgaben

Die **Tätigkeitsfelder** des Managements sollen deshalb einmal genauer betrachtet werden.

Die Aufgaben des Managements
- Unternehmensstrategie, Vision
- Informationsmanagement
- Personalmanagement
- Finanzmanagement
- Risikomanagement
- Zeitmanagement
- Wissensmanagement
- Selbstmanagement

Jede Führungskraft besitzt in diesen Bereichen individuelle Stärken und Schwächen.

> **Eine Hauptaufgabe der Führungsperson ist die Vorbildfunktion, denn nur das, was man selbst vorlebt, kann man auch von seinen Mitarbeitern erwarten.**

Leadership

Das bedeutet allerdings nicht, dass eine Führungsperson in einem ambulanten Pflegedienst automatisch eine umfangreiche, eigene Tour fahren muss, um ihren Mitarbeitern als Vorbild zu dienen. Die Entscheidung, Aufgaben in der direkten Pflege zu übernehmen, muss jede Leitungsperson eines Pflegedienstes selbst treffen, in Abhängigkeit von ihren zeitlichen **Kapazitäten**.

15.2 Wie funktioniert eine Management-bewertung?

Die Tätigkeitsbereiche des Qualitätsmanagements einer Pflegeeinrichtung sind umfassend und vielfältig, so dass die Bewertung nicht einfach ist. Zunächst muss man sich bewusst machen, dass die **Managementbewertung** nicht gleichbedeutend ist mit der Beurteilung der Führungskräfte (QM-H 15.1: ◼ Abb. 15.1).

> **Es geht nicht darum, die persönliche Eignung eines Chefs zu bewerten, sondern um die objektive Einschätzung der Ergebnisse der Führungsarbeit.**

Dabei soll die Bewertung möglichst **unkompliziert, neutral und ohne großen Aufwand** erfolgen. Dazu ist es sinnvoll, Messgrößen oder Kennzahlen zu identifizieren, die über die gewünschten Informationen Aufschluss geben. Um sich dem Thema zu nähern, sollte man versuchen, folgende Fragen zu beantworten:

Kennzahlen

Praktische Übung

> **Übung**
>
> 1. Kann die **Befragung** der Mitarbeiter einer ambulanten Pflege-
>   einrichtung mit der Frage »Mögen Sie Ihren Chef? oder »Sind
>   Sie mit der Arbeit der Pflegedienstleitung zufrieden?« verwert-
>   bare Ergebnisse für die Bewertung der Führungsebene liefern?
> 2. Überlegen Sie, welche **Daten und Kennzahlen** Sie für eine Ma-
>   nagementbewertung erheben können.
> 3. Werden mit den ausgewählten Kennzahlen alle **Tätigkeits-
>   felder** des Managements abgedeckt?
> 4. Überlegen Sie, mit welchem Aufwand die Erhebung der identi-
>   fizierten Kennzahlen verbunden ist. Bedenken Sie die **Kosten-
>   Nutzen-Relation**. Können Daten genutzt werden, die z. B. im
>   Rahmen des Controlling sowieso erfasst werden?

Um die Eignung, Angemessenheit und **Wirksamkeit** des Managements bzw. des Qualitätsmanagements zu erfassen, sollten verschiedene Eingaben erfolgen.

> **Mögliche Eingaben für die Managementbewertung**
> - Ergebnisse von Audits
> - Kundenbefragungen
> - Beschwerdewesen
> - Ressourcen
> - Prozessbewertungen
> - Auswertungen verschiedener statistischer Erhebungen
> - »Benchmarking«

Auch im entsprechenden Kapitel des QMHB werden verschiedene
Messgrößen und Kennzahlen für die Managementbewertung deutlich. Dabei handelt es sich allerdings um beispielhafte Ausführungen.

 **Für die Managementbewertung gilt, dass die Festlegung der
Messgrößen und Kennzahlen individuell und in Abhängigkeit
vom Tätigkeitsfeld einer ambulanten Pflegeeinrichtung
erfolgen muss.**

15.3   Was ist Controlling?

Definition von Controlling

Der englische Begriff Controlling hat in der deutschen betriebswirtschaftlichen Sprache in den letzten Jahren eine feste Bedeutung gewonnen. Übersetzen kann man Controlling in etwa mit Kontrolle oder
Überprüfung. Beim Controlling handelt es sich um einen speziellen
Bereich, der sich mit der statistischen **Auswertung von Daten** ver-
schiedenster Art beschäftigt. Die Ergebnisse des Controllings werden
in die zukünftige Entwicklung des Unternehmens einbezogen.

Da während der Ausbildung in Pflegeberufen derartige Themen nicht behandelt werden, stehen Pflegefachkräfte dem Controlling oft **skeptisch oder ängstlich** gegenüber. Es ist jedoch eindeutig, dass eine betriebswirtschaftliche Analyse für die Zukunft eines ambulanten Pflegedienstes maßgebliche Informationen liefert.

> **Wer sich nicht gerne mit Zahlen beschäftigt, sollte das Controlling einem Steuerberater oder einem Unternehmensberater übergeben.**

Interessant für den Controller oder den Geschäftsführer einer ambulanten Pflegeeinrichtung sind z. B. folgende **Daten**: Daten

Datenerhebung für das Controlling
- Einnahmen
- Ausgaben, z. B. aufgeschlüsselt nach:
    - Raumkosten
    - Personalkosten
    - Materialkosten
    - Fahrzeugkosten, Benzinkosten
    - Ausgaben für Versicherungen, Steuer etc.
    - Patientenzahl
    - Einstufung der Patienten
    - Wegezeiten
    - Wartezeiten
    - Fehlzeiten der Mitarbeiter
    - Überstunden
    - Fehlerkosten
    - Auswertung der Abrechnung
    - Investitionskosten
    - Einnahmen durch Zusatzleistungen
    - Fort- und Weiterbildungskosten

Es existieren vielfältige Möglichkeiten, weitere Daten zu erheben und auszuwerten, insbesondere wenn nach Lösungen für spezielle Probleme gesucht wird. Die Ergebnisse des Controllings spielen in der Managementbewertung eine wichtige Rolle.

Praxistipp

Beim Controlling muss man sich bewusst machen, dass es weder ausufern noch vernachlässigt werden darf. Ein Geschäftsführer, der sich ausschließlich mit Zahlen befasst, kann den **zwischenmenschlichen Aspekt** der Pflege aus den Augen verlieren. Das Ignorieren von Daten hingegen führt einen ambulanten Pflegedienst möglicherweise in den **Konkurs**.

QMHB	Musterpflegedienst	Kap. D	Seite
Doku-Typ QMHB	**Titel** Managementbewertung	QMS	Datum

Managementbewertung und Controlling

Um sicherzustellen, dass unser QMS geeignet und effektiv ist werden in regelmäßigen Abständen Managementbewertungen durchgeführt. Als Eingaben für diese Reviews dienen:

1. Ergebnisse interner Audits
2. Auswertung der Kundenbefragungen/Pflegevisiten
3. Ergebnisse der Prozessbewertung
4. Resultate des Projektteams in den Bereichen Fehler- und Beschwerdemanagement und Vorschlagswesen
5. Bilanz des Controlling
6. Folgemaßnahmen vorangegangener Managementbewertungen

Ziel dieser Reviews ist zum einen die Verbesserung der Wirksamkeit des QMS und der Prozesse, die Optimierung der Leistungserbringung und zum anderen der kontrollierte Einsatz von Ressourcen.
Es besteht die Möglichkeit des Einsatzes einer Balanced Score Card

erstellt:	Änderungsstatus 0	Freigabe:	Datum

Abb. 15.1 QM-H 15.1. Managementbewertung. Diese Darstellung beinhaltet das Kapitel Managementbewertung des QMHB

Marketing

Simone Schmidt

S. Schmidt, *Das QM-Handbuch*,
DOI 10.1007/978-3-662-49868-2_16, © Springer-Verlag Berlin Heidelberg 2016

> » Ich habe kein Marketing gemacht, ich habe immer nur meine Kunden geliebt (Zino Davidoff).

Das Thema Marketing wird aufgrund von steigender Konkurrenz auch für Einrichtungen des Gesundheitswesens in Zukunft an Bedeutung gewinnen.

Ambulante Pflegeeinrichtungen schießen gerade in Großstädten wie Pilze aus dem Boden, so dass trotz steigender Kundenzahl eine relativ enge Situation auf dem Markt entstanden ist. Dabei werden zunehmend kleinere ambulante Pflegedienste neu gegründet, die zum Teil nach kurzer Zeit wieder schließen müssen.

In ländlichen Regionen ist die Anbieterdichte noch nicht so groß, aber in diesen Regionen kommt es vor, dass kleine Einrichtungen von überregional tätigen Unternehmen »geschluckt« werden. Auch für diese Pflegedienste ist also das Marketing ein wichtiger Bestandteil der täglichen Aufgaben.

Große **Kliniken** betreiben im Rahmen der **integrierten Versorgung** in zunehmendem Maß eigene ambulante Pflegedienste. Der Vorteil ist der Kundenkontakt im stationären Bereich. Durch die Einführung der »Diagnosis Related Groups« (DRG) und den Expertenstandard Entlassungsmanagement sind die Krankenhäuser aufgefordert, eine Vernetzung von Klinik und ambulanter Versorgung herzustellen.

16.1   Was bedeutet Marketing?

Definition von Marketing

Zunächst hat der Begriff Marketing etwas mit dem Wort Markt oder Vermarktung zu tun. Das bedeutet, dass ein wichtiger Aspekt des Marketings der **Kunde** ist, der ja im Endeffekt den Markt bildet.

Kundenorientierung

Aus diesem Grund beschäftigen sich Marketingtheorien überwiegend mit dem **Kundenaspekt**, wobei statistische Untersuchungen an Bedeutung verlieren und die **Kundenorientierung** zunehmend in den Vordergrund rückt.

Kundenzufriedenheit

Gerade auf dem Dienstleistungssektor ist die Kundenzufriedenheit der Hauptaspekt des Marketings geworden, da zufriedene Kunden durch **Mund-Propaganda** für eine kostenlose und überzeugende **Werbung** sorgen.

Obwohl Deutschland noch immer als »Servicewüste« bezeichnet wird, bietet der **Dienstleistungssektor** vielfältige Möglichkeiten Oasen in dieser Wüste zu schaffen.

»Total Customer Care«

Im modernen Management wird die Unternehmenskultur der totalen Kundenorientierung auch »**Total Customer Care« (TCC)** genannt. Armin Töpfer beschrieb 2004 die Grundsätze des TCC, die auch auf den Pflegebereich übertragbar sind.

> **Die 10 Grundsätze von »Total Customer Care«**
>
> 1. Kundenorientierung wird durch das Top-Management nach innen und außen vorgelebt.
> 2. Kundenorientierung muss jeder im Unternehmen praktizieren, deshalb sind alle einzubeziehen.
> 3. Nur wenn alle Mitarbeiter motiviert, noch besser begeistert und empowert sind, also Entscheidungsspielraum haben und ausschöpfen können, werden sie sich für die Interessen der Kunden einsetzen.
> 4. Kundenzufriedenheit ist anhand rationaler und emotionaler Kriterien detailliert zu messen.
> 5. Veränderungen der Kundenanforderungen und -erwartungen sind frühzeitig zu erkennen und zu berücksichtigen.
> 6. Ein Feedback der gemessenen Kundenzufriedenheit ist an alle Mitarbeiter im Unternehmen zu geben, um Einstellung und Verhalten gegenüber dem Kunden zu beeinflussen und zu steuern.
> 7. Hohe Kundenzufriedenheit erfordert Qualität und Vortrefflichkeit im Detail.
> 8. »Benchmarking«, als Lernen von den Besten, fordert und sichert das eigene Handlungsniveau für höhere Kundenzufriedenheit.
> 9. Aus der Erkenntnis, dass nur höchste Kundenzufriedenheit die Basis für Kundenbindung ist, leiten sich der Anspruch nach innen und die Zielsetzung nach außen ab.
> 10. Kundenzufriedenheit muss jeden Tag neu verdient werden.

Auf diesem Gebiet sind die **Japaner** Experten, was das folgende Beispiel belegt.

Beispiel

Ein Minolta-Mitarbeiter, der einem Touristen die defekte Kamera durch seine eigene Kamera mit neuem Film ersetzte, die defekte Kamera mitnahm, kostenlos reparierte und zurückschickte, wurde von der Unternehmensleitung für dieses Verhalten gelobt.   Japan
Ein Mitarbeiter eines marktführenden deutschen Elektrokonzerns, der einer durch zahlreiche Reklamationen an ihrer Waschmaschine leidgeplagten Hausfrau ein Bügeleisen schenkte, wurde dafür fast entlassen.

Auch in den **USA** beobachtet man ähnliche Entwicklungen. So bekommt man z. B. beim Kauf eines Kleidungsstücks bei einem Hersteller eine lebenslängliche Garantie und kann das Stück umtauschen, auch wenn man es schon Jahre getragen hat. Eine Hotelkette bietet ihren Kunden an, bei Unzufriedenheit einfach zu gehen ohne vorher zu zahlen.   USA

Kundenorientierung in der Pflege

Kundenorientierung wird in der **Kranken- und Altenpflege** schon immer praktiziert.

> ❯ **Gute Pflege kann man nur leisten, wenn man in der Lage ist, die Bedürfnisse des Patienten zu erfassen und sie in der täglichen Betreuung zu beachten.**

Aber im Marketing bedeutet Kundenorientierung noch mehr:

Definition von Kundenzufriedenheit

> ❯ **Kundenzufriedenheit ist das Ergebnis eines Vergleichsprozesses des Kunden zwischen seinen Erwartungen und den wahrgenommenen Leistungen.**

Diese Definition erinnert an verschiedene Definitionen von Qualität (▸ Abschn. 2.1).

Kundenzufriedenheit kann also nur durch **Qualität** verwirklicht werden. Verschiedene andere Faktoren kommen hinzu, etwa Beschwerden ernst zu nehmen und entsprechende Veränderungen konsequent zu veranlassen.

Kundenerwartungen sind außerdem
- Information bei Nichteinhaltung von Terminzusagen
- Verständlichkeit von Rechnungen
- Sauberkeit und Ordnung
- Eine Beschwerdeantwort innerhalb einer Woche
- Freundliches Verhalten
- Individuelle Betreuung
- Freundlichkeit am Telefon
- Glaubwürdigkeit, Vertrauen
- Zuverlässigkeit
- Ständige Erreichbarkeit
- Referenzen

In den Bereich des Marketings fallen aber auch Maßnahmen wie das Erstellen von Prospekten oder ein Tag der offenen Tür. Hier sind der **Kreativität** keine Grenzen gesetzt. Es ist von Vorteil, auch das Potenzial der Mitarbeiter für das Marketing zu nutzen.

Ein weiterer Aspekt des Marketings ist die **Entwicklung neuer Leistungen**, die auch in der DIN EN ISO 9001 gefordert wird.

Auf der Beispielseite wird das Kapitel Marketing im Qualitätsmanagement-Handbuch vorgestellt (QM-H 16.1: ◘ Abb. 16.1).

16.2   Welche Leistungen können entwickelt werden?

Auch ambulante Einrichtungen, die sich auf dem Markt etabliert haben, sollten sich mit der Entwicklung von neuen Leistungen auseinandersetzen. Dazu gehören beispielsweise spezialisierte Pflegeleistungen, etwa Wundmanagement oder Beatmungspflege, Betreuungsleistungen und Leistungen zur Entlastung von pflegenden Angehörigen.

Die Gründe hierfür sind der zunehmende **Kostendruck**, da auf der **Einnahmen**seite keine großen Steigerungen möglich sind, aber die **Ausgaben**seite sich normalerweise nach oben bewegt. Alleine die Entwicklung der Benzinpreise veranschaulicht dies deutlich.

Außerdem gehört es zu den Aufgaben des Qualitätsmanagements, die Wünsche und **Erwartungen der Kunden** zu respektieren. Auf diesem Gebiet haben sich in den letzten Jahren Veränderungen gezeigt, etwa durch vermehrte Wünsche des Kunden nach exzellenter Qualität.

In zunehmendem Maße beobachtet man auch eine Veränderung des **Gesundheitsbewusstseins** bei den Patienten oder deren Angehörigen. So gewinnt der »Wellnessbereich« immer mehr an Bedeutung. Die kommende Kundengeneration wird Zusatzleistungen aus diesem Sektor wahrscheinlich vermehrt nachfragen.

Darüber hinaus ist der **Aufklärungs- und Informationsbedarf** der Patienten deutlich gestiegen. Das bedeutet für die ambulante Pflege, dass **Beratungs- und Schulungsmaßnahmen** an Bedeutung zunehmen. Durch die aktuelle gesundheitspolitische Entwicklung wird der Patient vermehrt in die Verantwortung genommen, gleichzeitig zeigt er auch mehr Skepsis gegenüber den Leistungserbringern.

> **Durch die Beteiligung des Kunden an den Kosten der Behandlung und Betreuung steigen seine Erwartungen und Wünsche.**

Ein weiterer Faktor ist die rasante Entwicklung der **Informationstechnologie**. Auch **Senioren** gewinnen vermehrt Informationen aus dem Internet und haben dadurch die Möglichkeit, Angebote einzuholen und Vergleiche vorzunehmen. Gerade für Menschen mit eingeschränkter Mobilität wird dieser Bereich in Zukunft noch an Wichtigkeit gewinnen.

Für Pflegeeinrichtungen ergibt sich dadurch die Möglichkeit, in den aufgeführten Bereichen Maßnahmen des Marketings zu betreiben.

Möglichkeiten des Marketing
- Kontaktaufnahme durch Werbung
- Kooperation mit anderen Leistungserbringern, z. B. Kliniken, Hausärzte, Apotheken, Therapeuten
- Öffentlichkeitsarbeit
- Nutzen von Internet und anderen Informationstechnologien, z. B. SMS
- »Social Sponsoring«

Möglichkeiten der Entwicklung neuer Leistungen
- Spezialisierung auf bestimmte Bereiche, z. B. Wundmanagement, Ernährungsberatung
- Spezialisierung auf bestimmte Kundengruppen, z. B. Pädiatrie, postoperative Betreuung, HIV-Patienten, Hospizarbeit
- Zusatzleistungen im Wellnessbereich
- Zusatzleistungen im kosmetischen Bereich
- Zusatzleistungen auf dem Gebiet der ganzheitlichen Medizin, z. B. Naturheilkunde
- Beratungsangebote, Schulungen für Patienten oder Angehörige, Vorträge über gesundheitsbewusstes Verhalten
- Leistungen für Patienten mit speziellem Pflegebedarf, z. B. Urlaubsvertretung, Kurzzeitpflege, Tagesbetreuung, Intensiv- oder Beatmungspflege, Dementenbetreuung
- Zusatzleistungen im hauswirtschaftlichen oder logistischen Bereich, z. B. Transportbegleitung, Hol- und Bringedienst, etwa für Medikamente
- Zusatzleistungen durch neue Betreuungsangebote, z. B. betreutes Wohnen, Pflegehotel, Senioren-WG oder andere Wohnformen

Bei der Entwicklung von neuen Leistungen müssen die vorhandenen **Ressourcen**, etwa die Qualifikation des Personals oder finanzielle Ressourcen, berücksichtigt werden. Diese Ressourcen sollten allerdings auch konsequent genutzt werden.

QMHB	Musterpflegedienst	Kap. D	Seite
Doku-Typ QMHB	Titel Marketing	QMS	Datum

Marketing, Entwicklung neuer Leistungen

Die Planung, Umsetzung und Evaluation des Marketings wird von der Geschäftsführung durchgeführt. Aus diesem Grund erfolgt eine regelmäßige Zusammenarbeit des Qualitätsmanagers mit dieser Stelle. Ziel ist es, Ergebnisse des QM in die Arbeit der Geschäftsführung mit einzubeziehen. Darüber hinaus ist der Inhaber für die geplante Entwicklung neuer Leistungen verantwortlich. Wir sind jedoch bestrebt in diesem Bereich die Vorschläge und Meinungen aller Mitarbeiter zu integrieren oder bei Bedarf externe Beratung in Anspruch zu nehmen.

erstellt:	Änderungsstatus 0	Freigabe:	Datum

◨ **Abb. 16.1** QM-H 16.1. Marketing im QMHB

Der kontinuierliche Verbesserungsprozess

Simone Schmidt

S. Schmidt, *Das QM-Handbuch*,
DOI 10.1007/978-3-662-49868-2_17, © Springer-Verlag Berlin Heidelberg 2016

Der Schwerpunkt des Qualitätsmanagements beschäftigt sich in allen Qualitätsmanagementsystemen mit der **Verbesserung der Qualität**. Egal ob TQM, Kaizen oder DIN EN ISO 9000, – in all diesen Systemen besitzt dieser Punkt oberste Priorität.

Um die **ständige** Verbesserung zu erreichen, spricht man auch vom kontinuierlichen Verbesserungsprozess (**KVP**). Diese Aufgabe muss von einer entsprechenden Stelle koordiniert werden. Die **oberste Leitung** ist deswegen gemäß der DIN EN ISO 9001:2015 dazu verpflichtet, einen Beauftragten zu bestimmen.

Um eine kontinuierliche Verbesserung zu erreichen, muss man regelmäßig **Ist- und Soll-Zustand** abgleichen. Ein geeignetes Mittel hierfür sind interne oder externe **Audit**s.

Ein wichtiger Aspekt bei der kontinuierlichen Verbesserung ist die **praktische Umsetzung**, da die Qualitätspolitik oder das Unternehmensleitbild zwar wohlklingende Aussagen beinhaltet, diese jedoch auch in der täglichen Arbeit wieder gefunden werden müssen. Um dies zu gewährleisten, beschäftigt sich der letzte Abschnitt dieses Kapitels ausführlich mit den Möglichkeiten des **Qualitätszirkels**.

17.1 Was bedeutet KVP?

Definition von KVP

Eine wichtige Aufgabe des **Qualitätsbeauftragten** (QB) oder des **Qualitätsmanagers** ist die Verwirklichung des KVP.

Dabei handelt es sich um einen **fortwährenden Prozess**, bei dem verschiedene Instrumente eingesetzt werden können. Die **wichtigsten Methoden**, wie interne Audits und die Qualitätszirkelarbeit, werden in den folgenden Abschnitten erläutert. Darüber hinaus müssen jedoch noch weitere Schritte unternommen werden, die im Qualitätsmanagement-Handbuch aufgeführt werden sollen. Aus diesem Grund wird das entsprechende Kapitel des Handbuchs hier vorgestellt (QM-H 17.1: ◘ Abb. 17.5).

Beim Verbesserungsmanagement ist zu berücksichtigen, dass **alle Mitarbeiter** soweit als möglich in den Prozess einbezogen werden. Dies geschieht in Form von Teambesprechungen, Mitarbeitergesprächen, Projektteams, Vorschlägen in mündlicher oder schriftlicher Form, letzteres etwa durch einen Kummerkasten.

Ein Qualitätsmanagementsystem kann nur funktionieren, wenn die Beteiligten interessiert und engagiert auf diesem Gebiet mitarbeiten möchten. Obwohl der Begriff »Mitarbeiter« diesen Willen eigentlich voraussetzt, ist es nicht immer zutreffend, dass das Ziel jeden Mitarbeiters die Verbesserung des Qualitätsmanagementsystems und der Dienstleistung ist.

17.2 Qualitätsverantwortlicher

In der internationalen Norm DIN EN ISO 9001:2015 ist nicht mehr vorgesehen, dass die Führungsebene eines Unternehmens ein Mitglied der Leitung benennt, das die Aufgaben des Qualitätsmanagements wahrnimmt.

In ambulanten Pflegeeinrichtungen übernimmt diese Aufgabe in vielen Fällen auch die Pflegedienstleitung. Sie kann dabei allerdings in einen **Interessenkonflikt** geraten, da sie in ihrer Position als Pflegedienstleitung andere Ziele anstrebt als in der Funktion des Qualitätsverantwortlichen und da die zeitlichen Ressourcen zur Wahrnehmung dieser Aufgabe meist nicht ausreichen.

Betrachtet man etwa das **Personalmanagement**, so ist es im Interesse der Pflegedienstleitung oder der Geschäftsführung möglichst kostengünstig zu arbeiten und evtl. weniger qualifizierte, günstige Arbeitskräfte zu beschäftigen. Als QM-Verantwortlicher muss die Priorität auf der **Qualifikation** der Mitarbeiter liegen, die **Kosten** werden zwar zur Kenntnis genommen, sind aber nicht ausschlaggebend für Entscheidungsfindungsprozesse.

Deshalb kann die Leitung des Qualitätsmanagements besser erledigt werden, wenn ein Mitarbeiter, der sich für das Thema interessiert, diesen Aufgabenbereich übernimmt. Ihm muss dann für den Bereich QM eine Verantwortung übertragen und ein Aufgabenbereich definiert werden.

> **Fähigkeiten und Aufgaben des Qualitätsmanagementbeauftragten**
> - Besonderes Interesse am QM
> - Kontaktbereitschaft
> - Motivation der Mitarbeiter
> - Moderation von Qualitätszirkeln
> - Präsentationen, Schulungen
> - Projektmanagement
> - Konfliktfähigkeit
> - Teamfähigkeit
> - Entscheidungsfähigkeit
> - Fehlerfreies Schreiben
> - Kenntnisse der EDV, z. B. Word, PowerPoint

Anhand dieser Liste kann versucht werden, eine **geeignete Person** zu finden, die möglichst viele der genannten Kriterien erfüllt.

Eine andere Variante wäre die Befragung der **Mitarbeiter**, wer eine derartige Funktion ausüben möchte. Eventuell kann auf diese Art ein Qualitätsverantwortlicher gefunden werden.

Sollte keiner der Mitarbeiter für diese Aufgabe geeignet sein, könnte ein Mitarbeiter eine **Fortbildungsmaßnahme** zum Qualitätsbeauftragten oder zum Qualitätsmanager absolvieren.

Diese Fortbildung wird von verschiedenen Instituten und Berufsakademien zu ähnlichen Bedingungen angeboten und vermittelt üblicherweise die Grundkenntnisse des Qualitätsmanagements. Für gewöhnlich endet der erste Teil des Kurses mit dem Abschluss zum **Qualitätsbeauftragten**, und der Aufbaukurs mit dem Zertifikat des **Qualitätsmanagers**.

Externer Berater

Eine weitere Möglichkeit wäre die Einbindung eines externen Qualitätsmanagers oder Qualitätsberaters. Dabei sollte man jedoch sorgfältig auswählen und die Kosten miteinander vergleichen. Der externe Berater kann die Leitungsebene unterstützen und beraten. Er kann die Qualitätsverantwortung aber nicht komplett übernehmen. Dies ist die wichtigste Neuerung der DIN ISO 9001:2015 im Vergleich zur vorherigen Version aus dem Jahr 2008.

> **Praxistipp**
>
> Lassen Sie bei der Auswahl eines externen Qualitätsmanagers oder Qualitätsberaters unbedingt einen Kostenvoranschlag erstellen.

Bevor man einen Beratervertrag unterzeichnet, sollte man überlegen, welche Erwartungen ein externer Berater erfüllen soll und welche Ziele **gemeinsam** erreicht werden sollen.

Aufgaben des QMB

Beauftragter bedeutet, dass eine Person für bestimmte Aufgaben zuständig ist. Einige **Aufgaben** des Qualitätsmanagementbeauftragten (QMB) werden deshalb in der folgenden Übersicht näher beleuchtet.

Aufgaben des Qualitätsbeauftragten

- Erhebung des IST-Zustandes
- Erstellung des Qualitätsmanagement-Handbuches
- Kundenbefragungen
- Durchführung von internen Audits
- Prozessbewertung
- Teilnahme bei der Pflegevisite
- Mitarbeiterbefragungen
- Auswertung des Beschwerdemanagements
- Ständige Aktualisierung des QMS
- Durchführung von Fortbildungen
- Vorbereitung einer Zertifizierung

17.3   Audits

17.3.1 Was ist ein Audit?

Der Begriff Audit stammt vom lateinischen Wort *audire* ab und bedeutet anhören oder zuhören.

Ein Audit ist also eine **Anhörung** oder **Befragung**, deren Ziel es ist festzustellen, wie die Abläufe und Prozesse einer Organisation geregelt sind und ob die Ergebnisse dieser Prozesse mit den festgelegten Anforderungen übereinstimmen.

Man unterscheidet zwischen internen und externen Audits. Beim **internen Audit** führt z. B. der Qualitätsmanager eine Befragung der Pflegedienstleitung oder der Mitarbeiter durch, um spezielle Fragestellungen zu bearbeiten.

Beim **externen Audit** kann dies in gleicher Weise durch einen externen Qualitätsberater erfolgen oder ein Auditor einer **akkreditierten Zertifizierungsstelle** nimmt eine Begutachtung der Einrichtung vor. Dann spricht man auch von einem Zertifizierungsaudit.

Der Vorteil eines externen Audits ist die Tatsache, dass der Auditor unvoreingenommen und neutral ist, wohingegen Mitarbeiter eine vorgefasste Meinung haben und evtl. auch »betriebsblind« sind.

Eine umfassende **Auditcheckliste** wird im Anhang vorgestellt (▶ A4). Es ist jedoch nicht immer erforderlich, bei jedem Audit das gesamte QMS zu auditieren. An Stelle eines sog. **Systemaudits** können auch gezielt einzelne Bereiche begutachtet werden. So könnte z. B. im ersten Halbjahr ein Systemaudit erfolgen und nach sechs Monaten ein Teilbereich auditiert werden.

17.3.2 Wie wird ein Audit durchgeführt?

Ähnlich wie beim Projektmanagement sollte auch für das Projekt Audit ein **Ablaufplan** erstellt werden. Dabei kann man sich der Einfachheit halber an einem Projektablauf orientieren.

Aus diesem Grund werden nun die verschiedenen Phasen **eines Audits** in Form eines Projekts dargestellt:

Projekt: Audit

1. Vorbereitung
- Was soll auditiert werden?
- Wer nimmt am Audit teil?
- Wer führt das Audit durch?
- Erstellung einer Auditcheckliste
- Information der beteiligten Personen
- Erarbeitung des Zeitplans für das Audit: Wie viel Zeit wird benötigt? Eventuelle Verzögerungen sollten berücksichtigt werden.

Definition von Audit

Internes Audit

Externes Audit

Ablauf eines Audits

- Terminplanung: Welcher Termin ist für alle Beteiligten günstig?

2. Durchführung des Audits

- Begutachtung des Systems oder des Teilbereiches mit Hilfe der Auditcheckliste
- Begutachtung der entsprechenden Dokumente

3. Auswertung des Audits

- Bewertung der Auditcheckliste
- Identifizierung von Problembereichen
- Erfassen der Probleme anhand einer Prioritätenliste
- Bestimmung von Folgemaßnahmen zur Problembeseitigung mit festen Terminvorgaben und Zuständigkeiten
- Bei Wiederholungsaudits: Abgleich der Problemerkennung und der Folgemaßnahmen unter Berücksichtigung der Fragen: Besteht das Problem weiterhin? Waren die eingeleiteten Maßnahmen erfolgreich? Wurden die gesteckten Ziele erreicht? Wurde der Zeitplan eingehalten? Bei Misserfolg: Wurde das Problem nicht richtig erkannt? Waren die eingeleiteten Maßnahmen geeignet? War der zeitliche Rahmen zur Problemlösung ausreichend? Wurden adäquate Ziele festgelegt? Wurden die Mitarbeiter ausreichend informiert? Sind stattdessen neue Probleme entstanden?

Konsequenzen des Audits

Audits sollten **regelmäßig** durchgeführt werden, nach Möglichkeit alle sechs Monate. Wichtig ist der Abgleich des **Ergebnis**ses des Audits um **Verbesserungen**, Stagnationen oder gar Verschlechterungen feststellen zu können.

> **Praxistipp**
>
> Man beobachtet gelegentlich, dass bei einem Audit spezielle Probleme erkannt und Folgemaßnahmen eingeleitet werden. Oftmals beginnen die Mitarbeiter dann mit großem Engagement das Problem zu beseitigen. Konzentriert man sich jedoch speziell auf ein Ziel, geraten andere Bereiche leicht in den Hintergrund und es entstehen **neue Defizite**. Man sollte deswegen bei der **Planung** der Folgemaßnahmen ganz gezielt vorgehen und detailliert beschreiben, was erreicht werden und in welcher Weise dies geschehen soll. Alltägliche Bereiche der Dienstleistungserbringung müssen gezielt in Erinnerung gerufen werden, um eine **Verschiebung des Problems** auszuschließen.

Jedes Problem, das erkannt wird, kann nur gelöst werden, wenn das Problem geeignete **Folgemaßnahmen** nach sich zieht.

> **Ein Audit kann deshalb auch nur hilfreich sein, wenn entsprechende Konsequenzen folgen und nach einem festgelegten Zeitraum ein Kontrollaudit folgt.**

Im Pflegebereich findet das **Zertifizierungsaudit** in der speziellen Situation der Zertifizierung einer Pflegeeinrichtung statt. Viele ambulante Pflegedienste denken über die Möglichkeit der Zertifizierung nach, sind jedoch unschlüssig, ob ein **Zertifikat** tatsächlich von Vorteil ist und welches Zertifikat am besten geeignet ist.

Natürlich kann diese Frage nicht pauschal beantwortet werden, es gibt jedoch einige Punkte, die bei der **Entscheidung** hilfreich sein können:

Entscheidungshilfen für die Zertifizierung
1. Welche Kosten kommen auf die Einrichtung zu?
2. Ist das Zertifikat den Kunden bekannt?
3. Was verbinden die Kunden mit der Zertifizierungsstelle?
4. Gilt das Zertifikat als gleichwertiges Testat im Vergleich zur MDK-Prüfung?
5. Hat die Zertifizierung einen Einfluss auf die Leistungsabrechnung?

17.4 Qualitätszirkel

17.4.1 Historische Entwicklung

Nach dem Ende des 2. Weltkrieges erlebte die Wirtschaft in Japan einen enormen Aufschwung. Dieser beruhte auf tief greifenden Reformen der Gesellschaft. In diesem Zusammenhang wurden in japanischen Unternehmen umfassende **Qualitätssicherungsprogramme** eingeführt. Da die Japaner aufgrund ihrer Geografie und ihrer Geschichte ein ausgeprägtes Familien- und Gruppenbewusstsein besitzen, entwickelten sie Qualitätszirkel als Methode zur Einbeziehung von Mitarbeitern, nach dem Motto:

> **Probleme werden dort am besten gelöst, wo sie entstehen.**

Nachdem der Erfolg der japanischen Methode deutlich wurde, gründete man in den 60er Jahren des letzten Jahrhunderts »Quality Control Circles«, auch in den USA. Zunächst blieb der Erfolg aus, bis 1980 ein Dokumentarfilm mit dem Titel: »Wenn Japan kann... warum können wir nicht?« die entscheidende Wende brachte.

Deutschland folgte erst in den 1980er Jahren. Hier nahmen Projektgruppen oder Qualitätszirkel zunächst in der Industrie ihre Arbeit auf. Im Dienstleistungssektor wurde die Notwendigkeit einer kontinuierlichen Verbesserung Ende der 1980er Jahre erkannt.

Entwicklung in Japan

USA

Deutschland

17.4.2 Theoretische Grundlagen

Aspekte eines Qualitätszirkels

Indikatoren und Aufgaben eines Qualitätszirkels
- Freiwillige Zusammenkunft
- Regelmäßige Zusammenkunft
- Mitarbeiter eines Arbeitsbereiches
- Auf eine bestimmte Dauer angelegt
- Formal organisierte Kleingruppe
- Analyse der Probleme und Themen der täglichen Arbeit

Die Gruppe arbeitet mit Unterstützung eines geschulten **Moderators** und wendet speziell erlernte **Problemlösungs- und Kreativitätstechniken** an. Dadurch können Wissen, Erfahrungen, Ideen und Verantwortungsbereitschaft der Mitarbeiter genutzt werden.

Ziele eines Qualitätszirkels
- Verbesserung der Qualität der Dienstleistung
- Steigerung des Leistungspotenzials der Mitarbeiter
- Verbesserung des Betriebsklimas

Allgemein formuliert handelt es sich hier um einen **kontinuierlichen Verbesserungsprozess**, der auch in der DIN ISO 9000 eine wichtige Rolle spielt.

Der Ablauf eines Qualitätszirkels orientiert sich an den Phasen des **Problemlösungsprozesses**, der in  Abb. 17.1 grafisch dargestellt wird.

17.4.3 Techniken im Qualitätszirkel

»Brainstorming« und »Brainwriting«

> Beim »Brainstorming« handelt es sich um eine unkomplizierte, schnell erlernbare Kreativitätstechnik, die ohne größere Vorbereitungen durchgeführt werden kann.

Sie ist deshalb auch für **Einsteiger** gut geeignet. Bei dieser Methode werden innerhalb kurzer Zeit viele Ideen gesammelt, so dass sie vor allem in der ersten Phase des Problemlösungsprozesses zum Einsatz kommt. Geeignet ist das »Brainstorming« auch bei der Sammlung von Lösungsvorschlägen.

Technik des Brainstormings

Das Problem wird als Frage auf einer Flip-Chart oder einer Pinnwand formuliert. Stehen keine Hilfsmittel zur Verfügung, kann der Moderator die Frage auch vorlesen und die Antworten auf einem großen Blatt Papier notieren. Es ist jedoch hilfreich, wenn alle Teilnehmer die Antworten mitlesen können, da das Aufgreifen der Ideen ausdrücklich erwünscht ist.

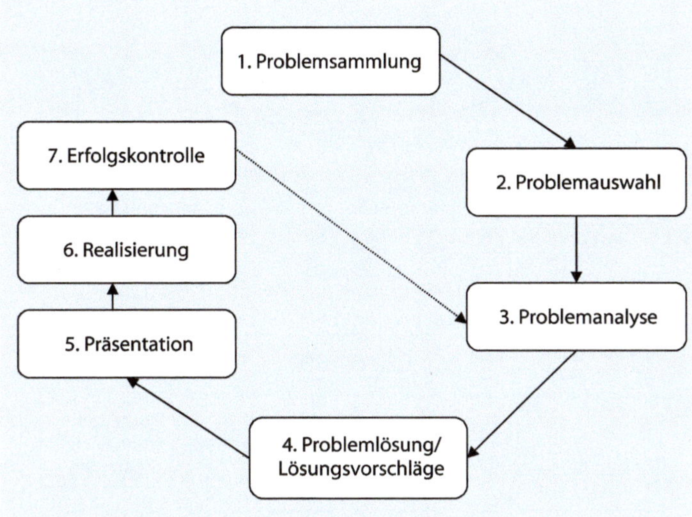

Abb. 17.1 Die Phasen des Problemlösungsprozesses. Die Abbildung stellt die einzelnen Schritte des Problemlösungsprozesses dar. Dieser Ablauf entspricht auch dem Ablauf eines Qualitätszirkels, muss also bei den einzelnen Schritten der Moderation berücksichtigt werden

Im Anschluss wertet die Gruppe das Ergebnis aus, dabei werden die Ideen nach Themenkomplexen geordnet. Wurden die Antworten auf Karten geschrieben, können diese an der Pinnwand sofort einem Themenbereich zugeordnet werden.

Die Teilnehmer eines Qualitätszirkels sollten bei allen Methoden gewisse Spielregeln beachten:

Spielregeln im Qualitätszirkel
- Andere ausreden lassen
- Aufmerksam zuhören
- Jeder Teilnehmer darf seine Meinung äußern
- Offen sein für Argumente
- Zuvor festgelegte Redezeit einhalten, etwa drei Minuten
- Sachlich bleiben

Spielregeln

Beim »Brainstorming« gilt darüber hinaus die Grundregel, dass jegliche Art von Kritik an Vorschlägen verboten ist und dass auch »verrückte« Ideen erwünscht sind (■ Abb. 17.2).

> **Eine Variante dieser Methode ist das »Brainwriting«, bei dem die Teilnehmer ihre Ideen direkt aufschreiben.**

Dazu können Formulare mit dem Problem vorbereitet werden, die dann innerhalb der Gruppe auch ausgetauscht werden. Da die Teilnehmer sich bei dieser Methode nicht alle im gleichen Raum aufhalten müssen, kann diese Technik auch in Kleingruppen durchge-

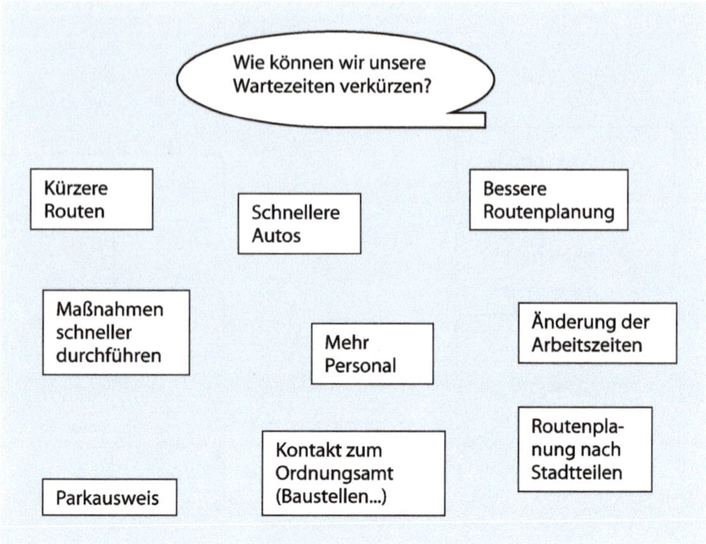

▪ Abb. 17.2 Praktisches Beispiel für das Brainstorming. Diese Abbildung zeigt ein Beispiel für das »Brainstorming« in der ambulanten Pflege. Auch die Ergebnisse des »Brainwritings« können sich in dieser Form darstellen

führt werden. Am Ende werden alle Ideen zusammengetragen und sortiert.

Umkehrmethode

Bei der **Umkehrmethode** oder **Kopfstandtechnik** soll die Kreativität angeregt werden, indem man die Fragestellung »umkehrt«. Dadurch kann das Problem aus einem anderen Blickwinkel betrachtet werden.

> **Praxistipp**
>
> Statt der Frage: »Wie können wir unsere Wartezeiten verkürzen?« sammeln die Teilnehmer Ideen zu der Frage: »Wie können wir unsere Wartezeiten verlängern?«

Genau wie beim »Brainstorming« werden nun Ideen gesammelt, die dann aber wieder in ihr Gegenteil umgekehrt werden müssen. Dabei sollte die Umsetzbarkeit der gewonnenen Erkenntnisse für das eigentliche Problem beachtet werden.

17.4.4 Ishikawa-Diagramm

> ❯ Das Ishikawa- oder Fischgrätdiagramm ist eine Problemlösungstechnik, mit der strukturiert und gezielt Probleme bearbeitet werden können.

Problem-Ursachen-Diagramm

Es ist von Vorteil, wenn die Teilnehmer schon Erfahrung in der Qualitätszirkel-Arbeit besitzen. Das nach seinem Erfinder Kaoru Ishika-

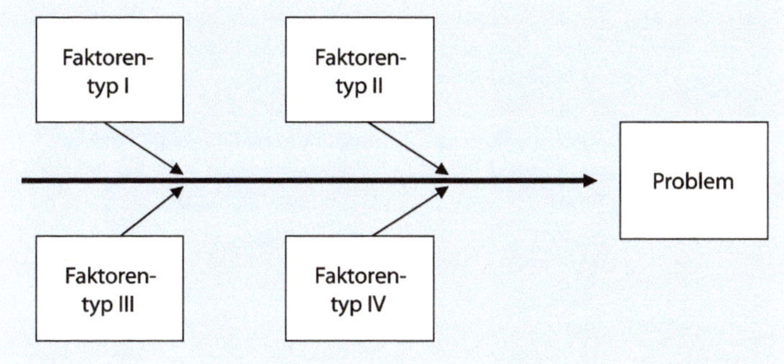

■ **Abb. 17.3** Ishikawa- oder Fischgrätdiagramm. Es handelt sich um die charakteristische Form des Ishikawa- oder Fischgrätdiagramms, die dieser Technik auch ihren Namen gegeben hat

wa benannte Diagramm ermöglicht die **Visualisierung von komplexen Zusammenhängen** zwischen Fehlerursachen und deren Auswirkungen in übersichtlicher Form. Die Ursachen werden wie beim »Brainstorming« spontan und zufällig genannt, in Gruppen geordnet und schließlich mit Hilfe von Pfeilen in Relation zum Problem gesetzt. Dadurch ergibt sich eine typische Form, die an Fischgräten erinnert und der Technik den Namen Fischgrätdiagramm einbrachte. Das Ishikawa-Diagramm ist in allgemeiner Form in ■ Abb. 17.3 dargestellt.

Hilfreich ist die Orientierung am Problemlösungsprozess, der in ■ Tab. 17.1 dargestellt wird. Zunächst wird ein **Problem** benannt, die Teilnehmer rufen dem Moderator spontan Antworten zu, die dieser auf Karten notiert. Dann werden die Faktoren in Gruppen sortiert, wobei typische Gruppen in ■ Tab. 17.2 dargestellt sind. Auf dem »Parkplatz« werden Antworten gesammelt, die zunächst keiner Gruppe zugeordnet werden können.

Bei der **Auswertung** des Diagramms kann die Bedeutung von Fehlerursachen festgestellt werden. Im nächsten Schritt diskutieren die Teilnehmer, wodurch diese Faktoren beeinflusst werden können, um den Prozess zu verbessern. Dabei können Negativ- und Positivfaktoren mit verschiedenen Farben markiert werden. Eine Rangfolge legt schließlich fest, welcher Faktor als nächstes bearbeitet wird. Da die Methode sehr aufwändig ist, kann sie nicht ohne Hilfsmittel wie Pinnwand, Karten oder ähnliches Material durchgeführt werden. Außerdem besteht die Möglichkeit, zur Unterstützung des Protokolls, das Diagramm mit einer Sofortbildkamera zu fotografieren.

In ■ Abb. 17.4 ist ein Ishikawa-Diagramm für ein häufiges Problem in der ambulanten Pflege dargestellt.

◘ **Tab. 17.1** Vergleich: Problemlösungsprozess – Phasen der Moderation eines Qualitätszirkels. Der Ablauf eines Qualitätszirkels sollte sich an den Phasen des Problemlösungsprozesses orientieren

Problemlösungsprozess	Moderation eines Qualitätszirkels
1. Problemsammlung	1. Themensammlung
2. Problemauswahl	2. Themenauswahl
3. Problemanalyse	3. Themenbearbeitung
4. Problemlösung	–
5. Präsentation	–
6. Realisierung	4. Maßnahmenplanung
7. Erfolgskontrolle	5. Evaluation in einer Folgesitzung

◘ **Tab. 17.2** Faktorentypen im Ishikawa-Diagramm. Dieses Diagramm zeigt mögliche Gruppen von Faktoren, die beim Ordnen der Aussagen verwendet werden können

Faktorentypen	
Mensch	Struktur
Methode	Umwelt
Material	Mittel
Maschine	Zwecke
»Parkplatz«	»Parkplatz«

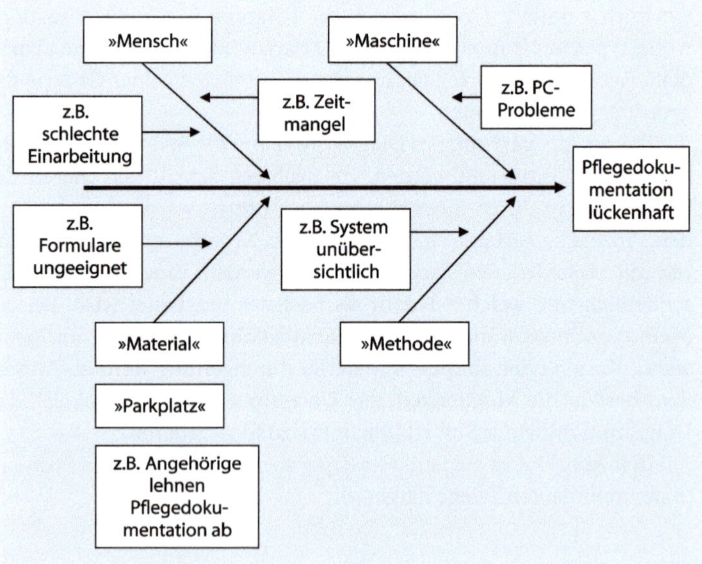

◘ **Abb. 17.4** Das Ishikawa-Diagramm in der ambulanten Pflege. Beispiel für die Analyse eines Problems mittels Ishikawa-Diagramm

17.4.5 Qualitätszirkel in der ambulanten Pflege

Planung eines Qualitätszirkels

Unter Berücksichtigung der theoretischen Grundlagen der Arbeit im Qualitätszirkel ergeben sich für die ambulante Pflege einige Besonderheiten. Diese beruhen auf der **Größe der Einrichtung**, der Zahl der Mitarbeiter und den flachen hierarchischen Strukturen, die in den meisten ambulanten Diensten vorliegen. Eine Ausnahme stellen ambulante Dienste dar, die an ein Krankenhaus angegliedert sind.

> **❯** **Beim Aufbau eines Qualitätszirkels in einem ambulanten Dienst ergeben sich durch strukturelle Vorgaben spezielle Probleme, die man bei der Planung beachten sollte.**

Da die Mitarbeiter eines ambulanten Dienstes überwiegend **alleine arbeiten**, verstehen sie sich nicht in der Form als Team, wie dies in einer Einrichtung mit einzelnen Abteilungen der Fall ist. Oftmals kennen sich gar nicht alle Mitarbeiter oder treffen nur selten zusammen. Das Gefühl der Gemeinsamkeit und die Zusammenarbeit in einer **Gruppe** spielt im Arbeitsalltag keine große Rolle und muss langsam erlernt werden. Es ist deshalb sinnvoll, in den ersten Sitzungen den Schwerpunkt auf das gegenseitige Kennenlernen zu legen und keine gravierenden Probleme zu bearbeiten.

Die **externe Beratung** durch einen erfahrenen Moderator kann diese Anfangsphase erleichtern, sofern die finanziellen Mittel hierfür vorhanden sind.

Dabei sollte auch bedacht werden, dass es sich bei den Mitarbeitern im ambulanten Pflegedienst vermehrt um **Teilzeitkräfte** handelt, insbesondere um Frauen, die als berufstätige Mütter einer Doppelbelastung ausgesetzt sind. Diesem Umstand ist bei der zeitlichen Planung Rechnung zu tragen. Die Motivation und Kreativität der Teilnehmer wird beeinträchtigt, wenn sie unter zeitlichem Druck stehen.

Die **Auswahl der Teilnehmer** stellt häufig ein größeres Problem dar. Im Idealfall nehmen an einem Qualitätszirkel acht bis zehn Mitarbeiter teil. In Einrichtungen mit 12–15 Mitarbeitern entspricht dies fast der gesamten Belegschaft. Dadurch ergeben sich mehrere Möglichkeiten:

1. **Alle Mitarbeiter** nehmen am Qualitätszirkel teil. Dadurch entsteht jedoch ein gewisser Zwang, eine Teilnahme ist allerdings nur sinnvoll, wenn sie freiwillig ist. Der Qualitätszirkel bekommt außerdem den Charakter einer Teambesprechung, so dass die Gefahr besteht, dass eine strukturierte Arbeit nicht mehr stattfinden kann. Häufig ziehen sich Diskussionen endlos oder es werden private Themen besprochen.

2. **Ein Teil der Mitarbeiter** nimmt am Qualitätszirkel teil. Dabei kann es vorkommen, dass sich nichtteilnehmende Mitarbeiter ausgeschlossen fühlen. Ein weiteres Problem stellt in diesem Fall die Weitergabe von Informationen dar.

3. Es werden zwei oder **mehrere Qualitätszirkel** gegründet, die verschiedene Themen bearbeiten.

Marginalien:

- Besonderheiten in der ambulanten Pflege
- Teamarbeit
- Teilzeitbeschäftigte
- Zahl der Teilnehmer

Zunächst sollte man sich für eines der oben beschriebenen Modelle entscheiden. Falls diese Lösung nicht für alle Betroffenen befriedigend ist, kann die Entscheidung jederzeit neu überdacht werden.

Räumlichkeiten

Sorgfältig ausgewählt werden muss auch der **Raum**, in dem der Qualitätszirkel stattfinden soll. Nicht immer stehen geeignete Besprechungszimmer in den Geschäftsräumen zur Verfügung. Dann können Treffen gegebenenfalls auch bei Mitarbeitern zu Hause stattfinden. Wichtige Punkte bei der Auswahl sind die Größe des Raumes, die Ausstattung mit Hilfsmitteln, die Akustik, die Beleuchtung und die Atmosphäre. Hierauf sollte bei der Vorbereitung eines Qualitätszirkels geachtet werden:

- **Vorbereitung** des Arbeitsmaterials,
- Bereitstellung von Getränken oder einem Imbiss, der zu einer guten Arbeitsatmosphäre beitragen kann.

Einladung

Bei der Planung sollte überlegt werden, ob die Teilnehmer eine **schriftliche Einladung** mit möglichen **Tagesordnungspunkten** bekommen sollen. Auch mündliche Einladungen müssen rechtzeitig erfolgen, möglichst zwei bis vier Wochen vor der Sitzung. Es ist von Vorteil, regelmäßige Termine festzulegen.

Durchführung eines Qualitätszirkels

Das Pflegepersonal besitzt normalerweise **keine Erfahrung** mit den Techniken, die in einem Qualitätszirkel angewendet werden. Aus diesem Grund sollte mit einfachen Methoden begonnen werden, um die Teilnehmer nicht zu überfordern.

In ◘ Tab. 17.3 wird der grobe **Ablauf eines Qualitätszirkels** dargestellt. Die Orientierung an diesem Schema ist gerade in den ersten Sitzungen sinnvoll.

Anfangszeit

In der **Anfangszeit** ist es nicht erforderlich, umfangreiche Hilfsmittel zu verwenden. Bei den ersten Treffen genügt es vollkommen, wenn die Teilnehmer Papier verwenden, um z. B. eine Themensammlung auszuprobieren. Wenn die Qualitätszirkel-Arbeit allen Teilnehmern **Spaß** macht und sie sich dabei sicherer fühlen, kann man dazu übergehen, komplizierte Methoden und professionelle Hilfsmittel einzusetzen.

Die Aufgabe des Qualitätszirkels als **Instrument des kontinuierlichen Verbesserungsprozesses** sollte immer im Bewusstsein bleiben. Das bedeutet, dass Entscheidungen, die einmal getroffen wurden, jederzeit zu Gunsten einer besseren Lösung verändert werden können.

Als Moderator eines Zirkels muss man den Teilnehmern immer **Offenheit** für neue Ideen signalisieren, dann können auch kleine Einrichtungen von dieser Methode profitieren. Der Ideenreichtum der eigenen Mitarbeiter darf niemals unterschätzt werden.

◘ Tab. 17.3 Ablauf eines Qualitätszirkels. Diese Tabelle beinhaltet den möglichen Ablauf eines Qualitätszirkels als Orientierungshilfe für die Planung der Sitzung

Phasen eines Qualitätszirkels	
Einstieg	Begrüßung Kennen lernen Positive Atmosphäre schaffen Protokoll vergeben
Themensammlung	»Brainstorming« »Brainwriting« Kopfstandmethode etc.
Themenauswahl	Z. B. Abstimmen durch die Vergabe von Klebepunkten
Themenbearbeitung	Z. B. Ishikawa-Diagramm
Maßnahmenplanung	Verteilung von Aufgaben anhand der Rangliste des Ishikawa-Diagramms
Abschluss	Zufriedenheit abfragen Positiver Abschluss mit Dank an die Teilnehmer

QMHB	Musterpflegedienst	Kap. D	Seite
Doku-Typ QMHB	Titel Verbesserungsmanagement KVP	QMS	Datum

Verbesserungsmanagement KVP

In Kapitel D QMS S.14 wurde bereits auf die Bedeutung des Verbesserungs- und Fehlermanagements hingewiesen. Die Relevanz dieser Thematik ist auch dem Leitbild zu entnehmen. Deshalb haben wir in unser QMS ein Instrument integriert, das in Form eines kontinuierlichen Verbesserungsprozesses KVP zur Fehlervermeidung, zum Fehlermanagement, zum Beschwerdemanagement und zum Verbesserungsmanagement eingesetzt wird. Um diese Aufgaben optimal zu erfüllen, wird ein Projektteam gegründet. Es bearbeitet anstehende Aufgaben und Probleme entsprechend einem moderierten Qualitätszirkel. Die Funktion und Anzahl der Projektteilnehmer variiert in Abhängigkeit von der zu bearbeitenden Thematik.

Unterstützt wird das Projektteam durch den Qualitätsmanager, der zu diesem Zweck jederzeit zur Verfügung steht. In diesem Zusammenhang ist zu beachten, dass die Evaluation der Ergebnisqualität und das Vorschlagswesen sämtlicher Mitarbeiter für das Team eine bedeutende Rolle spielen. Die Aufgabenbereiche des Projektteams umfassen:

- Erfassung von Fehlern,
- Ermittlung der Fehlerquellen,
- Bewertung von Fehlern anhand der »6 W's«,
- Erhebung und Bearbeitung von Beschwerden,
- Information der Mitarbeiter über Fehler, Fehlerursachen, Fehlerkosten etc.,
- Integration der Ergebnisse in die Prozessstruktur,
- Kontinuierliche Verbesserung der Prozesse unter besonderer Berücksichtigung der Schnittstellen,
- Permanente Überarbeitung des Standardsystems im Hinblick auf aktuelle pflegewissenschaftliche Erkenntnisse,
- Information aller Mitarbeiter,
- Organisation des Vorschlagswesens.

Die Vorgehensweise des Teams wird ausführlich in Kapitel H EVA S.53 beschrieben.

erstellt:	Änderungsstatus 0	Freigabe:	Datum

▫ Abb. 17.5 QM-H 17.1. Der kontinuierliche Verbesserungsprozess. Hier wird der kontinuierliche Verbesserungsprozess (KVP) dargestellt. Dabei handelt es sich um eine Möglichkeit der praktischen Umsetzung des KVP. Jede ambulante Einrichtung wird eigene Methoden entwickeln, um ihr Verbesserungsmanagement individuell zu gestalten

QMHB	Musterpflegedienst	Kap. D	Seite
Doku-Typ QMHB	**Titel** Qualitätsbeauftragter	QMS	Datum

Qualitätsbeauftragter

Die effektive Umsetzung des QMS wird durch den Qualitätsbeauftragten gewährleistet. Seine Aufgaben, Pflichten, Kompetenzen und die Anforderungen an diese Stelle sind der Stellenbeschreibung in Kapitel C ALL S.4 zu entnehmen. In diesem Abschnitt werden in Form einer Checkliste die Arbeitsbereiche des Qualitätsbeauftragten aufgeführt, die regelmäßig bearbeitet werden. Dadurch wird die Funktion des QMS für alle Mitarbeiter transparent. Der Qualitätsbeauftragte hat darüber hinaus kommunikative Aufgaben, deren Durchführung in seinem Ermessen liegen.

Checkliste QM

- Erstellung, Implementierung und Aktualisierung des QM- Handbuchs,
- Vorbereitung, Durchführung und Bewertung von internen Audits,
- Identifizierung und Bewertung von Prozessen und deren Wechselwirkungen,
- Zusammenarbeit mit der obersten Leitung in qualitätsrelevanten Fragen,
- Mitwirkung bei der Managementbewertung und der Erstellung der Balanced Score Card,
- Evaluation der Ergebnisqualität mit Hilfe statistischer Methoden,
- Fortbildungen und Schulungen bezüglich dem QM,
- Moderation von Qualitätszirkeln,
- Unterstützung der Projektteams,
- Ansprechpartner für alle Mitarbeiter in Bezug auf das QM,
- Bei Bedarf Vorbereitung auf die Zertifizierung des QMS.

Der Qualitätsbeauftragte ist verpflichtet für alle Punkte dieser Checkliste geeignete Zeitintervalle festzulegen und diese entsprechend abzuzeichnen.

erstellt:	Änderungsstatus 0	Freigabe:	Datum

◧ **Abb. 17.5** (Fortsetzung)

QMHB	Musterpflegedienst	Kap. D	Seite
Doku-Typ QMHB	**Titel** Interne Audits	QMS	Datum

Interne Audits

Der QMB erstellt Auditpläne für die gesamte Organisation. Zunächst werden interne Audits vom Qualitätsmanager vorbereitet, angekündigt, durchgeführt und ausgewertet. Nach Implementierung des Systems besteht die Möglichkeit der Delegation dieser Tätigkeiten an geeignete Mitarbeiter. Dieser Abschnitt beinhaltet die Auditchecklisten in ihrer jeweils aktuellen Form für den Pflegedienst.

erstellt:	Änderungsstatus 0	Freigabe:	Datum

■ **Abb. 17.5** (Fortsetzung)

Dokumentierte Informationen

Simone Schmidt

S. Schmidt, *Das QM-Handbuch*,
DOI 10.1007/978-3-662-49868-2_18, © Springer-Verlag Berlin Heidelberg 2016

> » Es gibt keinen Ersatz für Wissen (William Edwards Deming).

Das **Management von Informationen** besitzt in jedem Unternehmen eine entscheidende Bedeutung. Informationen müssen erfasst, weitergegeben, verstanden, verarbeitet und berücksichtigt werden. Wenn bei der Informationsaufnahme oder -weitergabe Daten verfälscht werden oder verloren gehen, wächst das Potenzial für **Fehler**. Bei der Ermittlung von Fehlerursachen stößt man deswegen häufig auf die Aussage »Das habe ich nicht gewusst«.

Jeder Bereich des Informationsmanagements stellt eine mögliche Fehlerquelle dar. Aus diesem Grund müssen in jeder Organisation »Spielregeln« für das Informationsmanagement festgelegt und von allen Mitarbeitern beachtet werden.

Die Bedeutung der **Dokumentation** ist in den letzten Jahrzehnten enorm gestiegen. Schon aus juristischen Gründen ist eine korrekte, zeitnahe Dokumentation unerlässlich. Aber auch der praktische Nutzen einer guten Dokumentation ist nicht zu unterschätzen, wenn auch der Großteil der Mitarbeiter dem Thema noch immer skeptisch gegenüber steht.

18.1   Wie funktioniert Informationsmanagement?

Bei der Festlegung von Spielregeln für das Informationsmanagement müssen zunächst alle Schritte der Information betrachtet werden.

Aufgaben des Informationsmanagements
- Informationsaufnahme
- Informationsverarbeitung
- Informationsweitergabe
- Umsetzung der gewonnenen Informationen

Jeder Bereich stellt, wie bereits erwähnt, eine **potenzielle Fehlerquelle** dar. Beispiele hierfür gibt es im praktischen Alltag der ambulanten Pflege jederzeit.

Beispiel

Informationsaufnahme: Eine Pflegekraft betreut einen Patienten täglich. Durch diesen regelmäßigen Kontakt ist es schwer, progrediente Veränderungen, z. B. einen stetigen Gewichtsverlust, wahrzunehmen. Gelegentlich werden aber auch offensichtliche Auffälligkeiten einfach übersehen. Obwohl die Krankenbeobachtung einen elementaren Bestandteil der Pflege darstellt, besteht immer die Möglichkeit, dass wichtige Tatsachen nicht wahrgenommen werden. Vor allem bei permanenter Überlastung steigt das Risiko, bedeutende Informationen zu übersehen.

Informationsverarbeitung: Ein weiterer Faktor ist die Tatsache, dass Informationen zwar aufgenommen, aber als unwichtig abgespeichert werden oder dass Tatsachen, die schon länger bekannt sind, aus der Wahrnehmung verschwinden. Wenn ein Patient über Wochen oder Monate Schmerzen beklagt, wird dieser Umstand in der Übergabe oder in Pflegeberichten als gegeben hingenommen und nicht mehr erwähnt.

Informationsweitergabe: Die häufigste Fehlerquelle im Bereich des Informationsmanagements ist die Übermittlung von Informationen. Hier gibt es gleich mehrere Möglichkeiten. Zum einen können Daten oder Mitteilungen falsch übergeben werden. Dabei spielt es keine Rolle, auf welche Art und Weise dies geschieht. Nicht korrekte Informationen werden telefonisch, bei Übergaben, im persönlichen Gespräch oder im Übergabebuch weitergegeben. Am häufigsten werden Informationen allerdings überhaupt nicht übermittelt. Viele Fehler oder Komplikationen entstehen deswegen aus Unwissenheit. Außerdem können Informationen auch einfach falsch verstanden werden. Jeder Mitarbeiter in der Pflege kennt z. B. Anordnungen von Medikamenten, bei denen versehentlich eine falsche Dosierung angegeben wurde oder Verwechslungen, etwa bei Patienten mit ähnlich klingenden Namen.

Umsetzung der gewonnenen Informationen: Auch Informationen, die korrekt aufgenommen, verarbeitet und weitergegeben wurden, können in der Folge ein Fehlverhalten verursachen. Meist handelt es sich hierbei um die fehlende Konsequenz aus der gewonnenen Information. In jeder Pflegeeinrichtung findet man in der Pflegedokumentation Hinweise auf Ereignisse, die zwar bemerkt wurden, die jedoch keine Folgen nach sich zogen, etwa Stürze, das Auftreten von Hautrötungen, Fieber, Durchfällen oder dergleichen mehr.

Aus all diesen Faktoren ist die Bedeutung von **eindeutigen Regelungen** zur Informationsweitergabe deutlich erkennbar. Dabei ist es auch für die Führungskraft einer Pflegeeinrichtung von Vorteil, wenn diese in Form von **Verfahrensanweisungen** für alle Mitarbeiter bindend festgehalten werden.

Verfahrensanweisungen

Dadurch entsteht für die Mitarbeiter eine klare **Struktur für Informationsweitergaben**, etwa in Form von Übergaben, Teambesprechungen oder schriftlichen Protokollen; aber auch im Sinne der **Rechtssicherheit** ist die Festlegung von Vorgaben erforderlich.

Deshalb beinhalten die Beispielseiten QM-H 18.1 (◼ Abb. 18.1) sowohl das beispielhafte Kapitel des QMHB als auch die zugehörigen Verfahrensanweisungen.

18.2 Was ist bei der Dokumentation zu beachten?

Die DIN EN ISO 9001:2015 beschäftigt sich mit der **Dokumentation** von qualitätsrelevanten Daten, wobei nicht nur die **Vorgaben** für die Durchführung der Dokumentation berücksichtigt werden, sondern auch die **Aufbewahrung** der Dokumente und die erforderlichen **Formulare**.

Eine gut geführte, korrekte und regelmäßige **Dokumentation** ist die Grundlage für die Erbringung einer adäquaten Pflegequalität. Dabei spielen verschiedene Faktoren eine Rolle.

Bedeutung der Dokumentation

- Eindeutigkeit bei der Durchführung der Pflege
- Rechtssicherheit durch den möglichen Nachweis der erbrachten Leistung
- Nachvollziehbarkeit der Pflegequalität für den Patienten und dessen Angehörige
- Durchführung der geplanten Maßnahmen durch alle Mitarbeiter; nicht jeder kann das tun, was er möchte
- Regelmäßige Überprüfung und Aktualisierung der Maßnahmen
- Transparenz der Qualität der Pflege gegenüber dem Kostenträger
- Durchführung von Maßnahmen nur von qualifizierten Personen
- Möglichkeit des Abgleichs erbrachter und abgerechneter Leistungen

Trotz aller Vorteile ruft die Pflegedokumentation bei den meisten Pflegepersonen **Abwehr** und negative Äußerungen hervor.

> **Dies liegt vor allem an dem Zeitaufwand, mit dem diese Tätigkeit verbunden ist. Oft hört man die Aussage: »Ich habe keine Zeit mehr für die Patienten«.**

Zielorientierte Pflegeplanung

Es ist unbestritten, dass die Dokumentation mit einem **Zeitaufwand** verbunden ist. Es bleibt jedoch zu bedenken, ob dieser Zeitaufwand durch die positiven Effekte der Pflegedokumentation gerechtfertigt wird. Eine **zielorientierte Pflegeplanung** kann für den Patienten durchaus von Vorteil sein, insbesondere wenn die Zielvereinbarung in Absprache mit dem Kunden, dem Pflegepersonal und den Angehörigen erfolgt.

> **Die meisten Pflegedokumentationen beinhalten lediglich Standardformulierungen, bei denen zwar Zeit, aber kein sinnvoller Gedanke verschwendet wird.**

Der deutsche Pflegemarkt wird dominiert von einigen wenigen Herstellern von **Dokumentationssystemen**, die sich meistens doch sehr ähneln. Viele Einrichtungen meinen, das Rad doch nicht neu erfinden zu müssen, und entscheiden sich für eines dieser Systeme, obwohl sie eigentlich nicht davon überzeugt sind.

> **Praxistipp**
>
> Muss man sich aber mit einem Rad abfinden, das nicht ganz rund läuft? Oder lohnt sich der Aufwand ein eigenes Dokumentationssystem zu entwerfen, das praxistauglich, übersichtlich und darüber hinaus auch noch kostengünstiger ist?

Zunächst müssen die **Vorgaben** festgelegt werden, die jeder Mitarbeiter bei der Dokumentation beachten muss. Auch dazu empfiehlt es sich die Anweisungen verpflichtend in Form einer **Verfahrensanweisung** zu formulieren. Auch für dieses Kapitel des Qualitätsmanagement-Handbuchs werden auf den Seiten QM-H 18.1 (◘ Abb. 18.1) Beispiele vorgestellt.

Vorgaben für die Dokumentation

Um eine Rechtssicherheit zu gewährleisten und gleichzeitig den Dokumentationsaufwand in einem sinnvollen zeitlichen Rahmen zu halten, wurde eine Entbürokratisierung durch den Pflegebevollmächtigten der Bundesregierung in die Wege geleitet. Das Ergebnis, das Strukturmodell mit der Strukturierten Informationssammlung SIS kann inzwischen auch von ambulanten Pflegediensten genutzt werden. Dieses Modell orientiert sich strukturell am Neuen Beguchtachtungsassessment NBA, das ab 2017 zur Festlegung der Pflegegrade genutzt wird.

Die erforderlichen Informationen werden vom Projektbüro Ein-STEP zur Verfügung gestellt und können auf der Homepage heruntergeladen werden (http://www.ein-step.de, Stand: 9. Februar 2016).

18.3 Lenkung von Dokumenten und Aufzeichnungen

Auch eine gut geführte Dokumentation muss **gelenkt** werden, damit die erforderlichen Formulare vorhanden und auffindbar sind.

Da die Pflegedokumentation bzw. die gesamte Dokumentation einer ambulanten Pflegeeinrichtung als Grundlage für die rechtliche Absicherung dient, ist es notwendig, die **Aktualität** und **Rückverfolgbarkeit** der verwendeten Formulare zu gewährleisten.

Rückverfolgbarkeit

Hierfür müssen alle in Gebrauch befindlichen Formulare **registriert** und **gekennzeichnet** werden. Wichtig ist in diesem Zusammenhang der Änderungsstatus des Formulars, um sicherzustellen, dass ältere Versionen nicht mehr verwendet werden.

Einige **Hersteller** von Dokumentationssystemen für die Pflege ändern ständig das Erscheinungsbild oder die Inhalte der Vordrucke, was bei den meisten Mitarbeitern für Verwirrung sorgt. Wenn bei Bestellungen jedes Mal eine abgeänderte Version des Vordrucks geliefert wird, erhöht sich die **Fehlerwahrscheinlichkeit**, da der Benutzer sich jedes Mal aufs Neue mit dem Formular auseinandersetzen muss, was auch zeitraubend ist.

Benutzerfreundlichkeit

Vollständigkeit

Außerdem sollte man bei dieser Gelegenheit die Vollständigkeit der Formulare prüfen.

> **Checkliste zur Prüfung der Dokumentation**
> - Sind alle Formulare vorhanden, die vom Gesetz gefordert werden?
> - Sind sie übersichtlich und eindeutig gestaltet?
> - Sind die Formulare benutzerfreundlich und verständlich?
> - Wurden die Formulare registriert und gekennzeichnet?
> - Gibt es Vorschriften für die Aufbewahrung und Vernichtung der Dokumente?
> - Werden die Vorschriften des Datenschutzes berücksichtigt?

Letztlich verliert das beste Dokumentationssystem seinen Nutzen, wenn den Mitarbeitern bei ihrer täglichen Routine nicht die benötigte **Zeit** für Dokumentationsaufgaben zur Verfügung steht.

Dabei sollte man allerdings bedenken, dass, auch wenn der einzelne Mitarbeiter über sehr viel Zeit für seine Aufgaben verfügt, gelegentlich mangelhafte Dokumentationen beobachtet werden.

> **Praxistipp**
>
> Manche Mitarbeiter arbeiten nach dem Motto »Wenn ich schneller arbeite, kann ich früher nach Hause gehen«. Es kann deshalb von Vorteil sein, in regelmäßigen Abständen die Dokumentation mit in die **Geschäftsräume** zu bringen und zu festgelegten Zeiten notwendige Überprüfungen vorzunehmen. So werden die Planungen nicht nur regelmäßig **evaluiert**, es entsteht auch die Gelegenheit, Probleme oder Fragen im kollegialen Gespräch oder in einer **Teambesprechung** zu klären.

18.4   Datenschutz

Datenschutz

In der ambulanten Pflege spielt der Datenschutz eine enorme Rolle, da die Leistung in den **privaten Räumen** des Pflegebedürftigen erbracht wird.

Auch Patienten im Krankenhaus legen Wert auf Privatsphäre und den Schutz ihrer persönlichen Daten. Bei der häuslichen Pflege kommt allerdings hinzu, dass »Fremde« den persönlichen Lebensbereich des Pflegebedürftigen betreten. Prinzipiell handelt es sich bei den Mitarbeitern eines Pflegedienstes also um »Eindringlinge«.

Schweigepflicht

Der wichtigste Punkt beim Datenschutz ist die schriftliche Festlegung der **Schweigepflicht** für alle Mitarbeiter. Die Verschwiegenheitserklärung sollte bereits mit Dienstantritt unterschrieben werden, da ein Arbeitsverhältnis in der Probezeit möglicherweise schnell beendet werden kann.

Auch Auszubildende, Praktikanten, Aushilfen, Zivildienstleistende oder hauswirtschaftliche Mitarbeiter müssen eine Schweigepflichterklärung unterzeichnen. Dies gilt auch für Bewerber, die in der Einrichtung hospitieren.

Bei der Pflege werden möglicherweise **sensible Daten** über den Kunden erhoben und dokumentiert. Deshalb ist der Datenschutz auch bei der Aufbewahrung von Patientendaten in den Geschäftsräumen zu beachten. Daten sind auch als Eigentum des Kunden zu betrachten (▶ Abschn. 19.9).

> **Alle Patientendaten müssen in einem sicher verschließbaren Schrank gelagert werden. Der Zugang zu Schlüsseln muss im Qualitätsmanagement-Handbuch geregelt sein.**

Um die Anforderungen des Datenschutzes zu gewährleisten, wird auf der Beispielseite HQ-M 18.1 ein entsprechendes Handbuchkapitel vorgestellt (◘ Abb. 18.1).

QMHB	Musterpflegedienst	Kap. E	Seite
Doku-Typ QMHB	**Titel** Information und Dokumentation	DOK	Datum

Information und Dokumentation

Dieses Kapitel enthält sämtliche Vorgaben, die unser Dokumentationssystem erfüllen muss, um den Erfordernissen und Erwartungen aller interessierten Parteien zu entsprechen. Dabei berücksichtigen wir vor allem, dass Art und Umfang der Dokumentation die gesetzlichen Forderungen erfüllen. Außerdem überprüfen wir die Eignung der Dokumente hinsichtlich der Funktionstüchtigkeit und der Benutzerfreundlichkeit, da diese Kriterien sowohl für unsere Kunden, als auch für die Mitarbeiter entscheidend sind. Folglich ist in diesem Abschnitt auch präzise festgelegt, wie die Zugriffsmöglichkeiten auf Dokumente gelenkt und kontrolliert werden, da dies im Sinne des Datenschutzes relevant ist.

Ein weiterer Aspekt dieses Kapitels sind Regelungen im Bezug auf Informations- und Kommunikationsstrukturen unserer Organisation. Auch sie entsprechen den oben beschriebenen Anforderungen in besonderem Maße, da dies für die Effizienz unserer Organisation unerlässlich ist.

Diese beiden Punkte werden aufgrund ihrer Bedeutung für das System zum großen Teil in Form von Verfahrensanweisungen dargestellt.

erstellt:	Änderungsstatus 0	Freigabe:	Datum

◼ **Abb. 18.1** QM-H 18.1. Information und Dokumentation im QMHB. Hier wird das gesamte Kapitel Information und Dokumentation des QMHB dargestellt, da die Thematik eng miteinander verwoben ist und Überschneidungen stattfinden

QMHB	Musterpflegedienst	Kap. E	Seite
Doku-Typ QMHB	**Titel** Datenschutz	DOK	**Datum**

Datensicherung und Datenschutz

Unsere Dokumentation muss den vertraglichen und gesetzlichen Anforderungen, sowie den Erfordernissen und Erwartungen unserer Kunden gerecht werden. Aus diesem Grund ist allen Mitarbeitern unserer Organisation der korrekte Umgang mit personenbezogenen Daten bekannt und wichtig. Für unsere Dienstleistungserbringung ist es unerlässlich, Informationen über unsere Kunden und deren soziales Umfeld zu erheben. Der gewissenhafte Umgang mit patientenbezogenen Daten bedeutet deshalb, dass wir uns verpflichten, entsprechende Aufzeichnungen und Dokumente vor unerlaubtem Zugriff zu schützen. Dies geschieht durch die sichere Aufbewahrung dieser Dokumente in unseren Geschäftsräumen. Hier werden patientenbezogene Daten in einem abschließbaren Schrank beziehungsweise in einem verschlossenen Raum aufbewahrt. Die Schlüssel sind dem Geschäftsführer, der stellvertretenden Pflegedienstleitung und der jeweiligen Schichtleitung zugänglich und werden außerhalb der Geschäftszeiten im Tresor aufbewahrt.

Ein weiterer Aspekt des Datenschutzes ist die Verschwiegenheit aller Mitarbeiter. Um diese zu garantieren, unterzeichnet jeder Mitarbeiter bei Aufnahme seiner Tätigkeit in unserer Organisation eine Schweigepflichterklärung. Dies geschieht immer am ersten Arbeitstag. Das Formblatt für die Schweigepflichterklärung ist diesem Kapitel beigefügt und wird nach der Unterzeichnung in der Personalakte aufbewahrt. Diese Regelung gilt auch für Mitarbeiter die in unserer Einrichtung auf Basis einer Aushilfstätigkeit beschäftigt sind. Verantwortlich für die Durchführung ist die Inhaberin und die stellvertretende Pflegedienstleitung. Darüber hinaus ist es allen Mitarbeitern jederzeit bewusst, dass der Schutz personenbezogener Daten genau wie der Schutz der Intimsphäre unserer Kunden bei unserer Tätigkeit eine entscheidende Rolle spielt, zumal diese in den Privaträumen unserer Kunden stattfindet.

Der Datenschutz ist auch gewährleistet durch die Verwendung einer zertifizierten EDV. Hier werden eindeutige Zugriffsrechte festgelegt.

erstellt:	Änderungsstatus 0	Freigabe:	Datum

◘ **Abb. 18.1** (Fortsetzung)

QMHB	Musterpflegedienst	Kap. E	Seite
Doku-Typ QMHB	Titel Lenkung von Dokumenten	DOK	Datum

Erstellen und Lenkung von Dokumenten

Die Bewertung von Dokumenten hinsichtlich ihrer Effizienz ist von Bedeutung für unsere Mitarbeiter und für unsere Kunden. Deshalb legen wir besonderen Wert auf die Funktionstüchtigkeit und Benutzerfreundlichkeit der Dokumente, um den Zeitaufwand für administrative Tätigkeiten zu optimieren und die korrekte, präzise Erstellung von Dokumenten zu gewährleisten. Folgende Dokumente müssen in diesem Zusammenhang genannt werden:

Dok. Nr.:	Dokument	Aufbewahrungs-ort	Aufbewahrungs-dauer	Vernichtung
1	Qualitätsmanagementhandbuch	Büro GF	unbegrenzt	Empfänger
2	Dokumentation der Qualitätspolitik	im QMHB	5 Jahre	Empfänger
3	Auditplan	Büro GF	3 Jahre	GF
4	Auditchecklisten	Büro GF	3 Jahre	GF
5	Behandlungsvertrag	Büro GF	10 Jahre ab Vertragsende	Reißwolf
6/1-12	Pflegedokumentationssystem	Büro MA	bis Änderung	GF
7	Formular für die Pflegevisite (sobald fertig)	Büro GF	bis Änderung	GF
8	Fortbildungsplan	Büro GF	2 Jahre	GF
9	Verfahrensanweisungen	im QMHB	unbegrenzt	Empfänger
10	Lieferantenkartei	Büro GF	3 Jahre	Reißwolf
11	Gerätebücher	Büro GF	analog Gerätenutzung	GF
12	Hygieneordner	Büro GF	bis Änderung	GF
13	Beschwerdemeldungsformular	Büro GF	bis Änderung	GF
15	Bewertungscheckliste Pflegeplanung	Büro GF	bis Änderung	GF
16	Arbeitsverträge	Büro GF jeder MA	20 Jahre ab Vertragsende	GF, MA
17	Schweigepflichterklärung	Büro GF	20 Jahre ab Vertragsende	Reißwolf
18	Protokoll MA-Gespräch	Büro GF	5 Jahre	Reißwolf
19	Einsatzplanung	Büro MA	5 Jahre	Reißwolf

erstellt:	Änderungsstatus 0	Freigabe:	Datum

⬛ Abb. 18.1 (Fortsetzung)

QMHB	Musterpflegedienst	Kap. E	Seite
Doku-Typ QMHB	**Titel** Aufzeichnungen	DOK	Datum

Aufzeichnungen und Nachweisführung

Die Lenkung der Nachweisdokumente dient vor allem der Gewährleistung der Rückverfolgbarkeit und erhöht dadurch die Rechtssicherheit unserer Organisation. Nachweisdokumente sollen als Grunddaten zur Verfügung stehen, aber auch für Korrektur- und Verbesserungsmaßnahmen ausgewertet werden. Deshalb müssen sie lesbar und wieder auffindbar sein. Dadurch wird die Funktionalität unseres Qualitätsmanagementsystems gewährleistet. Diese Regelungen gelten für folgende Dokumente:

Dok. Nr.:	Dokument	Aufbewahrungs-ort	Aufbewahrungs-dauer	Vernichtung
20	Managementbewertung	Büro im QMHB	5 Jahre	Empfänger
21	Auditprotokoll	Büro GF	3 Jahre	GF
4	Auditchecklisten	Büro GF	3 Jahre	GF
6/1-6	Pflegedokumentationssystem	Büro GF	10 Jahre ab Vertragsende	Reißwolf
7	Dokumentation der Pflegevisite	Büro GF	10 Jahre ab Vertragsende	Reißwolf
22	Fortbildungsprotokoll	Büro GF	2 Jahre	GF
23	Quittungen über Kundeneigentum	Büro GF	10 Jahre ab Vertragsende	Reißwolf
14	Beschwerdemeldung	Büro GF	2 Jahre	GF
15	Bewertungscheckliste Pflege-planung	Büro GF	10 Jahre ab Vertragsende	Reißwolf
18	Einsatzplanung	Büro MA	5 Jahre	Reißwolf
24	Beschaffungsdokumente	Büro GF	2 Jahre	Reißwolf
25	Protokoll Teamsitzung	Büro MA	5 Jahre	GF
26	Protokoll Qualitätszirkel	Büro MA	5 Jahre	GF

erstellt:	Änderungsstatus 0	Freigabe:	Datum

◘ **Abb. 18.1** (Fortsetzung)

<table>
<tr><td rowspan="2">QMHB</td><td>Musterpflegedienst</td><td>Kap.
E</td><td>Seite</td></tr>
<tr><td>Titel</td><td></td><td>Datum</td></tr>
<tr><td>Doku-Typ
QMHB</td><td>Dokumentationssystem</td><td>DOK</td><td></td></tr>
</table>

Verfahrensanweisung Nr. 1

Dokumentation

1. Zweck

Diese Verfahrensanweisung stellt sicher, dass alle nachweispflichtigen Dokumente korrekt, aktuell und nachvollziehbar dokumentiert werden. Dadurch ist die eindeutige Identifizierung und Rückverfolgbarkeit gewährleistet. Bei Beschwerden, Fehlern und Qualitätsabweichungen ist sichergestellt, dass Fehlerursachen erkannt und korrigiert werden können.

2. Geltungsbereich

Die Verfahrensanweisung ist gültig in allen Bereichen und für alle Mitarbeiter, die für die Dokumentation von patientenbezogenen Daten verantwortlich sind.

3. Zuständigkeiten

Die in Punkt 2 genannten Mitarbeiter sind dafür verantwortlich, dass die Dokumentation immer korrekt, vollständig, eigenhändig und unmittelbar erfolgt.

4. Beschreibung

Bei der Dokumentation von nachweispflichtigen Daten ist zu berücksichtigen, dass diese eindeutig und nachvollziehbar formuliert werden. Die Inhalte sollen knapp und präzise dargestellt werden. Bei handschriftlichen Eintragungen muss darauf geachtet werden, dass sie leserlich und mit dokumentenechten Stiften vorgenommen werden. Die Verwendung von Bleistiften, Tinte oder Kugelschreiber ist nicht zulässig.

Die vollständige Dokumentation erfolgt immer mit Datum, Uhrzeit und Handzeichen. Patientenbezogene Daten werden zur korrekten Identifizierung immer mit Vorname, Nachname, Geburtsdatum, Krankenkasse und Adresse versehen, beziehungsweise wenn vorhanden, mit Klebeetiketten.

Eintragungen in Dokumente müssen eigenhändig vorgenommen und mit einem Handzeichen gekennzeichnet werden. Die Handzeichenliste befindet sich im Büro der Geschäftsführung, ist aber auch der stellvertretenden Pflegedienstleitung zugänglich.

<table>
<tr><td>erstellt:</td><td>Änderungsstatus
0</td><td>Freigabe:</td><td>Datum</td></tr>
</table>

■ **Abb. 18.1** (Fortsetzung)

QMHB	Musterpflegedienst	Kap. E	Seite
Doku-Typ QMHB	Titel Dokumentationssystem	DOK	Datum

Die Dokumentation muss zeitnah erfolge, das bedeutet sofort nach Beendigung einer Tätigkeit. Dies gilt auch für regelmäßig wiederkehrende Tätigkeiten, wie etwa Überwachungsmaßnahmen. Auch hier erfolgen die Eintragungen unmittelbar.

Korrekturen bei fehlerhaften Eintragungen erfolgen durch Streichung des entsprechenden Textes. Die Verwendung von Korrekturflüssigkeit oder Korrekturbändern, Radiergummi oder Löschstiften ist nicht zulässig.

5. Hinweise

Diese Verfahrensanweisung gilt für alle patientenbezogenen und nachweispflichtigen Dokumente. Hierzu zählen die Formulare Nr. :

- 5: Behandlungsvertrag,
- 6/1-12: Pflegedokumentation,
- 7: Formular für die Pflegevisite,
- 23: Quittung über Kundeneigentum.

6. Änderungsdienst

Diese Verfahrensanweisung wird ständig aktualisiert. Änderungen werden vom Qualitätsbeauftragten in Zusammenarbeit mit der PDL durchgeführt und entsprechend dem Verteiler veröffentlicht.

7. Verteiler

Diese Verfahrensanweisung wird an folgende Stellen zur Kenntnisnahme weitergeleitet:

1. Geschäftsführer,
2. stellvertretende Pflegedienstleitung,
3. alle Mitarbeiter

erstellt:	Änderungsstatus 0	Freigabe:	Datum

◘ **Abb. 18.1** (Fortsetzung)

QMHB	Musterpflegedienst	Kap. E	Seite
Doku-Typ QMHB	Titel Information	DOK	Datum

Informationsstrukturen

Da die Erhebung, Verarbeitung und Weitergabe von Informationen im Rahmen unserer Tätigkeit von entscheidender Bedeutung ist, werden in diesem Abschnitt Instrumente der Informationsstruktur beschrieben. An dieser Stelle verweisen wir noch einmal auf die Vorgaben und Verfahrensanweisungen der Abschnitte Datenschutz Kap. E S. 2, Dokumentation Kap. E S. 5-6 und Kommunikation Kap. E S. 8-9, die in diesem Zusammenhang immer mit berücksichtigt werden müssen.

Bei Informationen unterscheiden wir zunächst patientenbezogene Daten, die vor allem Inhalt der Pflegedokumentation sind und außerdem in Übergabegespräch und Teambesprechung behandelt werden. Andererseits handelt es sich um administrative und ablauforganisatorische Informationen, die ebenfalls in der Teambesprechung weitergegeben und diskutiert werden. Die Inhalte dieser Teambesprechungen werden regelmäßig protokolliert.

In diese Kategorie zählt auch das Fachwissen, das von allen Mitarbeitern aufgefrischt und an die Kollegen weiter vermittelt werden soll. Auch hier besteht die Möglichkeit des Informationsaustauschs bei der Teambesprechung, insbesondere wenn Mitarbeiter durch Fortbildungen neue Erkenntnisse gewonnen haben. Zur Aktualisierung des Wissen stellen wir auch Fachliteratur und eine monatlich erscheinende Fachzeitschrift in unseren Geschäftsräumen zur Verfügung. Diese Materialien sind jederzeit zugänglich und können auch entliehen werden. Zu erwähnen ist in diesem Zusammenhang auch die Planung von Fortbildungen, die in Kap. G S.43 erläutert wird.

Wir verfügen außerdem über einen Internetzugang, so dass auch auf diesem Weg Informationen recherchiert werden können

Schließlich werden in unserer Organisation auch persönliche Informationen unserer Mitarbeiter ausgetauscht, besonders in Mitarbeitergesprächen zwischen der Leitung und einzelnen Mitarbeitern. Auch für diese Informationen gelten die oben erwähnten Vorgaben vor allem in Bezug auf den Datenschutz. Einzelheiten zur Durchführung von Mitarbeitergesprächen finden sich in Kap. G S.41.

erstellt:	Änderungsstatus 0	Freigabe:	Datum

◻ **Abb. 18.1** (Fortsetzung)

QMHB	Musterpflegedienst	Kap. E	Seite
Doku-Typ QMHB	Titel Kommunikation	DOK	Datum

Verfahrensanweisung Nr. 2

Kommunikation

1. Zweck

Diese Verfahrensanweisung dient der Optimierung von Therapie und Versorgung der Patienten durch den gezielten Einsatz der Instrumente der Kommunikation. Die bestmögliche Information aller Mitarbeiter, aber auch die Aufklärung und Verbesserung der Compliance der Patienten sollen dadurch ermöglicht werden.

2. Geltungsbereich

Die Verfahrensanweisung besitzt Gültigkeit für alle Mitarbeiter. In besonderem Maße sind dies Personen, die mit der Behandlung von Patienten und somit mit der Weitergabe von patientenbezogenen Daten befasst sind.

3. Zuständigkeiten

Zuständig für die Bereitstellung der technischen, finanziellen und räumlichen Ressourcen ist die Geschäftsführung. Verantwortlich für den sachgerechten und gezielten Einsatz von Kommunikationsinstrumenten ist jeder einzelne Mitarbeiter.

4. Beschreibung

Wichtige Kommunikationsinstrumente sind:
- tägliche Durchführung der telefonischen Übergabe und Aufzeichnungen im Übergabebuch,
- Übergaben an den Hausarzt,
- Begleitung der Hausarztvisite,
- Angehörigengespräche,
- unregelmäßig stattfindende, anwesenheitspflichtige Teambesprechung,
- Mitarbeitergespräche, Leitungsgespräche in unregelmäßigen Abständen,
- Kundenbefragungen im Rahmen der Pflegevisite,
- Mentorentätigkeit bei der Einarbeitung neuer Mitarbeiter,
- telefonische Informationsweitergabe in Notfällen über Fax, Handy, jedoch ohne den Einsatz von SMS.

erstellt:	Änderungsstatus 0	Freigabe:	Datum

Abb. 18.1 (Fortsetzung)

<table>
<tr><td rowspan="2">QMHB</td><td rowspan="2">Musterpflegedienst</td><td>Kap.
E</td><td>Seite</td></tr>
<tr><td rowspan="3">DOK</td><td rowspan="2">Datum</td></tr>
<tr><td>Doku-Typ</td><td>Titel</td></tr>
<tr><td>QMHB</td><td>Kommunikation</td></tr>
</table>

5. Hinweise

Bei der Kommunikation muss immer darauf geachtet werden, dass die Informationen präzise, sachlich und objektiv weitergegeben werden. Persönliche Meinungen und Wertungen sollen als solche erkennbar sein. Außerdem muss die Kommunikation zeitnah erfolgen und für alle betroffenen Mitarbeiter zugänglich sein. Die Bestimmungen der Schweigepflicht und des Datenschutzgesetzes sind zwingend einzuhalten, dies gilt besonders für die telefonische Kommunikation.

6. Dokumentation

Mitgeltende Dokumente sind:

- VA Nr. 1 Dokumentation,
- Einarbeitungskonzept,
- Schweigepflichterklärung und Bundesdatenschutzgesetz BDSG,
- Dienstanweisungen.

7. Änderungsdienst

Der Qualitätsmanager ist für die ständige Aktualisierung der Verfahrensanweisung zuständig

8. Verteiler

Folgenden Stellen wird diese Verfahrensanweisung ausgehändigt:

1. Geschäftsführer,
2. stellvertretende Pflegedienstleitung,
3. alle Mitarbeiter

<table>
<tr><td>erstellt:</td><td>Änderungsstatus
0</td><td>Freigabe:</td><td>Datum</td></tr>
</table>

◼ **Abb. 18.1** (Fortsetzung)

Pflegebezogene Prozesse

Simone Schmidt

S. Schmidt, *Das QM-Handbuch*,
DOI 10.1007/978-3-662-49868-2_19, © Springer-Verlag Berlin Heidelberg 2016

> » Tödliche Gastfreundschaft
> In der Umgebung der Hauptstadt des Staates Lu ließ sich einmal
> ein Storch nieder. Der Sultan von Lu eilte sofort herbei, um den
> Storch zu begrüßen und ihm zu Ehren ein Fest zu veranstalten.
> Musik ertönte, großartige Opfer wurden dargebracht, aber der
> Vogel saß da wie betäubt. Ganz elend schaute er und mochte
> weder einen Bissen Fleisch noch einen Schluck Wein. Nach drei
> Tagen war er tot. Der Sultan von Lu hatte seinem Gast angeboten,
> was er selbst liebte, aber nicht daran gedacht, was ein Storch mag
> (Verfasser unbekannt).

Dieses Kapitel beschäftigt sich ausführlich mit allen Aspekten der **direkten Pflege**, die im Rahmen des Qualitätsmanagements von Bedeutung sind. Da es sich dabei um einen wichtigen Themenkomplex handelt, werden zunächst in einer Übersicht alle Bereiche aufgeführt:

Pflegebezogene Prozesse
1. Pflegemodell
2. Pflegeplanung
3. Pflegedokumentation
4. Pflegestandards
5. Pflegevisite
6. Routenplanung
7. Einsatzplanung
8. Einarbeitungskonzept
9. Erstkontakt
10. Eigentum des Kunden
11. Case Management oder Care Management
12. Hauswirtschaft

Diese Aufzählung beinhaltet die **wichtigsten Aspekte der Pflege**. Selbstverständlich können entsprechend der Ausrichtung des ambulanten Dienstes auch weitere Prozesse in dieses Kapitel aufgenommen werden, z. B. Sterbebegleitung, postoperative Betreuung, ambulante Chemotherapie und dergleichen mehr.

19.1 Pflegemodell

> Eine ganzheitliche, umfassende Pflege ist nur gewährleistet, wenn die Betreuung sich an einer Pflegetheorie oder einem Pflegemodell orientiert.

Durch die Ausrichtung der Pflege an einem Modell wird sichergestellt, dass **alle Aspekte der Versorgung** berücksichtigt werden. Dazu gehören somatische, emotionale, psychosoziale und geistige Perspektiven des Menschen, der in seinem Alltag unterstützt wird.

Mittlerweile finden auch in Deutschland pflegewissenschaftliche Erkenntnisse Verbreitung. Dadurch hat die **Publizität von Pflegemodellen** zwar zugenommen, dennoch sind die meisten Theorien und Modelle nicht sehr verbreitet. Deshalb werden in diesem Zusammenhang die wichtigsten Theorien und Modelle aufgeführt. Es würde jedoch den Rahmen dieses Kapitels sprengen, alle Modelle näher zu beleuchten.

Pflegetheorie

> **Die wichtigsten Pflegemodelle und -theorien und ihre Entwickler**
> - **Sr. Liliane Juchli:** ATL-Modell
> - **Prof. Monika Krohwinkel:** AEDL- bzw. ABEDL-Modell
> - **Virginia Henderson:** Theorie der 14 Pflegebedürfnisse
> - **Hildegard Peplau:** Theorie der zwischenmenschlichen Beziehungen
> - **Faye G. Abdallah:** Theorie der 21 Pflegeprobleme
> - **Ida Jean Pelletier/Orlando:** Pflegeprozesstheorie
> - **Dorothea E. Orem:** Selbstpflegedefizittheorie
> - **Callista Roy:** Adaptationsmodell
> - **Martha Rogers:** Theorie des einheitlichen Menschen

Die Beschäftigung mit dem Thema führt gelegentlich zu einem weitergehenden **Interesse an einem bestimmten Modell** oder einer Theorie.

Die Intention meiner Ausführungen ist es auch, den einen oder anderen neugierig zu machen, Interesse am Thema zu wecken und die praktische Erprobung im Alltag zu wagen. Der Medizinische Dienst der Krankenkassen (**MDK**) gibt für gewöhnlich dem **AEDL-Modell** von Prof. Monika Krohwinkel den Vorzug und die meisten Dokumentationssysteme orientieren sich daran.

MDK

> **Praxistipp**
>
> Prinzipiell kann jede Pflegeeinrichtung selbst festlegen, an welcher Theorie sich die direkte Pflege orientieren soll.

19.2 Pflegeplanung und Dokumentation

Das am meisten umstrittene und dennoch wichtigste Thema in der Pflege ist die **Pflegeplanung**. Auch wenn immer wieder über den Sinn oder Unsinn der Pflegeplanung diskutiert wird, kann man mit einer zielorientierten Planung das **Wohlbefinden und die Lebensqualität** des Patienten positiv beeinflussen.

Beispiel

Wer sein Auto zur Reparatur in die Werkstatt bringt, erwartet auch, dass auf der Rechnung nicht nur steht: »Auto repariert«. Genauso darf der Kunde einer Pflegeeinrichtung zu Recht erwarten, dass Leistungen geplant und deren Durchführung detailliert dokumentiert werden.

Entbürokratisierung

Gerade in letzter Zeit gab es vermehrt Bemühungen, die Pflegeplanung zu erneuern. Dabei kommt der Begriff **Entbürokratisierung** zunehmend zum Tragen. Da der **Zeitmangel** vom Pflegepersonal meistens als Hauptursache für mangelhafte Pflegeplanungen benannt wird, sind diese Bemühungen sicher sinnvoll.

Das Bundesministerium für Familie, Senioren, Frauen und Jugend hat zu diesem Thema das »Handbuch Pflegedokumentation Stationär« herausgegeben, das auch für die ambulante Pflege interessant ist. Im Anschluss daran wurde auf Initiative des Pflegebevollmächtigten der Bundesregierung Ein-STEP (Einführung des Strukturmodells zur Entbürokratisierung der Pflegedokumentation) gegründet.

Entbürokratisierung bedeutet allerdings nicht, dass man nicht dokumentieren muss, wenn nicht genügend Zeit zur Verfügung steht, vielmehr wurden exakte Vorgaben für eine optimale Dokumentation und Planung definiert. Diese werden im Einzelnen nicht in diesem Kapitel aufgeführt, da für die Umsetzung eine Registrierung und Multiplikatorenschulung erforderlich bzw. empfohlen ist.

Da jede Pflegeeinrichtung selbst auswählen kann, mit welchem System sie arbeiten möchte, werden an dieser Stelle dennoch die Anforderungen an die klassische Pflegeplanung aufgeführt, da diese noch weit verbreitet und umfangreicher ist.

19.2.1 Stammblatt

 **Es enthält wichtige Daten bzgl. der Personalien. Darüber hinaus sollen aber auch Informationen über freiheitsbeschränkende Maßnahmen, gesetzliche Betreuung und der Hinweis auf ein Erstgespräch auf den ersten Blick erkennbar sein.**

Wenn eine gesetzliche **Betreuung** vorliegt, ist es erforderlich, Angaben über die Person des Betreuers, zumindest Adresse und Telefon, über den **Betreuungsbereich** und die Dauer des Beschlusses aufzuführen. Häufig geht man davon aus, dass Angehörige, die sich intensiv um einen Patienten kümmern, also Ansprechpartner sind, gleichzeitig auch die Betreuung übernommen haben. Dies ist jedoch nicht immer der Fall, so dass zwar wichtige Fragen an Angehörige gestellt werden, diese aber evtl. gar keine Entscheidungsbefugnisse besitzen.

Freiheitsbeschränkende Maßnahmen

Bei freiheitsbeschränkenden Maßnahmen muss immer nachvollziehbar sein, wodurch die Maßnahme legalisiert wird: Handelt es sich um eine Maßnahme mit Einwilligung des Patienten,

Dabei sollte man nicht vergessen, dass auch **Medikamente** eine Frei-
heitsbeschränkung bedeuten können. Bekommt ein Patient Medikamente mit **sedierender Wirkung oder Nebenwirkung**, nur um eine
Ruhigstellung zu erreichen, entspricht dies eigentlich auch einer Frei-
heitsbeschränkung.

Außerdem sollten auf dem Stammblatt auch Angaben zu **Kranken-
hausaufenthalten und Hilfsmitteln** bzw. Leihgeräten gemacht werden.

Im ▶ Anhang befindet sich eine Übersicht von Informationen, die
bei der Erstellung der Anamnese und Informationssammlung hilfreich sein kann (▶ A6). Sie kann auch verwendet werden, um zu prüfen, ob das in der Pflegeeinrichtung verwendete **Formular** geeignet ist.

19.2.2 Pflegeanamnese und Biografie

 **Prinzipiell ist die Pflegeanamnese die Grundlage für die weitere
Pflegeplanung.**

Deshalb sollte die Anamnese mit Sorgfalt erhoben werden. Das Ziel
muss immer sein, so viel wie möglich über die **Bedürfnisse, Ein-
schränkungen, Probleme und Ressourcen** des Patienten zu erfahren.
Je mehr Informationen gewonnen werden können, desto besser können die Wünsche des Patienten erfasst und berücksichtigt werden.

Oft wird zu Beginn der Pflegebeziehung eine Anamnese erhoben,
die dann nie mehr beachtet oder verändert wird. Es kommt jedoch vor,
dass der **Zustand des Patienten** sich erheblich verändert, etwa nach
einem Schlaganfall. Es ist deswegen sinnvoll bei deutlichen Änderungen des Zustandes eine aktualisierte Pflegeanamnese zu erstellen, da
auf diese Weise Probleme erkannt und weitere Maßnahmen geplant
werden können.

Auch die **Biografie** ist für die Beziehung zwischen Patient und
Pflegepersonal von enormer Wichtigkeit. Ein Beispiel aus dem Pflegealltag veranschaulicht dies:

Biografie

Beispiel
Eine 90-jährige Patientin wird auf einer psychiatrischen Station aufgenommen. Die Dame ist freundlich und kooperativ, lediglich auf die
Aufforderung mit in die Dusche zu gehen, reagiert sie mit massiver ver-
baler aber auch körperlicher Abwehr. Im Gespräch mit den Angehörigen
wird bekannt, dass die Patientin als Halbjüdin im Konzentrationslager
Theresienstadt war.

Bedürfnisse des Patienten

Hier handelt es sich sicher um ein eher seltenes, aber einprägsames Beispiel für die Notwendigkeit einer Beschäftigung mit der Biografie von Patienten. Aber auch nicht so dramatische Lebensereignisse können die **Wünsche, Bedürfnisse, Abneigungen oder Ängste** von Pflegebedürftigen beeinflussen und erklären.

> **Praxistipp**
>
> Es ist immer einfacher, zu Patienten eine **Pflegebeziehung** aufzubauen, wenn nachvollziehbar ist, warum der Betroffene ein spezielles Verhalten an den Tag legt. Es ist aber auch einfacher, mit dem Patienten über seine Bedürfnisse zu sprechen, wenn die prägenden Lebensereignisse bekannt sind.

Privatsphäre

Trotzdem darf man nie vergessen, dass der Patient in jedem Fall ein Recht auf seine **Privatsphäre** besitzt. Wenn der Pflegebedürftige also keine Angaben über seine Vergangenheit machen möchte, so muss dieser Wunsch unbedingt respektiert werden. Im Strukturmodell werden biografische Daten nicht so stark bewertet und nicht mehr separat erhoben.

> **Praxistipp**
>
> Kann der Patient aufgrund seines körperlichen oder geistigen Zustandes keine Informationen über seine Biografie geben, sollte man bedenken, dass Angehörige oftmals auch nur sehr oberflächliche Informationen darüber besitzen.

Es fällt oft schwer, Fragen über die Vergangenheit der eigenen Eltern oder Großeltern zu beantworten, das bemerkt man aber meist erst, wenn man danach gefragt wird.

> **Übung**
>
> Versuchen Sie, für Ihre eigenen Eltern oder Großeltern einen Biografiebogen so ausführlich wie möglich auszufüllen.

Praktische Übung

Um eine ausführliche Pflegeanamnese zu erheben, ist die **Qualität des Anamnesebogens** ausschlaggebend. Die meisten Hersteller von Dokumentationssystemen bieten immer noch sehr knapp gehaltene Formulare an. Man sollte sich also nicht scheuen, ein **eigenes Formular** hierfür zu erstellen. Von Vorteil ist sicherlich die Kombination eines Ankreuzverfahrens mit der Möglichkeit frei zu formulieren.

Auf den Beispielseiten QM-H 19.1 (■ Abb. 19.2) wird ein selbst erstellter Anamnesebogen vorgestellt.

19.2.3 Tagesstruktur

Die vorhandenen **Ressourcen** des Pflegebedürftigen können ohne weitere Erwähnung in der Pflegeplanung in den **Tagesablaufplan** übernommen werden. Bereiche, in denen der Patient noch **selbstständig** ist oder die von den Angehörigen übernommen werden, müssen aufgrund der Entbürokratisierung nicht mehr in der Pflegeplanung aufgeführt werden.

Auch die **Maßnahmen**, die in der Pflegeplanung festgelegt werden, sollen in den vereinbarten Ablaufplan übernommen werden.

Das bedeutet, dass der Tagesablaufplan sowohl die Informationen der Pflegeanamnese als auch die Maßnahmen der Pflegeplanung beinhaltet.

> Die Planung der Tagesstruktur gibt dem Patienten und der betreuenden Pflegeperson konkrete Informationen über die zu erbringenden Leistungen und Sicherheit bei der Pflege.

Tagesablaufplan

19.2.4 Pflegeplanung

Wie bisher auch werden **Probleme, Ressourcen und Pflegeziele** in der Pflegeplanung erfasst. Die daraus resultierenden Pflegemaßnahmen sollen im vereinbarten Tagesablaufplan aufgeführt werden.

Die Pflegeplanung sollte in der ersten Woche nach Aufnahme des Patienten begonnen werden und spätestens nach **vier Wochen** fertiggestellt sein.

> **Praxistipp**
>
> Für die **erste Woche** empfiehlt es sich, die **Pflegeanamnese** zu erstellen und möglichst viele Informationen zu sammeln.

Dabei müssen die Gründe für die genannten Pflegeprobleme aus der Pflegeanamnese bzw. aus Pflegediagnosen und **pflegebegründenden Diagnosen** ableitbar sein. Pflegediagnosen, die sich auf mehrere AEDL auswirken, müssen nur einmal benannt werden.

Zuständig für die Erstellung der Pflegeplanung ist die **Bezugspflegekraft**, also die Person, die den Kunden in ihrer Tour regelmäßig aufsucht.

Bezugspflege

> **Praxistipp**
>
> In vielen Pflegediensten wird die Erstellung der Pflegeplanung von der **Pflegedienstleitung** übernommen. Dieses Vorgehen ist für alle Beteiligten von Nachteil: die Pflegedienstleitung kann diese Aufgabe meistens zeitlich gar nicht bewältigen. Außerdem

fehlt der enge, **regelmäßige Kontakt** zu dem Patienten, so dass Probleme und Ressourcen nicht korrekt erkannt werden können. Der Patient kann nicht in die Planung einbezogen werden, auch hierfür fehlt der regelmäßige Kontakt. Die betreuende Pflegeperson wird zur ausführenden Arbeitskraft »degradiert«, die das tut, was man ihr vorschreibt. Auch eine regelmäßige **Evaluation** der Pflegeplanung wird dadurch erschwert. Selbstverständlich sollte die Pflegedienstleitung bzw. das gesamte Team bei Unsicherheiten, Fragen oder Problemen bei der Planung zur Verfügung stehen oder in **Pflegevisiten** und **Fallbesprechungen** zum kollegialen Austausch beitragen.

Pflegeziele

Bei der Erstellung der Planung muss man sich an einem festgelegten **Pflegeziel** orientieren. Dabei gilt, dass Ziele erreichbar und realistisch sein sollen. Oftmals werden allerdings Standardpflegeziele formuliert, die bei realistischer Betrachtung gar nicht erreicht werden können.

> **Wer aber nicht weiß, auf welches Ziel er hinarbeitet, kann nicht erfolgreich sein!**

Sowohl für den Patienten als auch für das Pflegeteam ist es von Vorteil, wenn die Formulierung der Pflegeziele in **Nah- und Fernziele** unterteilt wird. Dadurch kann man gegebenenfalls feststellen, wie man sich Schritt für Schritt dem Fernziel nähert.

RUMBA und SMART

In ▸ Abschn. 14.1 wurden die **RUMBA-Regel** und die **SMART-Regel** für die Formulierung von Qualitätszielen vorgestellt. Diese Anforderungen gelten in jedem Fall auch für die Festlegung von Pflegezielen.

Evaluation der Pflegeziele

Außerdem muss das Pflegeziel möglicherweise **neu vereinbart und formuliert** werden, wenn sich der **Allgemeinzustand** des Patienten drastisch verändert, da dann ein Pflegeziel evtl. nie mehr erreicht werden könnte oder schon längst erreicht wurde.

Pflegemaßnahmen

Auch die daraus resultierenden **Pflegemaßnahmen** sollen realistisch, präzise, nachvollziehbar und eindeutig formuliert werden. Dabei sollte eine Priorisierung nach Dringlichkeit der Pflegeprobleme stattfinden.

Übereinstimmung

Außerdem muss man beachten, dass **alle Pflegemaßnahmen**, die in der Pflegeplanung festgelegt werden, in der Praxis auch durchgeführt werden müssen. Das bedeutet, dass die **Wünsche von Patient und Angehörigen** schon bei der Planung der Pflege respektiert werden müssen, um eine Übereinstimmung von Pflegeplanung und Durchführungsnachweisen zu erreichen.

> **Ein entscheidender Faktor bei der Pflegeplanung ist die regelmäßige Evaluation. Bei auffallenden Veränderungen des Zustandes des Patienten muss die Pflegeplanung in jedem Fall überprüft und Veränderungen mit Datum dokumentiert werden.**

Dabei sollte man bedenken, dass Veränderungen sich möglicherweise auch auf die vereinbarte Tagesstruktur oder die Pflegeanamnese auswirken und entsprechende Veränderungen auch dort vorgenommen werden.

Evaluation

19.2.5 Durchführungsnachweis

Bei der Erstellung der Durchführungsnachweise gibt es immer wieder Unstimmigkeiten. Oftmals wird diskutiert, ob jede einzelne Maßnahme mit einem eigenen **Handzeichen** abgezeichnet werden muss.

Prinzipiell ist dies nach den Bestimmungen der entbürokratisierten Pflegeplanung nicht mehr erforderlich. Es sollte aber bedacht werden, dass nicht alle Leistungen jeden Tag in gleicher Weise erbracht werden.

Die abzeichnende Pflegeperson muss sich deshalb bewusst machen, dass sie die **juristischen Konsequenzen** für alle Maßnahmen trägt, die sie mit ihrem Handzeichen kennzeichnet, egal, wer die Maßnahme tatsächlich durchgeführt hat. Es ist also notwendig, dass, klar und eindeutig erkennbar ist, wer die Leistung erbracht hat, auch wenn **Maßnahmenblöcke** mit einem einzigen **Handzeichen** abgezeichnet werden. Dabei ist es auch wichtig zu bedenken, dass die erforderliche **Qualifikation** vorhanden sein muss, insbesondere bei behandlungspflegerischen Leistungen.

Jedes Handzeichen, das nicht von der durchführenden Pflegeperson eingetragen wird, entspricht bei strenger Auslegung einem **Abrechnungsbetrug**.

Handzeichen

❯ **Um die Abrechnung mit den Kostenträgern sicherzustellen, muss ein zusätzlicher Leistungsnachweis geführt werden.**

Die **Mindestanforderungen** werden durch den Rahmenvertrag § 75 **SGB XI** geregelt. Für behandlungspflegerische Maßnahmen gelten ebenfalls Mindestanforderungen, die durch die Rahmenvereinbarungen nach § 132a SGB V festgelegt werden.

Leistungsnachweise

19.2.6 Pflegebericht

Der Pflegebericht beinhaltet wichtige Geschehnisse, Veränderungen, Komplikationen, Beobachtungen und besondere Vorkommnisse der täglichen Pflege.

Die größte Schwierigkeit bei der Berichterstattung ist die wertfreie, knappe und eindeutige **Formulierung**. Dabei muss bedacht werden:

> **Die Pflegedokumentation ist eine Urkunde!**

Aus diesem Grund müssen auch die **Dokumentationsvorgaben** dringend berücksichtigt werden. Diese wurden in ▶ Abschn. 18.2 in Form einer **Verfahrensanweisung** beschrieben und sind für alle Mitarbeiter verbindlich.

Die häufigsten Fehler bei der Erstellung des Pflegeberichts und der Dokumentation im Allgemeinen sind folgende:

Dokumentationsfehler

Häufige Fehlerquellen der Pflegedokumentation
- Datum, Uhrzeit oder Handzeichen fehlen.
- Es existiert keine Handzeichenliste oder sie ist nicht aktuell.
- Die Dokumentation erfolgt nicht zeitnah, Handzeichen oder Berichte werden nachträglich ergänzt
- Die Schrift ist unleserlich.
- Formulierungen sind nicht wertfrei, eindeutig, korrekt, verständlich oder eigenhändig.
- Die Eintragungen erfolgen nicht regelmäßig.
- Es werden Veränderungen mit Korrekturflüssigkeit vorgenommen.
- Besonderheiten werden im Pflegebericht dokumentiert, haben aber keine nachweisbare Konsequenz.

Juristische Folgen

Gerade die Beschreibung von Vorkommnissen und Komplikationen, die in späteren Berichten keine Erwähnung mehr findet, stellt ein **juristisches Problem** dar. Auch wenn Maßnahmen eingeleitet, aber nicht dokumentiert wurden, handelt es sich im Zweifelsfall um einen strafbaren Tatbestand. Das Pflegepersonal ist dann nicht mehr in der Lage zu **beweisen**, dass korrekt gehandelt wurde.

Dieses Problem zeigt sich oft bei **Geschehnissen** wie Stürzen, Schmerzen, Übelkeit, Durchfällen, besonders aber beim Auftreten von Hautrötungen. Eine Hautrötung, die im Pflegebericht beschrieben wird und keine Konsequenzen nach sich zieht, kann beim Auftreten eines **Dekubitus** zum Strafprozess führen.

Praxistipp

Ein interessantes **Phänomen** bei der Betrachtung von Pflegeberichten ist die Tatsache, dass Pflegeprobleme, die von einem Patienten über einen längeren Zeitraum beklagt werden, irgendwann nicht mehr im Pflegebericht erwähnt werden. Diese Probleme werden als »unabwendbar« akzeptiert und verschwinden aus dem Bewusstsein des Pflegepersonals, obwohl der Patient sie weiter beklagt und evtl. sogar eine Beseitigung des Problems möglich wäre. Überspitzt könnte man sagen: Der Schmerz, die Obstipation oder die depressive Verstimmung »gehören zu dem Patienten« und werden deswegen ignoriert. Es kann also durchaus sinnvoll sein bei einer Evaluation der Pflegeplanung alte Bericht zu lesen und zu überprüfen, was aus den Problemen des Patienten geworden ist. Dadurch rücken chronische Pflegeprobleme wieder ins Bewusstsein und können gezielt behoben werden.

19.3 Pflegestandards

19.3.1 Wozu Pflegestandards?

> **Die Erstellung von Pflegestandards dient dem Zweck die Pflegeplanung zu erleichtern.**

Oftmals treten in diesem Zusammenhang Missverständnisse auf, da die Mitarbeiter davon ausgehen, dass alle grundlegenden Pflegemaßnahmen nur noch in standardisierter Form durchgeführt werden sollen. Die Folge ist eine **Ablehnung** von Standards, da durch die vereinheitlichte Vorgehensweise die **Individualität** des Patienten verloren gehe.

Standardisierung vs. Individualität

Tatsächlich werden in Standards **Abläufe** beschrieben, die immer wieder vorkommen und in gleicher oder ähnlicher Form wiederholbar sind.

Alle **Abweichungen**, die durch individuelle Vorlieben, Wünsche und Besonderheiten des einzelnen Patienten entstehen, müssen gesondert in der Pflegeplanung aufgeführt werden.

Abweichungen vom Standard

Das bedeutet:

> **Alles was in gleichartiger, einheitlicher Weise durchgeführt wird, kann durch den entsprechenden Standard in die Pflegeplanung übernommen werden, jede Abweichung von diesem Vorgehen wird separat in der Planung aufgeführt.**

Das Ziel von Pflegestandards ist auch die einheitliche Durchführung von Pflegemaßnahmen, um eine **gleich bleibende Pflegequalität** sicherzustellen. Das bedeutet, dass nicht jeder Mitarbeiter eine Pflegemaßnahme so durchführt, wie er es persönlich bevorzugt, sondern dass im Pflegeteam ein Konsens gefunden wird, an dem sich alle orientieren.

Sicherung der Pflegequalität

Beispiel

Jeder Mitarbeiter, der zu einem Patienten kommt, den normalerweise ein Kollege betreut, kennt die Aussage: »Schwester X macht das aber ganz anders.«

19.3.2 Erstellung von Pflegestandards

Die meisten ambulanten Pflegedienste orientieren sich bei der Versorgung der Patienten bereits an Pflegestandards. Einige haben die Standards **selbst erstellt**, andere haben Pflegestandards von einem Anbieter **erworben**, viele sind mit den Standards allerdings nicht ganz zufrieden.

Erstellen von Pflegestandards

Die Erstellung von Pflegestandards ist zwar mühsam, im Endeffekt lohnt sich die Mühe aber, da die Mitarbeiter selbst erstellte Pflegestandards deutlich besser akzeptieren und kennen.

> **Der beste Pflegestandard ist wertlos, wenn die Mitarbeiter nicht wissen, was darin geschrieben steht!**

Es empfiehlt sich bei der Erstellung von Standards in **Kleingruppen** vorzugehen, da zu viele Teilnehmer zu langen Diskussionen führen, die das Projekt unnötig in die Länge ziehen.

Projekt Pflegestandards

Das Vorgehen des **Projektmanagements** erleichtert die Arbeit und bewirkt, dass die Erstellung ohne Verzögerungen erfolgt. Größere ambulante Pflegedienste können auch verschiedene Projektteams bilden, die jeweils einen oder mehrere Standards bearbeiten. Wichtig ist dabei, dass der fertig erstellte Standard allen Mitarbeitern vorgestellt wird. **Verbesserungsvorschläge** aus dem Team können dann noch in den Standard eingearbeitet werden.

Einteilung der Standards

Zunächst muss festgelegt werden, welche Standards überhaupt erstellt werden sollen. Der zweite Schritt wäre die **Gliederung** der ausgewählten Standards anhand deren Funktion. Hier hat sich das Modell der **MDK-Module** bewährt. Selbstverständlich müssen auch alle veröffentlichen Expertenstandards und deren Aktualisierung in den einrichtungsinternen Pflegestandard eingearbeitet werden. Das bedeutet, dass eine regelmäßige Überprüfung und Aktualisierung der Pflegestandards durch den Qualitätsverantwortlichen und durch alle Fachkräfte notwendig ist und dass jeder Mitarbeiter den aktuellen Standard kennt.

Die Gliederung und Nummerierung der Pflegestandards entspricht dem Aufbau der MDK-Module, die jedem Mitarbeiter geläufig sind. Diese Einteilung kann auf dem Leistungsnachweis abgezeichnet werden und ist dann auch bei der Abrechnung von Vorteil.

Gliederung der Pflegestandards mit Hilfe der MDK-Module
- Ganzwaschung oder große Grundpflege
- Teilwaschung oder kleine Grundpflege
- Hilfe bei Ausscheidungen
- Hilfe bei der Nahrungsaufnahme
- Lagern/Betten
- Mobilisation
- Behandlungspflegestandards

Ein Problem beim Erstellen von Standards ist die **Ausführlichkeit** der Darstellung. Die Variationen reichen von stichpunktartig bis hin zu Beschreibungen der Vorgehensweise, die einem Roman ähneln.

Im Prinzip gibt es keine genauen **Vorschriften**, wie ausführlich ein Pflegestandard sein muss. Es wäre sogar legitim, ein **Lehrbuch der Krankenpflege** als Standard zu definieren und die Durchführung der Pflegemaßnahmen entsprechend festzulegen.

> **Praxistipp**
>
> Letztlich ist aber die **Eignung** des Pflegestandards für die **alltägliche Praxis** ausschlaggebend.

Schließlich müssen alle Mitarbeiter wissen, was im Standard definiert wurde und im Pflegealltag entsprechend agieren.

19.3.3 Expertenstandards

Das Deutsche Netzwerk für Qualitätsentwicklung in der Pflege (**DNQP**) hat es sich zur Aufgabe gemacht, Expertenstandards zu entwickeln, die unter Beteiligung von zahlreichen wissenschaftlichen und praktischen Experten als grundlegende Aussage und Qualitätsstandard dienen.

Diese Expertenstandards sind **national gültig** und werden im Falle einer juristischen Auseinandersetzung auch als **vorweggenommenes Sachverständigengutachten** betrachtet.

> ❯ **Es ist deshalb für jeden ambulanten Pflegedienst unerlässlich, die Pflegestandards der Einrichtung an den jeweiligen Expertenstandards zu orientieren. Die Inhalte der Standards müssen allen Mitarbeitern bekannt sein und in der täglichen Leistungserbringung berücksichtigt werden. Die Pflegedienstleitung bzw. die Geschäftsführung des Pflegedienstes muss für die Einhaltung dieser Vorgaben Sorge tragen und ist im Falle einer Zuwiderhandlung für Folgen der Unterlassung mitverantwortlich.**

So kann z. B. die Entstehung eines Dekubitus als **Körperverletzung** gewertet werden, wenn der Nationale Expertenstandard zur Dekubitusprophylaxe nicht beachtet wurde, insbesondere wenn dieser den Mitarbeitern nicht bekannt ist.

Das DNQP hat folgende Expertenstandards erstellt:

> **Nationale Expertenstandards gemäß DNQP**
> - Dekubitusprophylaxe
> - Entlassungsmanagement
> - Schmerzmanagement bei akuten Schmerzen

- Sturzprophylaxe
- Kontinenzförderung
- Pflege von Menschen mit chronischen Wunden
- Ernährungsmanagement zur Sicherstellung und Förderung der oralen Ernährung
- Schmerzmanagement bei chronischen Schmerzen
- Mobilitätsförderung

19.4   Pflegevisite

Bei der Pflegevisite handelt es sich mit Sicherheit um eines der wichtigsten Instrumente des Qualitätsmanagements in Pflegeeinrichtungen. Sie ist hervorragend geeignet, um Elemente **der Struktur-, der Prozess-** und vor allem aber auch der **Ergebnisqualität** zu überprüfen und an bestehende Qualitätsziele anzupassen.

Mit Hilfe der Pflegevisite ist es möglich zu beurteilen, ob die Patienten eine ganzheitliche, zielorientierte, aktivierende und umfassende Betreuung erhalten. Gleichzeitig können **Verbesserungsprozesse** initiiert und die Kontrolle des Pflegeergebnisses durchgeführt werden.

Außerdem kann im Rahmen der Pflegevisite die Qualität der **Pflegedokumentation** bewertet werden, aber auch die Pflegeumgebung des Patienten wird ersichtlich. Ein eventueller **Fortbildungsbedarf** der Mitarbeiter kann abgeschätzt und **Mitarbeiterwünsche oder -probleme** können erörtert werden.

> Eine regelmäßig durchgeführte, strukturierte, gut geplante und ausgewertete Pflegevisite ist das wichtigste Werkzeug des Qualitätsmanagers.

19.4.1 Was bedeutet Pflegevisite?

Der Begriff **Visite** stammt von dem lateinischen Wort *visitare* und bedeutet übersetzt hingehen, besuchen, nachsehen, um zu trösten.

Der Patient verbindet mit dem Wort Visite zunächst den regelmäßigen Besuch des **Arztes.**

Definition von Pflegevisite

1994 haben **Heering und Heering** die Pflegevisite als Bestandteil folgendermaßen **definiert:** »Die Pflegevisite ist ein regelmäßiger Besuch bei und ein Gespräch mit dem Klienten über seinen Pflegeprozess«. Gemeint ist der **Pflegeprozess nach Fiechter und Meier** (1981), der jeder Pflegekraft aus ihrer Ausbildung bekannt ist und auf den Beispielseiten QM-H 19.2 dargestellt wird ( Abb. 19.3).

Um die Funktion der Qualitätssicherung zu erreichen, werden zunächst die Ziele der Pflegevisite dargestellt.

> **Ziele der Pflegevisite**
> - Regelmäßige Überprüfung des Pflegeprozesses und der psychosozialen Betreuung
> - Unterstützung der Pflegebeziehung durch die direkte Einbindung des Patienten und seiner Angehörigen
> - Zielvereinbarung zwischen Pflegedienst, Patient und Bezugspersonen
> - Gezielte Erfassung von Bedürfnissen und Wünschen des Patienten
> - Ermittlung eines weiteren Hilfebedarfes
> - Instrument des Beschwerdemanagements und der Kundenbefragung
> - Mitarbeiterorientierung
> - Verbesserung von pflegebezogenen Prozessen und Abläufen der indirekten Pflege
> - Ermittlung von Fehlern (dient damit als Instrument des Fehlermanagements)
> - Hygiene- und Notfallmanagement

Je nach Fragestellung oder Art der Durchführung unterscheidet man verschiedene Formen der Pflegevisite:

1. **Prozesshafte Pflegevisite**: Bei dieser Form wird der gesamte **Pflegeprozess** Schritt für Schritt abgefragt.
2. **Ausschnitthafte Pflegevisite**: Hier wird lediglich ein Ausschnitt des Pflegeprozesses betrachtet, z. B. die Pflegeanamnese, die Pflegeziele oder die Pflegeprobleme. So kann schnell ein Überblick über **spezielle Probleme** gewonnen werden.
3. **Konsiliarische Pflegevisite**: Bei gravierenden Problemen kann eine **externe Fachkraft** hinzugezogen werden, die sich auf diesen Bereich spezialisiert hat. In den letzten Jahren findet diese Form der Pflegevisite zunehmend Verbreitung, etwa durch die Beratung durch externe **Wundmanager** oder **Ernährungsberater**.

> **Praxistipp**
>
> Für einen ambulanten Pflegedienst kann es sinnvoll sein, einen eigenen Wundmanager oder Ernährungsberater auszubilden und diesen extern, z. B. in Altenheimen, einzusetzen.

4. Übergabe am Bett: Dabei handelt es sich um eine »**Blitz-Pflegevisite**«.

Formen der Pflegevisite

19.4.2 **Wie wird eine Pflegevisite durchgeführt?**

Bedauerlicherweise hat sich die Pflegevisite noch nicht im **Pflegealltag** etabliert, was vor allem daran liegen mag, dass bei der Durchführung der Pflegevisite eine **Kontrolle** der Mitarbeiter stattfindet. Die Bezugspflegekraft fühlt sich möglicherweise »auf dem Prüfstand«, ihre Arbeit und ihre Qualifikation werden im Beisein des Patienten offen hinterfragt.

> ❯ **Die Kontrolle ist jedoch auf keinen Fall der Sinn einer Pflegevisite, vielmehr handelt es sich um einen kollegialen Dialog zur Unterstützung der Bezugspflegekraft.**

Kollegialer Dialog statt Mitarbeiterkontrolle

Falls die Pflegevisite von der **Pflegedienstleitung** oder vom **Qualitätsverantwortlichen** durchgeführt wird, sollte immer für alle Beteiligten deutlich werden, dass der Zweck der Pflegevisite die gemeinsame Bewertung der Pflege unter dem Aspekt des **kontinuierlichen Verbesserungsprozesses** ist und keineswegs die Prüfung des Mitarbeiters. Die Pflegedienstleitung muss also hinter dem Mitarbeiter stehen, statt ihn von oben zu kontrollieren.

Aus oben genanntem Grund ist die Pflegevisite bei den Mitarbeitern eines Pflegedienstes eher **gefürchtet** als gewollt und mit negativen Gefühlen verbunden.

Praxistipp

Um diese Ängste abzubauen, ist es sinnvoll, dass die erste Pflegevisite nicht von der Pflegedienstleitung oder dem Qualitätsverantwortlichen vorgenommen wird, sondern dass die Bezugspflegekraft **selbstständig** eine Pflegevisite durchführt.

Pflegevisitenprotokoll

Zur Erleichterung des Ablaufs sollte ein strukturiertes **Pflegevisitenprotokoll** erstellt werden, so dass auch der **Zeitaufwand** für die Pflegevisite reduziert wird. Fühlt die Bezugspflegekraft sich unsicher, kann sie einen Mitarbeiter ihrer Wahl zu Rate ziehen, der auch bei der Auswertung hilfreich sein kann.

Auf der Beispielseite QM-H 19.3 (■ Abb. 19.4) wird ein **Pflegevisitenprotokoll** für die direkte Pflege und ein Protokoll für die Überprüfung der **Pflegedokumentation** vorgestellt.

Eine allgemeine Darstellung des **Ablaufs einer Pflegevisite** kann in Form einer **Checkliste** nützlich sein. Dabei muss eine **Unterteilung** in Vorbereitung, Durchführung und Nachbereitung vorgenommen werden.

> **Ablauf der Pflegevisite**

Ablauf der Pflegevisite
- **Vorbereitung**
  - Festlegung der Visitenform
  - Informationen über den zu visitierenden Patienten sammeln
  - Falls erforderlich, Absprachen zum Umgang mit dem Patienten treffen
  - Festlegung der konkreten Fragestellung, Benennung des speziellen Problems
  - Vorstellung und Erklärung möglicher Arbeitsmittel zur Durchführung der Pflegevisite, etwa Fragebogen, Checkliste oder Protokoll
  - Bestimmung der Zuständigkeiten: Es sollte vor allem ein Moderator bestimmt werden
- **Durchführung**
  - Vorstellung am Krankenbett
  - Darstellung und Besprechung des Problems bzw. des Pflegeprozesses
  - Diskussion der Sichtweisen mit dem Patienten oder mit seinen Bezugspersonen
- **Nachbereitung**
  - Ergebnisse der Pflegevisite zusammenfassen und festhalten
  - Reflexion des Ablaufs
  - Besprechung der zu verändernden Pflegemaßnahmen, Verteilung der Aufgaben mit Festlegung eines Zeitraums
  - Bilanz der Pflegevisite mit Überlegung, ob die Konsequenzen auch für andere Patienten hilfreich sein könnten

> **Für die Durchführung der Pflegevisite gilt außerdem, dass alle Teilnehmer gleichberechtigt sind. Dies gilt für Leitungspersonen, Mitarbeiter im Pflegedienst, Patient und Bezugspersonen.**

Die Pflegedienstleitung muss im Hinterkopf immer an die beratende, koordinierende, moderierende und organisierende Funktion ihrer Person denken. Der Patient sollte eine **aktive Rolle** einnehmen können, was im Gespräch von allen Mitarbeitern berücksichtigt werden muss.

Gleichberechtigung
aller Beteiligten

> **Die Pflegevisite sollte im Rahmen des Qualitätsmanagements regelmäßig durchgeführt werden.**

Tab. 19.1 Vor- und Nachteile je nach Person des Moderators

Person	Vorteil	Nachteil
Pflegedienst-leitung	Autorität, wird vom Patienten als Vorgesetzter betrachtet	Kontrolle, Zeitaufwand
Qualitäts-manager	Neutrale Beobachtung der Pflegesituation, statistische Auswertung der gewonnenen Daten	Keine Beziehung zu dem Patienten, unbekannte interne Person. Patient reagiert evtl. ängstlich
Qualitäts-berater	Neutrale Beobachtung der Pflegesituation, statistische Auswertung der gewonnenen Daten	Keine Beziehung zu dem Patienten, fremde externe Person. Patient reagiert evtl. ablehnend
Bezugs-pflegekraft	Gute Beziehung zum Patienten	Kann eigene Arbeit nicht objektiv beurteilen

Praxistipp

Als **Faustregel** gilt, dass Patienten mit schwierigen Pflegeproblemen in einem Rhythmus von **drei Monaten** visitiert werden sollen. Bei Patienten, bei denen kaum Veränderungen auftreten, können die Intervalle auf **zweimal jährlich** ausgedehnt werden. Diese Unterteilung kann auch anhand der Pflegestufen erfolgen. Jeder ambulante Pflegedienst kann eigene Vorgaben für den Ablauf und die Häufigkeit der Pflegevisite festlegen.

Variabel ist auch die **Person**, die die Pflegevisite durchführt. In Frage kommt die **Pflegedienstleitung, die Bezugspflegekraft oder der Qualitätsverantwortliche**. Alle Variationen haben Vor- und Nachteile, deshalb könnte eine **Kombination** sinnvoll sein (**Tab. 19.1).

Praxistipp

Möglich wäre z. B. die **abwechselnde** Moderation der Pflegevisite durch die Pflegedienstleitung oder den Qualitätsmanager und bei der nächsten Überprüfung durch die Bezugspflegekraft.

19.5 Routenplanung

Kunden- und Mitarbeiterwünsche

Bei der **Planung der Touren** ist das Organisationstalent der Pflegedienstleitung gefragt, da die **Wünsche der Kunden** und die **Wünsche der Mitarbeiter** kombiniert werden müssen. Erschwert wird dies noch durch die Berücksichtigung der **Qualifikation** der Mitarbeiter, weil es nicht legitim ist, dass behandlungspflegerische Tätigkeiten von Pflegehelfern durchgeführt werden.

Außerdem muss die Route bedacht werden, um lange **Anfahrtsstrecken** zu vermeiden, da diese Zeit und Geld kosten.

Priorität bei der Routenplanung besitzt mit Sicherheit der ausdrückliche Wunsch des Kunden. Berücksichtigt werden sollte z. B. der Wunsch nach einer bestimmten **Person** oder nach dem **Geschlecht** der Pflegeperson. Außerdem ist die **Uhrzeit** des Hausbesuches für viele Patienten enorm wichtig. In der Routenplanung muss deshalb auch bedacht werden, ob die vereinbarte Uhrzeit eingehalten werden kann, da viele Patienten befürchten, dass sie vergessen werden, wenn die Pflegekraft sich verspätet hat. Selbstverständlich sollte eine **Kulanz** für Notfälle vereinbart werden.

Auch der Mitarbeiter hat bestimmte **Vorlieben** und Wünsche, die nach Möglichkeit bei der Tourenplanung bedacht werden sollen: Zunächst spielen die **Arbeitszeiten** eine große Rolle. Viele Mitarbeiter sind z. B. unzufrieden, wenn große **Leerlaufzeiten** zwischen den einzelnen Einsätzen entstehen.

Aber auch eine zu knapp **geplante Tour** führt zu Problemen, wenn der Mitarbeiter ständig zu spät kommt und die mit dem Kunden vereinbarten Zeiten nicht einhalten kann.

Gerade **Teilzeitkräfte** legen Wert auf **geregelte Arbeitszeiten** und auf die Berücksichtigung entsprechender Wünsche, da sie unter Druck geraten, wenn Verzögerungen in der Tour entstehen und gleichzeitig die **Betreuung der Kinder** gewährleistet werden muss.

> **Praxistipp**
>
> Nicht selten sieht man Fahrzeuge von ambulanten Pflegeeinrichtungen, in denen **Kinder** auf dem Beifahrersitz mitfahren. Für den Patienten stellt dies meistens kein Problem dar, viele freuen sich sogar über Abwechslung, problematisch ist diese Situation allerdings aus **versicherungsrechtlichen Gründen**. Darüber hinaus muss auch das Wohlergehen der Kinder bedacht werden, zumal derartige Situationen häufig im Spätdienst auftreten.

Aus Sicht des Arbeitgebers sind **Teilzeitkräfte** allerdings besonders geeignet im Krankheitsfall einzuspringen, da sie über entsprechende zeitliche **Kapazitäten** verfügen. Hier entstehen oftmals **Konflikte** und Unzufriedenheit.

Schließlich kann auch das Problem auftreten, dass der Mitarbeiter mit einem Patienten nicht **harmoniert** oder dass er bzgl. der fachlichen Qualifikation überfordert ist. Hiervon sind nicht nur Pflegehelfer betroffen, auch Pflegefachkräfte können durch komplizierte behandlungspflegerische Tätigkeiten überlastet werden.

Ein gravierendes Problem kann auch entstehen, wenn ein Patient von einer Nicht-Fachkraft betreut wird und durch eine plötzliche **Verschlechterung** des Allgemeinzustandes Tätigkeiten hinzukommen, die von einer **Fachkraft** durchgeführt werden müssen. Die Patienten können einen **Wechsel der Bezugspflegekraft** häufig nicht nachvollziehen oder reagieren verärgert.

In diesem Zusammenhang sollte man die Qualifikation der Mitarbeiter unter dem **Aspekt der Pflegequalität** und unter **betriebswirtschaftlichen Aspekten** genau abwägen. Jede Einrichtung in der ambulanten Pflege muss entscheiden, wie viele Fach- und Hilfskräfte beschäftigt werden sollen, um allen Erfordernissen gerecht zu werden. Viele ambulante Einrichtungen beschäftigen deshalb ausschließlich Fachkräfte.

19.6   Einsatzplanung

Im vorangegangenen Abschnitt wurden Aspekte erwähnt, die sich auch auf die Einsatzplanung auswirken.

Die Wünsche und Bedürfnisse der Mitarbeiter und die Auswirkungen der Kundenwünsche sollten nach Möglichkeit im Dienstplan berücksichtigt werden. Es ist jedoch nicht immer möglich, diese Bedürfnisse zu kombinieren, zumal die Beachtung des **Arbeitszeitgesetzes** vorrangig ist. Dabei stellen **Ruhepausen** nur in Ausnahmesituationen ein Problem dar, etwa wenn mehrere Mitarbeiter gleichzeitig durch Krankheit oder Urlaub ausfallen.

Bereitschaftsdienst

Schwieriger ist die Planung des **nächtlichen Bereitschaftsdienstes**, da der Mitarbeiter, der die Bereitschaft übernimmt, evtl. am nächsten Tag in seiner Tour fehlt, weil die maximal erlaubte **Arbeitszeit** ansonsten nicht eingehalten werden kann.

> **Praxistipp**
>
> In kleineren Einrichtungen hat deshalb durchgehend der Eigentümer oder die Pflegedienstleitung das Handy des **Bereitschaftsdienstes**. Dabei muss man aber bedenken, dass jeder Mensch adäquate **Erholungszeiten** benötigt, um leistungsfähig zu sein.

Notruf

Größere Pflegeeinrichtungen oder Träger gliedern diesen Aufgabenbereich oft aus und setzen stattdessen einen Fahrdienst oder einen **Rettungsdienst** ein, der die **nächtliche Erreichbarkeit** gewährleistet. Dabei hat sich auch der Einsatz von **funkgesteuerten Notrufgeräten** bewährt, die im Rahmen einer Kooperation von **externen Anbietern** gemietet werden können.

Wichtig bei der Erstellung des Dienstplans sind **formale Kriterien**:

Anforderungen an den Dienstplan
- Eintrag von Name, Vorname und Berufsbezeichnung
- Festlegung der Soll-Arbeitszeit
- Berechnung der Ist-Arbeitszeit

- Soll-Ist-Abgleich
- Übertrag der Stunden des Vormonats
- Abkürzungs- und Dienstzeitenlegende
- Eventuell Handzeichenliste
- Eventuell Urlaubstage
- Unterschrift des Erstellers

Genauso wichtig wie die formalen Kriterien sind auch die Anforderungen, die die **Mitarbeiter** an den Dienstplan stellen, wobei es große **individuelle Unterschiede** gibt. Manche Mitarbeiter empfinden jeden Dienstplan als ungerecht, andere akzeptieren auch Einsatzpläne, die ihren Wünschen überhaupt nicht entsprechen.

Folgendes sollte deshalb bei der **Dienstplanung** bedacht werden:

Wichtige Kriterien bei der Dienstplanung

Dienstplanung

1. Der Dienstplan muss **rechtzeitig** erstellt werden. Spätestens zur Mitte des Vormonats sollte der Dienstplan den Mitarbeitern vorliegen.
2. Mitarbeiterwünsche können in einem »**Wunschbuch**« aufgeschrieben werden und werden bei der Dienstplanung auch berücksichtigt.
3. Die **Arbeitsbelastung** sollte für alle Mitarbeiter in etwa gleich sein.
4. Bei Krankheit oder Urlaub kann durch einen Pool von Aushilfen das »Einspringen« teilweise vermieden werden.
5. **Früh- und Spätdienste** sollten gerecht verteilt bzw. nach den Vorlieben der Mitarbeiter eingetragen werden. Das Gleiche gilt für die Wochenenden, auch hier muss die gerechte Aufteilung der Dienste erfolgen.
6. Die **Urlaubsplanung** erfolgt rechtzeitig und wird auch eingehalten.

19.7 Einarbeitungskonzept

> Die Erstellung eines Qualitätsmanagement-Handbuchs erleichtert die Einarbeitung von neuen Mitarbeitern oder Auszubildenden.

Dabei wird jedoch vorwiegend der **theoretische Aspekt** der Einarbeitung abgedeckt.

> Neue Mitarbeiter oder Auszubildende können sämtliche Abläufe, Verfahrensanweisungen, Regelungen, Rahmenbedingungen und Standards aus dem QMHB entnehmen und dort jederzeit nachlesen.

Kontakt zum Kunden

Die **praktische Einarbeitung** ist jedoch gerade in der ambulanten Pflege wichtig, weil Pflegekräfte normalerweise alleine arbeiten.

Es ist deshalb dringend erforderlich, dass in der Einarbeitungszeit der **Kontakt zu den Kunden** hergestellt wird, damit der neue Mitarbeiter den Patienten vertraut ist.

> **Praxistipp**
>
> Gerade demente Patienten brauchen Zeit, um neue Personen kennen zu lernen. Es kommt deswegen häufig vor, dass der Kunde den neuen Mitarbeiter nicht in die Wohnung lässt oder dessen Anwesenheit paranoid verarbeitet. Ambulante Pflegedienste sollten dies bei der Tourenplanung bedenken und eine VA dazu erstellen.

Ortskenntnis

Außerdem müssen in der Einarbeitungsphase ausreichende **Ortskenntnisse** vermittelt werden, um einen reibungslosen Ablauf der Tour zu ermöglichen.

> ❯ **Wenn der neue Mitarbeiter sich sicher fühlt und seine Tour alleine fährt, muss ihm ein Ansprechpartner zur Verfügung gestellt werden, der im Notfall jederzeit über das Mobiltelefon erreichbar ist.**

Im Rahmen der Einarbeitungszeit müssen darüber hinaus **administrative** Erfordernisse berücksichtigt werden, die sonst leicht in Vergessenheit geraten. Dazu gehören:

Personalverwaltung
- Arbeitsvertrag
- Polizeiliches Führungszeugnis
- Gesundheitsbescheinigung
- Schweigepflichterklärung
- Handzeichenliste
- Sozialversicherung
- Gültige Fahrerlaubnis
- Einarbeitungsnachweis
- Fortbildungsnachweise etc.

19.8 Erstkontakt

Der Erstkontakt mit dem Kunden kann für die weitere Beziehung von entscheidender Bedeutung sein, weil der erste Eindruck, den man von einer Organisation bekommt, bestimmend ist für die weitere Einstellung zum Unternehmen.

Erstgespräch

Dabei spielen nicht nur **Freundlichkeit**, Sympathie und Höflichkeit eine Rolle, auch der **Informationsgehalt** des Erstgespräches ist für alle Beteiligten von Bedeutung.

> **Aus der Sicht der Pflegeeinrichtung sind vor allem anamnestische Informationen wichtig, da eine grobe Einschätzung des körperlichen und psychischen Zustandes des neuen Kunden die weitere Planung erleichtert.**

Pflegeanamnese

Für den **Patienten** hat das Erstgespräch mehrere Funktionen. Zunächst begibt er sich in eine für ihn unbekannte Situation, insbesondere wenn er zuvor noch keine Pflegeerfahrung gesammelt hat.

Bedeutung für den Patienten

Dadurch gerät er in ein »**Abhängigkeitsverhältnis**«, das ihm mehr oder weniger stark bewusst wird und eine Belastung darstellen kann. Das gilt auch für die **Angehörigen** des Patienten, wenn sie im gleichen Haushalt leben. Der Tagesablauf ist nicht mehr **selbstbestimmt**, sondern wird von außen mit beeinflusst.

Genauso wichtig für den Patienten und dessen Angehörige ist der **Kostenvoranschlag**, der so exakt wie möglich erstellt werden muss. Gerade ältere Menschen leiden häufig unter **Ängsten**, dass sie ihre **finanzielle Situation** nicht mehr bewältigen können. Ein Antrag bei der Pflegeversicherung oder gar beim Sozialamt ist für viele Patienten eine große Belastung.

Kostenvoranschlag

Praxistipp

Von Vorteil ist die Teilnahme der zukünftigen **Bezugspflegekraft** am Erstgespräch. Patient und Pflegekraft haben dadurch die Möglichkeit sich kennen zu lernen. Da die ambulante Pflege einen Eingriff in die **Privatsphäre** und evtl. auch in die **Intimsphäre** darstellt, sollte vor dem ersten Hausbesuch ein orientierendes Gespräch ermöglicht werden. Außerdem können für alle Beteiligten **wichtige Informationen** ausgetauscht werden.

19.9 Eigentum des Kunden

Bei der Durchführung von Pflegemaßnahmen in der ambulanten Pflege kommen die Mitarbeiter bewusst und unbewusst mit dem **Eigentum des Patienten** in Kontakt.

An erster Stelle müssen in diesem Zusammenhang die **Haus- und Wohnungsschlüssel** genannt werden. Obwohl diese den Mitarbeitern als Kundeneigentum bewusst sind, werden Schlüssel häufig verloren.

Schlüssel

Praxistipp

Die Zahl der **Schlüsselverluste** scheint mit der Anzahl der ausgehändigten Schlüssel zu steigen, deshalb sollte jeder ambulante Dienst festlegen, wie viele Schlüssel **maximal** ausgehändigt werden.

Selbstverständlich muss die Schlüsselübergabe in jedem Fall korrekt und eindeutig **dokumentiert** werden, um eventuelle Ansprüche an die Versicherung zu vermeiden.

> **Praxistipp**
>
> Besondere Vorsicht ist bei **Schließanlagen** geboten, wie man sie oft in Seniorenwohnungen oder Einrichtungen des betreuten Wohnens findet, da der Verlust eines Schlüssels in diesem Fall enorme Kosten verursachen kann.

Um unnötige Kosten zu vermeiden, sollte das **Quittungsformular** immer vollständig ausgefüllt werden. Vor allem auch die Rückgabe des Gegenstandes muss dokumentiert werden (QM-H 19.4: ◘ Abb. 19.5).

Medikamente

Medikamente werden eher unbewusst als Kundeneigentum erkannt, da sie als selbstverständliche Voraussetzung für die Betreuung angesehen werden. Dennoch müssen die Mitarbeiter beim Umgang mit Medikamenten bedenken, dass der Patient diese z. T. bezahlt hat und sie deswegen sein Eigentum sind. Das gilt in vielen Fällen auch für **Hilfsmittel**.

Betäubungsmittel

Spezielle Regelungen gelten im Übrigen für den Umgang mit **Betäubungsmitteln**. Auch diese sind als Eigentum des Patienten zu betrachten, können aber aufgrund des **Betäubungsmittel-Gesetzes (BTMG)** nicht in seine Erbmasse übergehen und müssen entsprechend entsorgt werden.

> ❯ **Betäubungsmittel müssen an die Apotheke zurückgegeben und von dieser vernichtet werden. Das Aushändigen an den behandelnden Arzt ist nur in seltenen Ausnahmefällen gestattet, auch wenn dieser das Betäubungsmittel verschrieben hat!**

Wohnung

Noch weniger bewusst wird die Wohnungseinrichtung des Patienten als sein Eigentum. Der sorgsame Umgang mit **Einrichtungsgegenständen** oder gar mit **Wertsachen** sollte deshalb immer beachtet werden. Zum Eigentum des Kunden zählt außerdem das geistige Eigentum und personenbezogene Daten (▶ Abschn. 18.4).

19.10 Case-Management oder Care-Management

Bezugspflege

In der ambulanten Versorgung gewinnt das **Konzept der Bezugspflege** zunehmend an Bedeutung.

Die zuständige Bezugspflegekraft nimmt dabei eine **zentrale Rolle** in der Versorgung des Patienten ein, da sie im Idealfall einen engen Kontakt zu allen Personen pflegt, die an der Betreuung des Patienten beteiligt sind.

Case-Management und Care-Management

In ◘ Abb. 19.1 werden die **Beziehungen** der Bezugspflegekraft zu anderen Personen, die an der Versorgung des Patienten beteiligt sind, dargestellt. Dabei wird die Bezugspflegekraft auch als **Case-Manager**

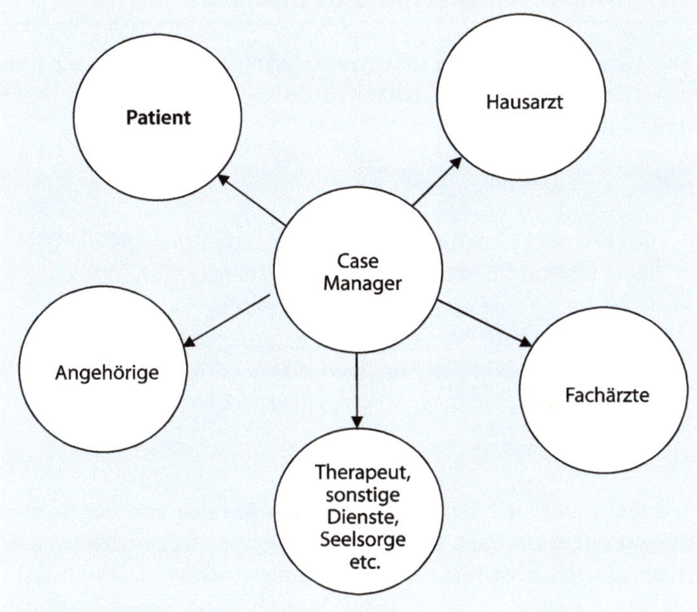

◘ Abb. 19.1 Case-Management

bezeichnet, da der Ausdruck das Aufgabengebiet dieser Person treffend beschreibt.

Die englischen Begriffe »*case*«, also Fall, bzw. »*care*«, die Pflege, beschreiben die Bereiche, die die zuständige Pflegekraft organisiert.

Der **Aufgabenbereich** des Case-Managers umfasst allerdings nicht nur den Kontakt zu anderen Berufsgruppen, auch besondere Bereiche der täglichen Betreuung durch den ambulanten Pflegedienst müssen bedacht werden.

Dabei handelt es sich um **Tätigkeiten und Informationen**, die gewährleistet werden müssen und für die eine Person beauftragt und zuständig sein muss:

Tätigkeitsprofil

> **Aufgaben des Case-Managers**
> - Pflegevisite und andere qualitätssichernde Maßnahmen
> - Hygiene
> - MPG und Gerätekontrolle
> - Versorgung mit Heil- und Hilfsmitteln
> - Kontakt zu supportiven Diensten
> - Notfallmanagement

Der Case-Manager wird dadurch zur zentralen Anlaufstelle und wäre dadurch prädestiniert, im Rahmen der **integrierten Versorgung IV** eine wichtige Rolle einzunehmen.

19.11 Hauswirtschaft und Betreuung

Die Gewährleistung der **hauswirtschaftlichen Versorgung** muss durch ambulante Dienste im Rahmen der vorhandenen Möglichkeiten umgesetzt werden.

> **Praxistipp**
>
> Das bedeutet jedoch nicht, dass **Pflegekräfte** sich verpflichtet fühlen sollten, im Notfall derartige Aufgaben für die Kunden zu übernehmen, was in vielen kleineren Pflegediensten an der Tagesordnung ist. Vielmehr muss die hauswirtschaftliche Versorgung – auch aus **abrechnungstechnischen Gründen** – von geeigneten hauswirtschaftlichen Fach- oder Hilfskräften ausgeführt werden.

Hauswirtschaft und Case-Management

Trotzdem muss der **hauswirtschaftliche Bereich** von der **Bezugspflegekraft** hinterfragt, durch Beratungsgespräche gesichert und die entsprechenden Maßnahmen dokumentiert werden. Dies gilt insbesondere für ältere, allein stehende Menschen, bei denen die Gefahr einer **Verwahrlosung** bemerkbar ist.

Ernährung

> ❯ **Gerade die Ernährung ist für alte Menschen ein wichtiges Thema und muss auch für den Case-Manager eines Patienten von Bedeutung sein.**

Viele ältere Menschen vernachlässigen zunehmend die **Nahrungsaufnahme** und bringen sich dadurch in Gefahr. Auch Angehörige sind nicht immer hilfreich, weil die Kosten im Zweifelsfall auf sie übertragen werden.

Ambulante Pflegeeinrichtungen müssen dabei nicht nur beratend tätig sein, sie sollten die Dienste, mit denen sie kooperieren, auch auf die **Qualität der angebotenen Speisen** hin überprüfen.

Zusammensetzung der Nahrung

Gerade Speisen, die in Großküchen zubereitet werden, sind oft nicht nur geschmacklich minderwertig, auch der **Gehalt an Nährstoffen, Spurenelementen und Vitaminen** ist deutlich zu gering, was insbesondere für **dekubitusgefährdete** oder immungeschwächte Patienten problematisch ist.

> **Praxistipp**
>
> Abschließend sollte man bedenken, dass die Erwartungen im hauswirtschaftlichen Bereich großen **individuellen Schwankungen** unterworfen sind. Pflegekräfte haben oftmals vollkommen andere **Vorstellungen von Sauberkeit und Hygiene** als die Patienten, die sie betreuen. Dabei sollte der biografische Ansatz noch einmal ins Gedächtnis gerufen werden, um den Patienten in seiner speziellen Lebenssituation zu verstehen.

Dabei sind auch die Vorgaben des Expertenstandards Ernährungsmanagement zu beachten. Insbesondere die Pflegeberatung und Kooperation mit Angehörigen sowie die Dokumentation müssen sich am Expertenstandard orientieren.

Die Koordinationsfähigkeit der Bezugspflege berücksichtigt auch, welche Betreuungsleistungen durchgeführt werden, ob diese angemessen und ausreichend sind und ob die Informationsweitergabe zwischen Betreuung, Pflege und Hauswirtschaft gut funktioniert.

Logo		Jahr		Nr.:	
Name:	**Vorname:**	Erstellt am		von	
Ressourcen Gewohnheiten Wünsche		Hilfebedarf			
		Selbst	Angeh.	TÜ	VÜ
1. Kommunizieren					
Visus		☐	☐	☐	☐
Gehör		☐	☐	☐	☐
Sprache		☐	☐	☐	☐
Auffassung		☐	☐	☐	☐
2. Sich bewegen					
Gehen		☐	☐	☐	☐
Stehen		☐	☐	☐	☐
Sitzen		☐	☐	☐	☐
Transfer		☐	☐	☐	☐
Lagerung		☐	☐	☐	☐
Hilfsmittel		☐	☐	☐	☐
Sturzrisiko/-prophylaxe		☐	☐	☐	☐
Dekubitusrisiko/-prophylaxe		☐	☐	☐	☐
Thromboserisiko/-prophylaxe		☐	☐	☐	☐
Pneumonierisiko/-prophylaxe		☐	☐	☐	☐
3. Vitale Funktionen aufrechterhalten					
Atmung		☐	☐	☐	☐
Temperatur		☐	☐	☐	☐
Herz-Kreislauf-Funktion		☐	☐	☐	☐
4. Sich pflegen					
Ganzwaschung		☐	☐	☐	☐
Teilwaschung		☐	☐	☐	☐
Baden/Duschen		☐	☐	☐	☐
Rasur		☐	☐	☐	☐
Zahnpflege		☐	☐	☐	☐
Haarpflege		☐	☐	☐	☐
Mundpflege		☐	☐	☐	☐
Nagelpflege		☐	☐	☐	☐
Fußpflege		☐	☐	☐	☐
Gefahr einer Hautschädigung/Hautpflege		☐	☐	☐	☐

Abb. 19.2 QM-H 19.1. Pflegeanamnesebogen

Logo		Jahr		Nr.:		
Name:	**Vorname:**	Erstellt am		von		
Ressourcen Gewohnheiten Wünsche		Hilfebedarf				
		Selbst	Angeh.	TÜ	VÜ	

5. Essen und Trinken
Kost:____
Trinkmenge________ ml

Ressourcen Gewohnheiten Wünsche	Selbst	Angeh.	TÜ	VÜ
Einkauf	☐	☐	☐	☐
Zubereitung der Mahlzeiten	☐	☐	☐	☐
Richten der Mahlzeiten	☐	☐	☐	☐
Einnahme der Mahlzeiten	☐	☐	☐	☐
Schluckfunktion	☐	☐	☐	☐

EZ: ☐ normal ☐ reduziert ☐ adipös
Größe______ cm Gewicht______ kg BMI______
☐ Exsikkose ☐ Oedeme
☐ Sonde/PEG, Sondenkost____________________________
Kalorienbedarf________
Vorlieben, Abneigungen
Relevanter Gewichtsverlust?

6. Ausscheiden

Ressourcen Gewohnheiten Wünsche	Selbst	Angeh.	TÜ	VÜ
Urinausscheidung	☐	☐	☐	☐
Stuhlausscheidung	☐	☐	☐	☐
Inkontinenzmaterial/Hilfsmittel_______________________	☐	☐	☐	☐
____				
Dauerkatheter/Cystofix/Urinalkondom	☐	☐	☐	☐
Anus praeter________________________________	☐	☐	☐	☐
Obstipation, Laxantien__________________	☐	☐	☐	☐
Toilettengang/Toilettentraining	☐	☐	☐	☐

7. Sich Kleiden

Ressourcen Gewohnheiten Wünsche	Selbst	Angeh.	TÜ	VÜ
Kleiderauswahl	☐	☐	☐	☐
Kleiderwechsel	☐	☐	☐	☐
Waschen, Bügeln	☐	☐	☐	☐

8. Ruhen und Schlafen

Ressourcen Gewohnheiten Wünsche	Selbst	Angeh.	TÜ	VÜ
Tag-Nacht-Rhythmus	☐	☐	☐	☐
Einschlafen	☐	☐	☐	☐
Durchschlafen	☐	☐	☐	☐
Schlafbedürfnis	☐	☐	☐	☐
Medikamente	☐	☐	☐	☐

◨ **Abb. 19.2** (Fortsetzung)

Logo		Jahr		Nr.:	
Name:	**Vorname:**	Erstellt am		von	
Ressourcen Gewohnheiten Wünsche		Hilfebedarf			
		Selbst	Angeh.	TÜ	VÜ
9. Sich beschäftigen Tagesstruktur Hobbys Gewohnheiten		☐ ☐ ☐	☐ ☐ ☐	☐ ☐ ☐	☐ ☐ ☐
10. Sich als Mann/Frau fühlen Intimsphäre Patient bevorzugt ☐ weibliche Pflegekraft - ☐ männliche Pflegekraft - ☐ egal					
11. Für eine sichere Umgebung sorgen Medikamente richten Medikamenteneinnahme Weglauftendenz ☐ ja ☐ nein Desorientiertheit ☐ zeitlich ☐ örtlich ☐ situativ ☐ zur Person Freiheitsentziehende Maßnahmen Wohnungsschlüssel		☐ ☐ ☐ ☐	☐ ☐ ☐ ☐	☐ ☐ ☐ ☐	☐ ☐ ☐ ☐
12. Soziale Bereiche des Lebens sichern Bezugspersonen, Gewohnheiten, Bedürfnisse:					
13. Mit existenziellen Erfahrungen des Lebens umgehen Religiöse/ethische Bedürfnisse Umgang mit Krankheit/Behinderung/Einschränkung/Sterben/ Angst/Schmerzen etc.:					
Biografie					

◖ Abb. 19.2 (Fortsetzung)

<table>
<tr><td>QMHB</td><td colspan="2">Musterpflegedienst</td><td>Kap.
F</td><td>Seite</td></tr>
<tr><td>Doku-Typ
QMHB</td><td colspan="2">Titel
Pflegebezogene Prozesse</td><td>PFL</td><td>Datum</td></tr>
</table>

Pflegebezogene Prozesse

In diesem Abschnitt werden Prozesse dargestellt, die sich direkt oder indirekt auf die Durchführung der Pflege beziehen. Dazu gehört die Beschreibung des Pflegemodells, an dem unsere Einrichtung sich orientiert, die grafische Darstellung des Pflegeprozesses, die korrekte Erläuterung der Pflegedokumentation, Vorgaben für die Pflegevisite und eine Auflistung aller Pflegestandards, die zum Einsatz kommen.

Zu den indirekten, pflegebezogenen Prozessen zählen Instrumente der Ablauforganisation des Pflegedienstes, insbesondere die Routen- und Einsatzplanung, das Einarbeitungskonzept für neue Mitarbeiter, die Darstellung des Erstkontaktes und eine Verfahrensanweisung für den Umgang mit dem Eigentum des Kunden. Außerdem beinhaltet dieses Kapitel eine Beschreibung des Case Management, wie es in unserer Einrichtung durchgeführt wird.

<table>
<tr><td>erstellt:</td><td>Änderungsstatus
0</td><td>Freigabe:</td><td>Datum</td></tr>
</table>

■ **Abb. 19.3** QM-H 19.2. Pflegebezogene Prozesse

QMHB	Musterpflegedienst	Kap. F	Seite
Doku-Typ QMHB	**Titel** Pflegemodell	**PFL**	Datum

Pflegemodell

Unsere Mitarbeiter orientieren sich am AEDL-Modell nach Krohwinkel.

Für die ambulante Pflege ist dieses Modell unserer Meinung nach besonders geeignet, da die Pflegeplanung durch die umfassende Hinterfragung der Grundbedürfnisse und der individuellen Lebensgewohnheiten unserer Kunden eine ganzheitliche Vorgehensweise im Pflegeprozess ermöglicht.

Von besonderer Bedeutung im AEDL-Strukturmodell ist darüber hinaus die Berücksichtigung von positiven Erfahrungen des Lebens und den daraus resultierenden Anwendungsmöglichkeiten vor dem Hintergrund des Zusammenspiels von Gesundheit, Krankheit und Umwelt.

Auch das Pflegemodell befindet sich in der MA-Mappe und wird von allen Pflegepersonen in ihrer täglichen Arbeit beachtet.

erstellt:	Änderungsstatus 0	Freigabe:	Datum

◼ **Abb. 19.3** (Fortsetzung)

QMHB	Musterpflegedienst	Kap. F	Seite
Doku-Typ QMHB	Titel Pflegeplanung	PFL	Datum

Pflegeplanung

Grundlage unserer Pflegeplanung und somit auch unseres Pflegedokumentationssystems ist der Pflegeprozess nach *V. Fiechter* und *M. Meier*, den wir in diesem Abschnitt grafisch darstellen.

Durch die umfassende Implementierung der Pflegeprozessmethode wird zum einen die systematische Planung der Pflege gewährleistet aber auch die Beurteilung der Pflegewirkung ermöglicht.

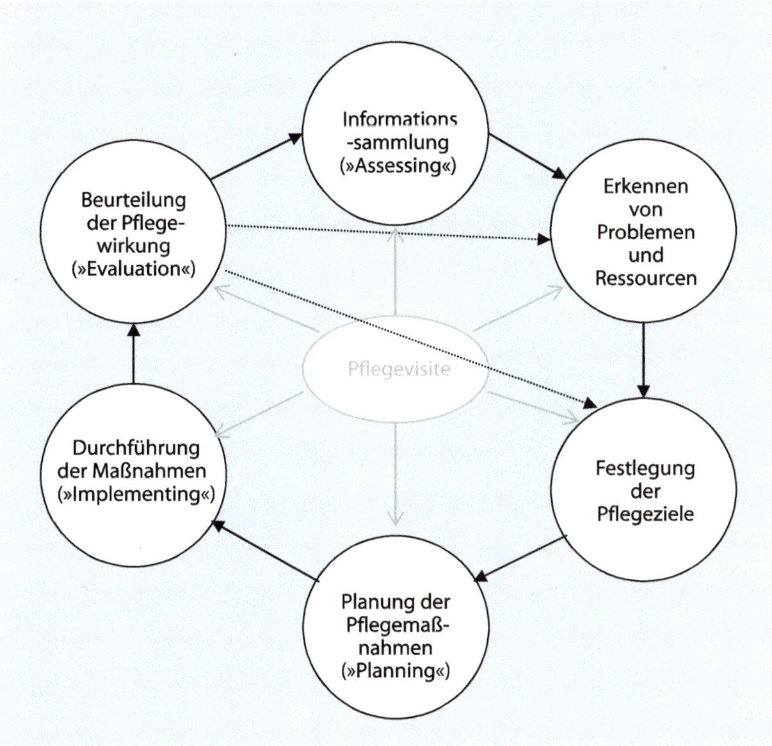

Abb.: Pflegeprozess und Pflegevisite
Die grau gefärbten Abschnitte stellen die Rolle der Pflegevisite als zentrales Instrument des Pflegeprozesses dar, wie es dem Pflegeverständnis unserer Einrichtung entspricht.

erstellt:	Änderungsstatus 0	Freigabe:	Datum

■ **Abb. 19.3** (Fortsetzung)

QMHB	Musterpflegedienst	Kap. F	Seite
Doku-Typ QMHB	**Titel** Pflegedokumentation	PFL	Datum

Pflegedokumentation

Die Dokumentation unserer Dienstleistungserbringung erfolgt mit Hilfe von selbst erstellten Dokumentationsformularen. Diese Vordrucke werden in unserem Pflegedienst schon seit einigen Jahren mit gutem Erfolg eingesetzt, da wir mit der Benutzerfreundlichkeit und der Übersichtlichkeit sehr zufrieden sind. Sämtliche Mitarbeiter sind im Umgang mit diesem System geschult und sicher. Neue Mitarbeiter werden im Rahmen des Einarbeitungskonzepts mit dem System vertraut gemacht.

Zum Einsatz kommen derzeit die Formulare 6/1-12 und in Zukunft auch Formular 7:

6/1 Deckblatt

6/2 Checkliste

6/3 Stammblatt

6/4 Bilanz

6/5 Vitalwerte

6/6 Ärztliche Anordnungen

6/7 Pflegenachweis 1

6/8 Pflegenachweis 2

6/9 Durchführungsnachweis

6/10 Pflegebericht

6/11 Pflegeplanung mit Anamnese und Risikoassessment

6/12 Dekubitusbehandlung

7 Pflegevisite

erstellt:	Änderungsstatus 0	Freigabe:	Datum

▫ Abb. 19.3 (Fortsetzung)

<table>
<tr><td rowspan="2">QMHB</td><td colspan="2">Musterpflegedienst</td><td>Kap.
F</td><td>Seite</td></tr>
<tr><td>Titel</td><td></td><td></td><td>Datum</td></tr>
<tr><td>Doku-Typ
QMHB</td><td>Pflegestandards</td><td></td><td>PFL</td><td></td></tr>
</table>

Pflegestandards

Aufgrund des Umfangs unserer Pflegestandards enthält dieser Abschnitt lediglich eine numerische Auflistung aller Pflegestandards, die in unserer Einrichtung verwendet werden.

Auch für den Einsatz der Pflegestandards gilt, dass alle Mitarbeiter in diesem Bereich speziell geschult und eingearbeitet wurden und neuen Mitarbeitern im Rahmen der Einarbeitung die erforderlichen Kenntnisse vermittelt werden.

Die Aktualisierung und Anpassung unserer Standards an veränderte Bedürfnisse und neue pflegewissenschaftliche Erkenntnisse erfolgt fortwährend in Teamarbeit oder in Projektgruppen.

Für die Zukunft planen wir die Implementierung von Expertenstandards und den Einsatz von Skalen, insbesondere zur Erkennung des Dekubitusrisikos. Beide Projekte sollen bis zum ____________ abgeschlossen sein.

<table>
<tr><td>erstellt:</td><td>Änderungsstatus
0</td><td>Freigabe:</td><td>Datum</td></tr>
</table>

◻ **Abb. 19.3** (Fortsetzung)

QMHB	Musterpflegedienst	Kap. F	Seite
Doku-Typ QMHB	**Titel** Pflegevisite	PFL	Datum

Pflegevisite

Die Durchführung der Pflegevisite erfolgt durch die PDL die stellvertretende Pflegedienstleitung unter Einbeziehung der verantwortlichen Pflegekraft. Beide Stellen sind hierbei gleichberechtigt und besitzen die gleichen Kompetenzen und Verantwortungen im Sinne einer Arbeitsteilung. Obwohl durch dieses Vorgehen der Eindruck entstehen könnte, dass es sich um eine Kontrollfunktion handelt, ist dies keineswegs beabsichtigt. Sowohl Mitarbeiter, als auch Patienten werden auf diese Tatsache regelmäßig hingewiesen. Vielmehr liegt es im Interesse von Geschäftsführung und stellvertretender Pflegedienstleitung den persönlichen Kontakt zu allen Kunden zu pflegen und sich gleichzeitig über die Arbeitsbelastung der einzelnen Mitarbeiter zu informieren, da dies auch für die Routenplanung erforderlich ist.

Die Durchführung der Pflegevisite wird strukturiert durch das Vorgabe- und Nachweisdokument Formular 7 und als prozesshafte Pflegevisite konzipiert.

Auf Grund der Zahl unserer Kunden und dem stark variierenden körperlichen und psychischen Zustand der Patienten findet die Pflegevisite nicht in festgelegten Zeitintervallen statt. Vielmehr soll hier die Konstanz des Pflegeprozesses gewährleistet werden, so dass die Pflegevisite »bei Bedarf« erfolgt. Selbstverständlich können Pflegevisiten auch auf Wunsch des Mitarbeiters und des Kunden oder seiner Angehörigen anberaumt werden.

Die Pflegevisite erfüllt für unsere Einrichtung auch eine Evaluationsfunktion, da die Erhebung der Kundenzufriedenheit und die Entwicklung neuer Leistungen derzeit überwiegend im Rahmen dieser Kundenkontakte stattfinden. Das persönliche Gespräch mit Kunden, Angehörigen und betreuender Pflegekraft empfinden wir für diesen Zweck besonders gut geeignet.

erstellt:	Änderungsstatus 0	Freigabe:	Datum

◘ **Abb. 19.3** (Fortsetzung)

QMHB	Musterpflegedienst	Kap. F	Seite
Doku-Typ QMHB	**Titel** Routenplanung	PFL	Datum

Routenplanung

Da die Routenplanung für die Durchführung der Pflege und somit sowohl für unsere Mitarbeiter, als auch für unsere Kunden einen großen Stellenwert besitzt, wird sie von der Geschäftsführung oder von der stellvertretenden Pflegedienstleitung durchgeführt. Zunächst erstellt die Inhaberin oder ihre Vertreterin einen Vorplan, der dann mit der Geschäftsführerin ausgearbeitet wird. Folgende Aspekte und Vorgaben spielen in diesem Zusammenhang eine Rolle:

1. Aspekte des Kunden:
   - Pünktlichkeit
   - Zuverlässigkeit
   - Vertrauensverhältnis zur verantwortlichen Bezugspflegekraft
2. Aspekte des Mitarbeiters:
   - Arbeitsbelastung
   - Wege-Zeit-Relation

Prinzipiell muss der Routenplan also so erstellt werden, dass der Mitarbeiter in der Lage ist seinen Zeitplan einzuhalten und alle Kunden zur festgelegten Zeit zu erreichen. Das bedeutet, dass die aktuellen Verkehrsbedingungen bei der Routenplanung berücksichtigt werden müssen. Verzögerungen können aber auch durch Veränderungen der Pflegebedürftigkeit einzelner Patienten entstehen, die dann ebenfalls zu einer Anpassung des Routenplans führen sollen.

Bei der Planung von neuen Kunden werden diese Aspekte selbstverständlich auch bedacht. Hier ist es außerdem sinnvoll, zunächst Wünsche des Kunden bezüglich der Bezugspflegekraft zu erfragen, insbesondere die Bedeutung des Geschlechts der verantwortlichen Pflegefachkraft.

Ein wichtiger Punkt bei der Routenplanung ist schließlich die Arbeitsbelastung des einzelnen Mitarbeiters, die bei der Erstellung des Plans abgeschätzt und beachtet werden muss.

erstellt:	Änderungsstatus 0	Freigabe:	Datum

◘ **Abb. 19.3** (Fortsetzung)

QMHB	Musterpflegedienst	Kap. F	Seite
Doku-Typ QMHB	**Titel** Einsatzplanung	PFL	Datum

Einsatzplanung

Die Aspekte der Routenplanung in diesem Kapitel beeinflussen unmittelbar auch die Einsatzplanung. Vorgaben, die in diesem Zusammenhang noch ergänzt werden müssen, beziehen sich auf den Zeitpunkt und die Form der Einsatzplanung. Verantwortlich hierfür ist die Inhaberin.

Der Einsatzplan soll so früh wie möglich erstellt werden, um dem Mitarbeitern die Möglichkeit der Planung ihrer Freizeit zu geben. Als geeigneter Zeitpunkt hat sich die Planung für den Folgemonat zu Monatsbeginn erwiesen, da Änderungen durch Neukunden oder andere Veränderungen häufig schon absehbar sind. Änderungen durch Krankheit von Mitarbeitern können allerdings nicht vermieden werden. Bei der Einsatzplanung besteht die Möglichkeit individuelle Wünsche der Mitarbeiter zu berücksichtigen. Diese sollten frühzeitig an die Inhaberin weiter gegeben werden.

Um die gesetzlichen Anforderungen an die Form des Dienstplans zu erfüllen, verwenden wir vorgedruckte Dienstplanformulare, die in dreifacher Ausfertigung ausgefüllt werden. Sie beinhalten den Vor- und Nachnamen des Mitarbeiters, die Qualifikation und die Dienstzeiten mit Soll-/Ist-Abgleich. Eingetragen werden außerdem Übergabe- und Besprechungszeiten, sowie Änderungen der Dienstzeiten, etwa durch Notfallsituationen. Die Pläne werden mit dokumentenechten Stiften erstellt und vom Verfasser unterschrieben.

erstellt:	Änderungsstatus 0	Freigabe:	Datum

Abb. 19.3 (Fortsetzung)

QMHB	Musterpflegedienst	Kap. F	Seite
Doku-Typ QMHB	Titel Einarbeitungskonzept	PFL	Datum

Einarbeitungskonzept

Aufgrund der Größe unseres Pflegedienstes halten wir den Einsatz eines strukturierten Einarbeitungskonzepts mit umfangreichen Checklisten für nicht erforderlich. Dennoch hat sich durch die praktische Erfahrung ein variables Einarbeitungskonzept ergeben, dass jedoch individuell angepasst wird. Aus diesem Grund enthält dieser Abschnitt nur ein grobes Gerüst des Konzepts mit Punkten die am entsprechenden Tag beachtet werden müssen. Verantwortlich hierfür ist die PDL in Kooperation mit ihrer Vertreterin. Sie übernimmt die Verantwortung dafür, dass die Kenntnisnahme bestimmter Dokumente von allen neuen Mitarbeitern unterzeichnet wird. Im Einzelnen sind dies:

1. Einarbeitungsmappe
2. QMHB und Verfahrensanweisungen
3. Schweigepflichterklärung
4. Handzeichenliste

Dies ist für den ersten Arbeitstag vorgesehen, an dem der neue Mitarbeiter auch die Räumlichkeiten der Einrichtung kennenlernt. Am ersten Arbeitstag erfolgt außerdem die Einarbeitung in administrative Tätigkeiten und die Informationsweitergabe für den Umgang mit dem Dienstfahrzeug und dem Handy. Dienstanweisungen hierzu müssen ebenfalls unterzeichnet werden. Der neue Mitarbeiter begleitet an diesem Tag eine erfahrene Pflegefachkraft auf ihrer Route und wird bei dieser Gelegenheit bei den Kunden vorgestellt. Diese Tätigkeit übernimmt der Praxisanleiter und fungiert für den neuen Mitarbeiter jederzeit als Ansprechpartner bei Fragen und Problemen.

Am folgenden Tag kann der neue Mitarbeiter die gleiche Route unter Anleitung des Praxisanleiters selbst durchführen. Aufgabe des Praxisanleiters hierbei ist es sich von den Fähigkeiten und Kenntnissen des Mitarbeiters in allen Bereichen zu überzeugen. Dies beinhaltet Aspekte der Pflege, Umgang mit den Patienten, Durchführung administrativer Tätigkeiten, Sicherheit mit Fahrzeug und Straßenverkehr und korrekter Umgang mit der Telekommunikation.

Sobald der Mitarbeiter in diesen Bereichen Sicherheit erlangt hat, kann er selbstständig eine Route übernehmen. Diese ist zunächst nicht zu umfangreich, um unnötigen Zeitdruck zu vermeiden. Außerdem hat der Mitarbeiter jederzeit die Möglichkeit während dieser Route telefonischen Kontakt zum Praxisanleiter, zur Pflegedienstleitung oder zum Geschäftsführer aufzunehmen. Im Büro ist außerdem jederzeit ein Hintergrunddienst erreichbar.

erstellt:	Änderungsstatus 0	Freigabe:	Datum

■ **Abb. 19.3** (Fortsetzung)

QMHB	Musterpflegedienst	Kap. F	Seite
Doku-Typ QMHB	**Titel** Erstkontakt	PFL	Datum

Erstkontakt

Das erste Gespräch mit einem Kunden oder dessen Angehörigen hat eine bedeutende Funktion für die Entwicklung der weiteren Beziehung. Deshalb möchten wir diesen Kontakt positiv und informativ gestalten. Grundsätzlich muss für den Erstkontakt eine ausreichende Zeitspanne zur Verfügung stehen. Gegebenenfalls können aber auch zwei oder mehrere Termine erforderlich sein, insbesondere dann, wenn die Aufmerksamkeit und Konzentrationsfähigkeit des Patienten beeinträchtigt ist. Der Inhaber und die (stellvertretende) Pflegedienstleitung, die für die Durchführung der Erstgespräche verantwortlich sind, müssen also den Ablauf des Kontakts in Abhängigkeit vom Gesundheitszustand des Kunden variieren.

Der Ablauf des Erstkontakts orientiert sich immer an der Struktur des Formulars 2, das in Form einer Checkliste als Gedankenstütze dient. Dadurch wird gewährleistet, dass alle relevanten Punkte mit dem Kunden besprochen werden, um spätere Reklamationen oder Unzufriedenheit durch Unkenntnis zu vermeiden. Wichtig in diesem Zusammenhang ist auch die Beratung des Kunden.

Das Erstgespräch kann in den Räumen unserer Einrichtung stattfinden, bevorzugt wird jedoch die Wohnung des Kunden, da die baulichen Gegebenheiten für die Durchführung der Pflege relevant sind. Dies gilt auch für Kontakte im Krankenhaus oder sonstigen stationären Einrichtungen. Auch hier kann der Erstkontakt erfolgen, falls der Patient dies wünscht und die Einrichtung in erreichbarer Entfernung liegt.

erstellt:	Änderungsstatus 0	Freigabe:	Datum

◘ Abb. 19.3 (Fortsetzung)

QMHB	Musterpflegedienst	Kap. F	Seite
Doku-Typ QMHB	Titel Eigentum des Kunden	PFL	Datum

Eigentum des Kunden

Der Umgang mit Eigentum des Kunden muss für unsere Einrichtung in zwei Bereichen geregelt werden. Zum einen findet unsere Dienstleistung in den Privaträumen des Kunden statt, so dass der Kontakt mit persönlichem Besitz des Patienten unvermeidbar ist. Es ist uns bewusst, dass diese Tatsache bei unseren Kunden zu Konflikten führen kann, gerade weil es sich oftmals um ältere und allein stehende Menschen handelt. Deshalb ist es unser Ziel bereits bei den ersten Kontakten das Vertrauen unserer Kunden zu erlangen. Unsere Mitarbeiter berücksichtigen diese besonderen Umstände und achten darauf sich entsprechend und korrekt zu verhalten. Dies gilt auch für persönlichen Besitz, der bei der Durchführung der Pflege zum Einsatz kommt, etwa Einrichtungsgegenstände. Sollte es in diesem Zusammenhang zu Beschädigungen durch unsere Mitarbeiter kommen, werden wir sofort geeignete und unbürokratische Maßnahmen ergreifen. Zu diesem Zweck sind alle Mitarbeiter über den Pflegedienst versichert.

Der zweite Bereich befasst sich mit Eigentum des Kunden, das uns zur Durchführung unserer Dienstleistung überlassen wird. In diesem Zusammenhang sollten besonders die Übergabe der Haus- und Wohnungsschlüssel erwähnt werden. Zunächst sollte dieser Punkt im Gespräch mit dem Geschäftsführer oder der (stellvertretenden) Pflegedienstleitung geklärt und schriftlich festgehalten werden. Die Übergabe erfolgt nur im Beisein eines Zeugen und gegen Aushändigung einer Quittung, die vom Kunden, seinen Angehörigen oder seinem gesetzlichen Vertreter unterzeichnet wird. Hierbei sollte die Anzahl von zwei Schlüsseln nicht überschritten werden. Die Aufbewahrung sämtlicher Schlüssel erfolgt im abschließbaren Schlüsselschrank in unseren Geschäftsräumen. Zugang zu diesem Schrank hat der Geschäftsführer, die Pflegedienstleitung und die jeweilige Schichtleitung, die die benötigten Schlüssel an die Mitarbeiter aushändigt.

Ein Exemplar des Quittungsformulars, Formular Nr. 23 ist diesem Abschnitt beigelegt.

erstellt:	Änderungsstatus 0	Freigabe:	Datum

□ **Abb. 19.3** (Fortsetzung)

QMHB	Musterpflegedienst	Kap. F	Seite
Doku-Typ QMHB	**Titel** Care Management	PFL	**Datum**

Care Management

Ein wichtiges Element zur Verbesserung und Aufrechterhaltung der Qualität unserer Versorgung ist das Care-Management. Hier möchten wir nun detailliert die Aufgaben des Care-Managers beschreiben. Jeder Kunde unserer Einrichtung verfügt über eine verantwortliche Pflegefachkraft, die für seine Betreuung zuständig ist. Ziel ist die Vernetzung aller an der Versorgung beteiligten Instanzen um Reibungsverluste an Schnittstellen zu vermeiden und dadurch eine optimale und kontinuierliche Behandlung zu gewährleisten. Der Care-Manager koordiniert somit den Informationsaustausch und die Leistungen von:

- Krankenhäusern,
- Nachsorgeeinrichtungen,
- Hausärzten, Fachärzten,
- Angehörigen, Laienpflege,
- Nachbarschaftshilfe, Sozialdienst,
- Therapeuten, etwa KG, BT, Logo,
- unterstützende Dienste, etwa »Essen auf Rädern«, Frisör, Fußpflege,
- Selbsthilfegruppen, Seelsorge,
- Sanitätshäusern, Apotheken

und anderen Organisationen und Personen, die den Patienten im Verlauf seiner Pflegebedürftigkeit begleiten.

Daraus resultiert eine ganzheitliche Betrachtungsweise unter Einbezug des Patientenumfeldes und unter Berücksichtigung ökonomischer Aspekte. Der Pflegeprozess wird sorgfältig gestaltet und evaluiert, auch in den Teambesprechungen. Die zuständige Pflegefachkraft kann dem Kunden beratend und psychosozial unterstützend zur Seite stehen.

Eine weitere Aufgabe des Care-Managers sehen wir in der Administration und Organisation folgender Instrumente:

- Hygienemanagement: hier ist der Care-Manager zuständig für die Koordination und Durchführung von Reinigungs- und Desinfektionsmaßnahmen.
- Beschwerdemanagement: eingehende Beschwerden werden zunächst vom zuständigen Care-Manager bearbeitet.
- Notfallmanagement: Aufgabe des Care-Managers ist in diesem Zusammenhang die Steuerung der Maßnahmen in Absprache mit Angehörigen und Hausarzt und die schriftliche Fixierung in der Pflegedokumentation.

Während der Abwesenheit des Care-Managers durch Urlaub oder Krankheit wird ein geeigneter Vertreter festgelegt, der die Aufgaben für diesen Zeitraum übernimmt.

erstellt:	Änderungsstatus 0	Freigabe:	Datum

◘ **Abb. 19.3** (Fortsetzung)

QMHB	Musterpflegedienst	Kap. F	Seite
Doku-Typ QMHB	Titel Hauswirtschaft	PFL	Datum

Hauswirtschaft

Im Bereich Hauswirtschaft werden von unserem Pflegedienst folgende Maßnahmen veranlasst:

- Einkaufen
- Kochen
- Reinigen der Wohnung
- Spülen
- Wechseln und Waschen der Wäsche und Kleidung
- Beheizen der Wohnung

Dazu beschäftigen wir hauswirtschaftliche Kräfte und vermitteln den Kontakt zu »Essen auf Rädern«. Derzeit kooperieren wir in diesem Bereich mit der Firma Musterküche aus Musterstadt.

Eine Teamarbeit zwischen Pflegepersonal und hauswirtschaftlichen Kräften ist uns wichtig, da oftmals Beobachtungen oder Einschätzungen von verschiedenen Personen unterschiedlich wahrgenommen werden. Der Austausch ermöglicht es uns, ein objektiveres Bild von unseren Patienten zu bekommen.

erstellt:	Änderungsstatus 0	Freigabe:	Datum

■ **Abb. 19.3** (Fortsetzung)

Pflegevisitenprotokoll

Patient	geb.:	Datum	von	Uhr	bis	Uhr
Mitarbeiter		PDL/QMB				

	ok	n. ok	Anmerkung
1. Gesamteindruck AZ			
2. EZ			
3. Einverständnis vorhanden			
4. Dokumentation vollständig vorhanden			
5. Mitarbeiter kooperationsbereit			
6. Bewusstseinszustand			
7. Patientenzufriedenheit			
8. Kommunikation mit dem Patienten			
9. Wahrung der Intimsphäre			
10. Gepflegte körperliche Erscheinung			
11. Prophylaxen			
12. Bekleidung			
13. Mobilität			
14. Lagerung			
15. Ernährung			
16. Trinkbilanz			
17. Unterstützung bei Ausscheidungen			
18. Vitalwerte			
19. Soziale Betreuung			
20. Beschäftigung/Aktivierung			
21. Hygiene			

Sonstiges Grundpflege / zusätzlicher Bedarf an Pflege oder Hilfsmitteln?

Behandlungspflege:

◘ Abb. 19.4a,b QM-H 19.3 **a** Pflegevisitenprotokoll

Pflegeplanung

Patient	geb.:
Mitarbeiter	

	ok	n. ok	Anmerkung
1. Stammblatt			
2. Diagnosen			
3. Betreuer, Betreuungsbereich, Datum, Telefon			
4. Freiheitsbeschränkende Maßnahmen			
5. Pflegeanamnese Risikoassessment			
6. Biografie			
7. Pflegeplanung			
8. Zielformulierung			
9. Übereinstimmung geplante Maßnahmen – Leistungsnachweise			
10. Durchführungsnachweise			
11. Anordnungen			
12. Bedarfsmedikation			
13. Dekubitusrisikoeinschätzung			
14. Wundprotokoll			
15. Sturzrisiko			
16. Lagerungs- und Bewegungsplan			
17. Ernährungs- und Flüssigkeitsbilanz			
18. Pflegeberichte			
19. Evaluation der Pflegeplanung			
20. Vitalwerte			
21. Gewicht und BMI			
22. Beschäftigung/Aktivierung			
23. Hygieneblatt			
24. Tagesstruktur			
25. Überleitungsbogen			
26. Pflegestandards			
27. Pflegevisite			
28. Kontinenzprofil			
29. Schmerzerhebung			

Abb. 19.4a,b QM-H 19.3 **b** Pflegedokumentation

<table>
<tr><td colspan="2" align="center">Musterpflegedienst</td><td align="center">Seite</td></tr>
<tr><td colspan="2" align="center">Empfangsbeleg</td><td align="center">Formular
Nr. 23</td></tr>
</table>

Eigentümer: _____________________________

Name, Vorname _____________________________

Adresse _____________________________

Gegenstand: _____________________________

genaue Bezeichnung _____________________________

Beschädigungen: _____________________________

Erhalten: _____________________________

Datum und Uhrzeit _____________________________

Empfänger: _____________________________

Aufbewahrungsort: _____________________________

Weitere Verfügungsberechtigte: _____________________________

Unterschriften: _____________   _____________

                Empfänger   Eigentümer/Vertreter

Rückgabe am / durch _____________________________

Bemerkungen: keine   Beanstandung:_________________

                                       ____

Unterschriften: _____________   _____________

                Übergebender   Eigentümer/Vertreter

erstellt:	Änderungsstatus 0	Freigabe:	Datum

☐ **Abb. 19.5** QM-H 19.4. Quittungsformular

Unterstützung

Simone Schmidt

S. Schmidt, *Das QM-Handbuch*,
DOI 10.1007/978-3-662-49868-2_20, © Springer-Verlag Berlin Heidelberg 2016

Bei der Beschäftigung mit dem Thema **Unterstützung** oder **Ressourcenmanagement** zeigt sich, dass auch dieser Bereich verschiedenartige Elemente beinhaltet, so dass eine Übersicht zu Beginn des Kapitels wichtig erscheint (▶ auch Beispielseite QM-H 20.1: ◨ Abb. 20.1).

Ressourcen einer Organisation im Sinne der Norm DIN EN ISO 9000
- Personal
- Material
- Logistik
- Investitionen und Finanzen

Die wörtliche Übersetzung des französischen Wortes »*ressource*« mit Quelle bzw. Ursprung zeigt, dass dieser Bereich der **Führungsaufgaben** im Ressourcenmanagement für jedes Unternehmen bedeutend ist.

Immer wieder wird deshalb in Managementtheorien auch auf die Bedeutung des Personalmanagements hingewiesen. Mitarbeiter werden im angloamerikanischen Sprachgebrauch als »**human resources**« bezeichnet, also »menschliche Quellen« was keineswegs abwertend gemeint ist, sondern vielmehr die Funktion des Mitarbeiters als »Quelle der **Arbeitskraft**« und darüber hinaus als »Ursprung von **Kreativität, Ideen, Wissen und Talenten**« unterstreicht.

Aus diesem Grund wird der Schwerpunkt dieses Kapitels auf dem Personalmanagement liegen.

20.1 Personalmanagement

Der Mitarbeiter als Ressource

Jeder **Arbeitgeber** weiß, dass die »Ressource Mitarbeiter« eine »Quelle von Arbeitskraft, Kreativität, Wissen, Ideen und Talenten« sein kann. Gelegentlich handelt es sich aber auch um eine »Quelle des Ärgers«.

Das Personalmanagement ist für alle Mitglieder einer Organisation von immenser Bedeutung, da sowohl der Vorgesetzte als auch die Mitarbeiter davon betroffen sind.

Ziel eines geeigneten Personalmanagements ist die Zufriedenheit der Mitarbeiter, die **juristische Absicherung** aller Beteiligten und die bestmögliche **Qualifikation** der Beschäftigten eines Unternehmens.

Wissen und Psychologie führen zu Motivation und Mitarbeiterzufriedenheit

Ein optimales **Personalmanagement** führt zu einem guten Betriebsklima durch **zufriedene Mitarbeiter**, die für ihre Tätigkeit ausreichend **qualifiziert** sind und mit maximaler **Motivation** ihre Aufgaben angehen. Außerdem führt ein gutes Personalmanagement dazu, dass das Risiko des Personalmangels reduziert wird. In der Realität ist dieses Ziel nur schwer zu erreichen, da hierfür nicht nur **Wissen** von einer Führungskraft gefordert wird, sondern auch **Einfühlungsvermögen, psychologische Kenntnisse, Aufmerksamkeit, Interesse an der Person und Offenheit**.

> **Prinzipiell hat der Personalmanager eine Vorbildfunktion. Der Inhaber oder die Pflegedienstleitung eines ambulanten Pflegedienstes muss das, was von den Mitarbeitern erwartet wird, vorleben. Das bedeutet allerdings nicht, dass sie die gleichen Aufgaben erfüllen müssen, vielmehr müssen sie ansprechbar, offen, höflich und engagiert im Umgang mit Kollegen und Patienten sein.**

Zunächst muss der **Aufgabenbereich** des Personalmanagements näher betrachtet werden, da verschiedenste Tätigkeiten unter diesem Begriff zusammengefasst werden:

Inhalte des Personalmanagements
- Einstellung von Mitarbeitern
- Einarbeitung
- Einsatzplanung
- Urlaubsplanung
- Mitarbeitergespräche
- Mitarbeiterbeurteilung
- Motivation
- Arbeitsrechtliche Kompetenzen
- Entlassungen, Abmahnungen, Sanktionen
- Fort- und Weiterbildungen
- Delegation von Kompetenzen und Verantwortung
- Kontrolle
- Vermittlung bei Problemen
- Sicherung des Arbeitsplatzes durch wirtschaftliche Analyse

In den meisten Unternehmen wird viel Energie bei der **Auswahl und Einstellung** von Mitarbeitern eingesetzt, da das Profil und die Qualifikation des Personals für die Erbringung einer Dienstleistung entscheidend sind.

Einstellung

> **Um geeignete Mitarbeiter zu finden, die auch in das Team des ambulanten Pflegedienstes passen, muss man außer formalen Kriterien auch Intuition und Menschenkenntnis besitzen.**

Menschenkenntnis

Dabei wird oft vergessen, dass auch die Mitarbeiterbindung, -förderung und -führung für den Erfolg eines Unternehmens von enormer Bedeutung sind. Folgende Punkte sollten immer wieder ins Gedächtnis gerufen werden:

Inhalte der Mitarbeiterführung
- Qualifikation, Fortbildung und Kompetenz
- Mitarbeitergespräche
- Belohnung und Sanktionen

Fortbildungen

Die Planung von **Fortbildungen** wird in der ambulanten Pflege von den Kostenträgern gefordert und spielt auch für die **Mitarbeiterzufriedenheit** eine entscheidende Rolle. Trotzdem gibt es in vielen Einrichtungen große Defizite auf diesem Gebiet.

Mitarbeiterwünsche

> **Bei der Planung von Fortbildungen ist es wichtig, im Vorfeld die Wünsche und Bedürfnisse der Mitarbeiter zu erfragen und nach Abschluss der Fortbildung eine Bewertung einzuholen.**

Allerdings sind diese den Mitarbeitern gar nicht immer bewusst. Oftmals gibt es einen **Fortbildungsbedarf**, die Mitarbeiter bemerken diesen aber nicht. Die Aufgabe der Pflegedienstleitung oder des Inhabers eines Pflegedienstes ist also auch die sorgfältige **Beobachtung der Kenntnisse und Fähigkeiten** des Personals, um Defizite festzustellen und entsprechend zu reagieren.

Mitarbeitergespräche

Ein weiterer wichtiger Faktor sind regelmäßige **Gespräche** mit jedem Mitarbeiter. Gerade in kleinen ambulanten Pflegediensten, in denen ein **freundschaftlicher**, fast familiärer Umgang gepflegt wird, sprechen die Mitarbeiter sehr viel miteinander und strukturierte Mitarbeitergespräche werden deshalb als überflüssig betrachtet. Dabei werden Themen der Mitarbeiterführung jedoch oftmals vernachlässigt.

In einem **strukturierten Mitarbeitergespräch** sollten folgende **Themen** erörtert werden:

Inhalte des Mitarbeitergesprächs
- Mitarbeiterzufriedenheit
- Mitarbeiterbeurteilung
- Konstruktive Kritik durch den Mitarbeiter
- Verbesserungsvorschläge
- Mitarbeiterwünsche
- Zukunftsplanung für das nächste Jahr
- Fortbildungswünsche

Bei einem Mitarbeitergespräch haben sowohl der Vorgesetzte als auch der Mitarbeiter die Gelegenheit, Wünsche und Kritik zu äußern. Da man in vielen Pflegeeinrichtungen eine latente **Unzufriedenheit** feststellt, können schwelende **Probleme**, die nie offen besprochen werden, in einem Mitarbeitergespräch thematisiert werden.

Protokoll

Die oben aufgeführten Punkte sollten in einem **Protokoll** festgehalten werden, so dass beim nächsten Termin nachvollzogen werden kann, was zuvor festgelegt wurde. Wünscht sich der Mitarbeiter z. B. eine **Wei-**

terbildung, kann man im Sinne der **Mitarbeiterorientierung** mit Hilfe des Protokolls erkennen, ob die Bedürfnisse ernst genommen werden.

> Auch Teambesprechungen zählen zu den Instrumenten des Personalmanagements, da sowohl Informationen und Wissen ausgetauscht werden, als auch die Einschätzung der Mitarbeiterzufriedenheit stattfinden kann.

Im Idealfall wird für die Mitarbeiter im Rahmen des Personalmanagements eine **Supervision** angeboten.

Aufgabe des Personalmanagements ist auch die **Belohnung der Mitarbeiter** bei herausragenden Leistungen bzw. die Verhängung von **Sanktionen** bei Fehlverhalten. Dieser Punkt ist sehr **umstritten** in seiner Wirksamkeit, wobei bei gravierenden Fehlern sicher eine Konsequenz erfolgen muss.

Die Durchführung dieser Maßnahmen ist in hohem Maß von der individuellen Einstellung und der Toleranz der Führungsebene abhängig und kann im Rahmen dieses Buches nicht detailliert dargestellt werden.

Belohnung und Sanktion

20.2 **Materialwirtschaft**

In den meisten Einrichtungen ist für die Materialwirtschaft eine Person zuständig. Dies ist auch sinnvoll, da viele Regelungen nur funktionieren, wenn ein Mitarbeiter sich speziell dafür verantwortlich fühlt. Es sollte jedoch darauf geachtet werden, dass diese Person die Aufgabe freiwillig übernimmt.

Problematisch wird die Situation, wenn der zuständige Mitarbeiter wegen **Krankheit oder Urlaub** ausfällt. Falls es keine eindeutige Festlegung gibt, wer die Aufgabe übernimmt, können alltägliche Materialien auf einmal fehlen, da niemand die Bestellung übernimmt. Möglicherweise wissen die anderen Mitarbeiter gar nicht, über welchen Lieferanten und externen Partner Material und Dienstleistungen bezogen werden und zu welchen Konditionen.

Deshalb sollte eine **Lieferantenkartei** bzw. ein Verzeichnis externer Partner erstellt werden, so dass jeder Mitarbeiter jederzeit die erforderlichen Informationen für die Materialwirtschaft gewinnen kann:

Materialbeauftragter

Lieferantenkartei

Inhalte der Lieferantenkartei
- Name
- Adresse
- Telefon
- Homepage und E-Mail
- Lieferzeiten
- Rechnungsdaten, Bankverbindung
- Skonto
- Besonderheiten

ISO 9000

In der **DIN EN ISO 9001** werden sogar »Lieferantenbeziehungen zum gegenseitigen Nutzen« gefordert. Deshalb muss auch eine Lieferantenbewertung bzw. eine Bewertung externer Partner in regelmäßigen Abständen stattfinden.

> **Praxistipp**
>
> Dabei sollte man bedenken, dass der **billigste Lieferant nicht immer der beste** ist. Eine gute Beziehung beinhaltet, dass der Lieferant die gewünschte Ware zum vereinbarten Zeitpunkt in der geforderten Qualität liefert.

20.3 Logistik

Im Bereich Logistik sollten in ambulanten Pflegeeinrichtungen zwei Themen speziell geregelt werden:

1. Umgang mit Mobiltelefonen und
2. Umgang mit Fahrzeugen.

Telefon

Für den **korrekten Gebrauch des Mobiltelefons** ist es meist ausreichend eine **Dienstanweisung** zu erstellen, die die Vorgaben beinhaltet.

Fuhrpark

Der **Umgang mit Fahrzeugen** sollte jedoch ausführlicher festgelegt werden, da im Zusammenhang mit dem Auto etliche Punkte geregelt werden müssen. Dabei sollte man bedenken, dass fehlende Regelungen zu **Gefahrensituationen** für den **Mitarbeiter oder andere Teilnehmer des Straßenverkehrs** führen können.

Aus diesem Grund wird in diesem Abschnitt eine Übersicht gegeben über alle Punkte, die im Zusammenhang mit den Fahrzeugen geklärt werden müssen:

> **Umgang mit dem Fahrzeug**
> - Bereitstellung und Ersatz
> - Durchführung von TÜV und ASU
> - Kraftfahrzeugversicherung
> - Kraftfahrzeugsteuer
> - Durchführung von regelmäßigen Inspektionen
> - Garantievertrag
> - Leasingvertrag/Finanzierung
> - Erwerb einer Parkerlaubnis bzw. Meldung beim Amt für Ordnung und Sicherheit
> - Kooperationsverträge mit Tankstelle und Autowerkstatt
> - Tanken des Fahrzeugs
> - Fahrzeugwäsche, Reinigung des Innenraums
> - Öl- und Reifenkontrolle, Reifenwechsel
> - Kontrolle des Pflegekoffers

- Sorgsamer Umgang mit dem Fahrzeug
- Unverzügliche Meldung von Besonderheiten
- Ständige Berücksichtigung der Straßenverkehrsordnung
- Bußgelder und Verwarnungen
- Transport von Personen
- Verschließen des Fahrzeugs

Für jeden Bereich dieser **Checkliste** sollten im **Qualitätsmanagement-Handbuch** eindeutige Regelungen getroffen werden, um sicherzustellen, dass alle Zuständigkeiten eindeutig geklärt sind.

> **Praxistipp**
>
> Seit einiger Zeit werden gezielt Fahrzeuge von ambulanten Pflegediensten **aufgebrochen**, da darin **Wertgegenstände** vermutet werden. Die Mitarbeiter sollten deshalb niemals Handtaschen, Brieftaschen oder **Patientenunterlagen** im Fahrzeug zurücklassen.

20.4 Investitionen und Finanzen

Der Aufgabenbereich **Finanzen** fällt speziell in das Tätigkeitsgebiet der Geschäftsführung. Dennoch müssen alle Mitarbeiter die Grundregeln der **Wirtschaftlichkeit** berücksichtigen und die **korrekte Abrechnung der Leistungen** ermöglichen.

Finanzen

Auch **Investitionen** werden durch die Geschäftsführung getätigt. Die Mitwirkung der Mitarbeiter, z. B. durch Vorschläge, kann jedoch auch in diesem Bereich sinnvoll sein, da sie durch ihre tägliche Arbeit einschätzen können, welche Investitionen erforderlich oder nützlich wären.

Investitionen

Ein geeignetes **Controlling** ist für die Bereiche Finanzen und Investitionen unerlässlich. Dies wurde bereits in ▶ Abschn. 15.3 erläutert.

Controlling

Darüber hinaus kann der **Nutzen von Investitionen** durch geeignete Managementinstrumente überprüft werden. Als Beispiel wird an dieser Stelle die **ROI-Kennziffer** näher beschrieben.

ROI-Kennziffer

ROI ist die Abkürzung für »**R**eturn **O**n Investment«, was übersetzt die »Rückkehr zur Investition« bedeutet und als **Kennzahl für die Rentabilität** eingesetzt wird. Die ROI-Kennziffer kann als Anhaltspunkt für die Rentabilität des Pflegedienstes eingesetzt werden, da sowohl der Umsatz und der Gewinn als auch die Investition in ein Verhältnis gesetzt wird.

Die ROI-Kennziffer wird nach folgender **Formel** berechnet:

$$ROI = (Gewinn\ /\ Umsatz) \times (Umsatz\ /\ Investitionen)$$

Beratung

Dabei entspricht der Teiler Gewinn/Umsatz der **Umsatzrendite** und der Teiler Umsatz/Investitionen der **Investitionsrendite**. Je kleiner die ROI-Kennziffer ist, desto profitabler ist die Organisation.

> **Praxistipp**
>
> Für ambulante Pflegedienste kann die Berechnung der **Wirtschaftlichkeit** unter Berücksichtigung des **steuerlichen Aspekts** relativ kompliziert sein, so dass es in den meisten Fällen sinnvoll ist, die **professionelle Beratung** durch einen Steuerberater oder einen Unternehmensberater in Anspruch zu nehmen.

QMHB	Musterpflegedienst	Kap. G	Seite
Doku-Typ QMHB	**Titel** Management von Ressourcen	RES	Datum

Management von Ressourcen

Dieses Kapitel befasst sich mit Prozessen und Verfahren, die für das Management von Ressourcen von Belang sind. Gegliedert ist dieser Abschnitt in folgende Bereiche:

1. Personal
2. Material
3. Logistik und Fuhrpark
4. Investitionen

Übergeordnetes Ziel des Ressourcenmanagements ist der gezielte und kontrollierte Einsatz von Mitteln, die für die Dienstleistungserbringung notwendig sind. Weitere Ziele bezüglich der oben erwähnten Bereiche werden auf den folgenden Seiten ausführlich dargestellt.

erstellt:	Änderungsstatus 0	Freigabe:	Datum

◘ Abb. 20.1 QM-H 20.1

QMHB	Musterpflegedienst	Kap. G	Seite
Doku-Typ QMHB	Titel Personalmanagement	RES	Datum

Personalmanagement

Ziel des Personalmanagements ist die Verbesserung und Aufrechterhaltung der Zufriedenheit und Motivation unserer Mitarbeiter, da dies zweifellos der entscheidende Faktor für unsere pflegerische Arbeit ist. Darüber hinaus gilt unser Interesse der Qualifikation des Personals, um eine definierte Qualität für unsere Kunden zu gewährleisten. In diesem Abschnitt wird deshalb der Prozess der Einstellung neuer Mitarbeiter beschrieben.

Außerdem beinhaltet es Vorgaben für Mitarbeitergespräche, die zweimal im Jahr mit jedem Mitarbeiter geführt werden. Ablauf und Inhalt der Gespräche sollen in einem Leitfaden in naher Zukunft festgelegt werden. Teilnehmer des Gesprächs sind der einzelne Mitarbeiter, die Inhaberin und gegebenenfalls ihre Vertreterin. Ein Protokoll kann erstellt werden, sofern der Mitarbeiter damit einverstanden ist. Es wird in der Personalakte abgeheftet. Auf Wunsch des Mitarbeiters oder der Leitungsebene können weitere Gespräche bei Besonderheiten durchgeführt werden.

Ziel der Gespräche ist der Erhalt und die Verbesserung der Mitarbeitermotivation durch das Erfassen von Wünschen und Bedürfnissen. Außerdem dienen sie dem gezielten Konfliktmanagement und der Problembearbeitung und -vermeidung. Ein weiterer Punkt ist die Feststellung von Fort- und Weiterbildungswünschen der Mitarbeiter, die dann in den Fortbildungsplan integriert werden können.

Aufgrund der Anzahl unserer Mitarbeiter ist diese Maßnahme geeignet die Zufriedenheit der Mitarbeiter zu erheben, Befragungen in schriftlicher Form sind deshalb nicht erforderlich. Die Kompetenz unserer Mitarbeiter ist ebenfalls ein wichtiger Bestandteil des Personalmanagements.

erstellt:	Änderungsstatus 0	Freigabe:	Datum

☐ **Abb. 20.1** (Fortsetzung)

<table>
<tr><td rowspan="2">QMHB</td><td colspan="2">Musterpflegedienst</td><td>Kap.
G</td><td>Seite</td></tr>
</table>

QMHB	Musterpflegedienst		Kap. G	Seite
Doku-Typ QMHB	Titel Personalmanagement		RES	Datum

Verantwortung	Einstellung neuer Mitarbeiter	Besonderheiten
1 - 3 GF	**1** — Stelle zu besetzen **2** Ausschreibung **3** Vorauswahl der Bewerber	
		2 – 5 Berücksichtigung von Qualifikation, Teamfähigkeit, sozialer Kompetenz und Flexibilität
4 + 5 alle MA	**4** Auswahl im Team **5** Bewerber geeignet? → nein ↓ ja	
6 + 7 GF	**6** Einladung zum Vorstellungsgespräch **7** »Schnuppertage?«	7 Hospitanz ermöglichen, Schweigepflichterklärung
8 + 9 alle MA	**8** Teamgespräch **9** Bewerber geeignet? → nein ↓ ja	9 siehe 2 - 5
10 GF	**10** Einstellung → Personalakte	10 Arbeitsvertrag, Schweigepflichterklärung

erstellt:	Änderungsstatus 0	Freigabe:	Datum

Abb. 20.1 (Fortsetzung)

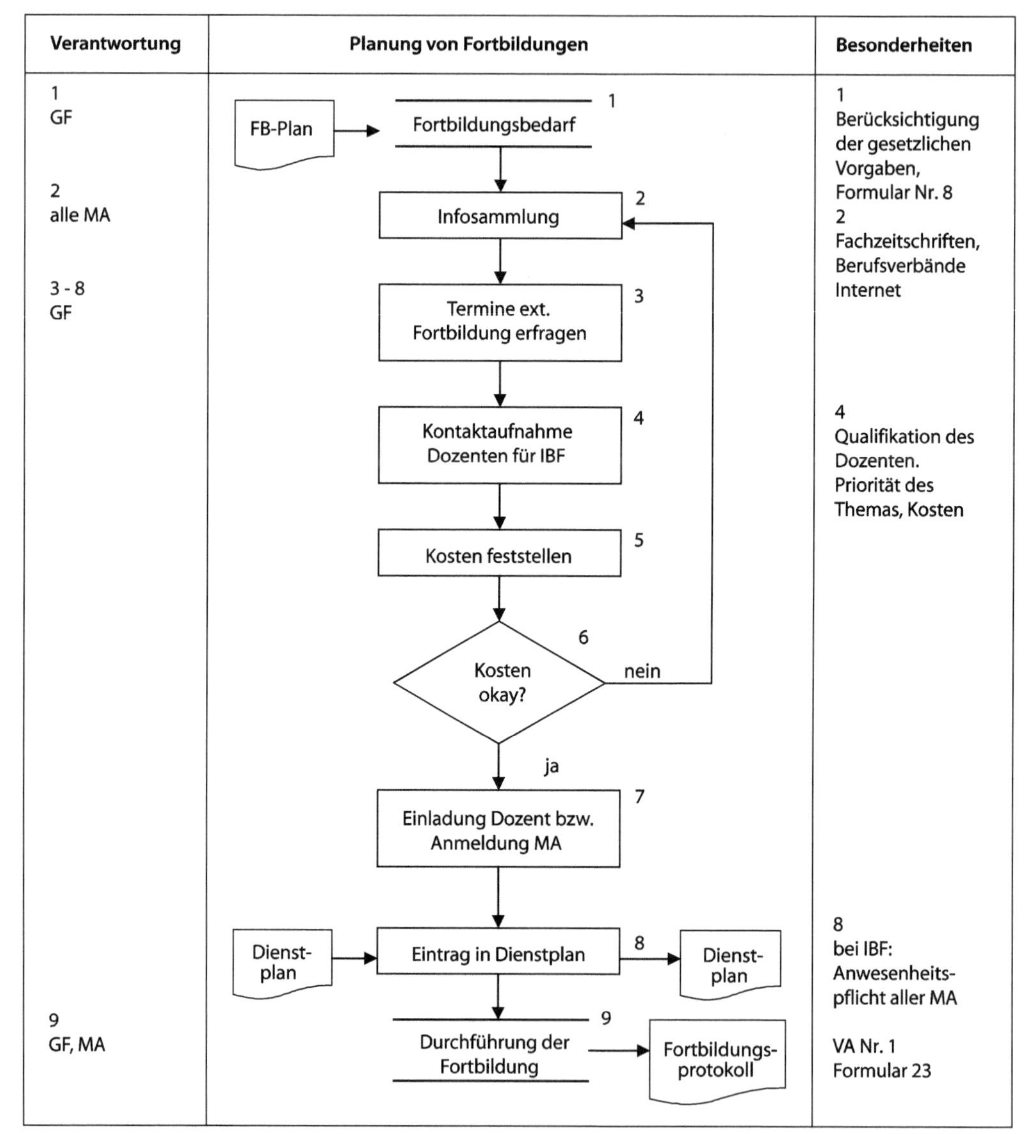

◘ Abb. 20.1 (Fortsetzung)

QMHB	Musterpflegedienst	Kap. G	Seite
Doku-Typ QMHB	**Titel** Fortbildung	RES	Datum

Fortbildung

Die Planung und Durchführung von Fortbildungen orientiert sich unter anderem an den Vorgaben, die der MDK in der Prüfverordnung nach §80 SGB formuliert hat. Im Einzelnen bedeutet dies für unseren Pflegedienst:

- Zwei Tage pro Jahr Fortbildung aller Mitarbeiter durch den externen Qualitätsmanager oder einen anderen externen Dozenten im Bereich Pflegedokumentation oder Qualitätsmanagement.
- 16 Stunden pro Jahr fachbezogene Fortbildung aller Mitarbeiter intern oder extern.
- 20 Stunden pro Jahr Fortbildung der verantwortlichen Pflegefachkraft im Bereich Mitarbeiterführung oder Betriebsorganisation.
- 20 Stunden externe Fortbildung des Geschäftsführers zum Thema Unternehmensführung oder Recht.

Dies entspricht den Anforderungen an eine Einrichtung der Kategorie B

Die Teilnahme unserer Mitarbeiter an externen Fort- oder Weiterbildungen wird von uns erwünscht und gefördert, vor allem wenn es sich um Inhalte handelt, die für die ambulante Pflege oder die Weiterentwicklung unseres Leistungsspektrums relevant sind. Deshalb unterstützen wir die Teilnahme durch Fortbildungs- oder Sonderurlaub, falls die betrieblichen Abläufe dies gestatten. Außerdem besteht die Möglichkeit der teilweisen oder kompletten Übernahme der Kosten. Der betreffende Mitarbeiter ist allerdings verpflichtet die neu erlernten Inhalte in Form eines Referates oder eines Skriptes an alle Mitarbeiter weiterzugeben oder sie entsprechen praktisch anzuleiten.

Des Weiteren ist es unser Anliegen die Pflege immer nach dem neusten Stand pflegewissenschaftlicher Erkenntnisse durchzuführen. Deshalb sind wir immer bereit neue Pflegekonzepte umzusetzen. Wir wünschen uns, dass unser Team entsprechenden Informationen immer aufgeschlossen und interessiert gegenüber steht.

erstellt:	Änderungsstatus 0	Freigabe:	Datum

◘ Abb. 20.1 (Fortsetzung)

QMHB	Musterpflegedienst	Kap. G	Seite
Doku-Typ QMHB	Titel Materialwirtschaft	RES	Datum

Materialwirtschaft und Lieferantenbeziehungen

Ziel des Qualitätsmanagements im Bereich Materialwirtschaft ist die Sicherstellung der Verfügbarkeit aller benötigten Materialien. Ein weiterer Aspekt stellt die Beziehung zu Lieferanten dar, die stets zum gegenseitigen Nutzen gepflegt werden sollen. Hieraus ergibt sich auch die Berücksichtigung des Kostenfaktors, der in diesem Zusammenhang von Bedeutung ist.

Die Materialwirtschaft wird überwiegend von der Geschäftsführung durchgeführt. In Abwesenheitszeiten möchten wir jedoch auch eine reibungslose Versorgung mit allen benötigten Materialien gewährleisten. Aus diesem Grund hat die Inhaberin eine Lieferantenkartei erstellt, die alle essenziellen Daten unserer Lieferanten beinhaltet. Dies ist besonders wichtig bei den Verbrauchsmaterialien. Folgende Punkte sollten immer aktualisiert werden:

1. Name
2. Adresse
3. Telefon
4. Internetadresse
5. Angebot
6. Lieferzeiten
7. Rechnungsdaten, Bankverbindung
8. Skonto
9. Besonderheiten
10. Lieferantenbewertung

Dadurch wird die Vergleichbarkeit der Lieferanten ermöglicht. Optimale Konditionen und Lieferantenbeziehungen erhalten wir durch einen Vergleich von Angebot und Preis- Leistungs- Verhältnis unserer Lieferanten, den wir einmal pro Jahr durchführen. Zulieferer mit Mängeln werden im Rahmen dieser Aktualisierung der Daten aus der Kartei entfernt.

erstellt:	Änderungsstatus 0	Freigabe:	Datum

◘ **Abb. 20.1** (Fortsetzung)

QMHB	Musterpflegedienst	Kap. G	Seite
Doku-Typ QMHB	Titel Materialwirtschaft	RES	Datum

Verantwortung	Materialbestellung	Besonderheiten
1 alle MA	**1** Materialbedarf	1 - 3 Checkliste
2 GF, MA	**2** Überprüfung Lagerbestand	
3 - 8 GF	**3** Material fehlt? — nein → **4** Kontrolle laut Routine ja **5** Ausfüllen Bestellschein **6** Kostenermittlung; Vergleich des Angebots **7** Kosten okay? — nein ja Bestell-schein → **8** Bestellung aufgeben	4 Routinekontrolle alle 4 Wochen 6 anhand Lieferantenkartei 8 Formular 25 in Lieferantenkartei VA Nr.1
9 alle MA	**9** Wareneingang prüfen → Bestell-schein	
10 GF	**10** Zahlung veranlassen → Rechnung	10 Kontrolle Zahlungsausgang Formular 25 in Lieferantenkartei

erstellt:	Änderungsstatus 0	Freigabe:	Datum

■ **Abb. 20.1** (Fortsetzung)

QMHB	Musterpflegedienst	Kap. G	Seite
Doku-Typ QMHB	Titel Logistik	RES	Datum

Logistik und Fuhrpark

Im Bereich Logistik bezweckt das Qualitätsmanagement einen reibungslosen Ablauf aller Prozesse um die Sicherheit für Mitarbeiter und Kunden zu gewährleisten.

Für alle Mitarbeiter gilt deshalb eine Dienstanweisung über den Umgang mit Mobiltelefonen.

Besondere Bestimmungen erfordert auch der Betrieb von Dienstfahrzeuge, die hier im Einzelnen aufgeführt werden. Der Übersicht halber wird dieser Abschnitt anhand der Zuständigkeit gegliedert. Alle Anweisungen haben das Ziel die Sicherheit der Mitarbeiter im Straßenverkehr zu gewährleisten.

In den Verantwortungsbereich der Geschäftsführung im Bezug auf den Fuhrpark fallen:

1. Bereitstellung und Ersatz,
2. Durchführung von TÜV und ASU,
3. Kraftfahrzeugversicherung,
4. Kraftfahrzeugsteuer,
5. Durchführung von regelmäßigen Inspektionen,
6. Garantievertrag,
7. Leasingvertrag/Finanzierung,
8. Erwerb einer Parkerlaubnis beziehungsweise Meldung beim Amt für Ordnung und Sicherheit,
9. Kooperationsverträge mit Tankstelle und Autowerkstatt.

Der Mitarbeiter ist im Umgang mit seinem Dienstfahrzeug für folgende Punkte verantwortlich:

1. Tanken des Fahrzeugs,
2. Fahrzeugwäsche,
3. Öl- und Reifenkontrolle,
4. Kontrolle des Pflegekoffers,
5. sorgsamer Umgang mit dem Fahrzeug,
6. unverzügliche Meldung von Besonderheiten an die Geschäftsführerin oder die stellvertretende Pflegedienstleitung,
7. ständige Berücksichtigung der Straßenverkehrsordnung.

Diese Bestimmungen werden von allen Mitarbeitern beachtet und gegengezeichnet. Für die Aktualisierung der Anweisungen ist die Inhaberin verantwortlich.

erstellt:	Änderungsstatus 0	Freigabe:	Datum

▪ Abb. 20.1 (Fortsetzung)

QMHB	Musterpflegedienst	Kap. G	Seite
Doku-Typ QMHB	Titel Investitionen	RES	Datum

Investitionen

Das Qualitätsmanagement im Bereich der Investitionen verfolgt zwei übergeordnete Ziele Zum einen dient es der Erhaltung der Arbeitsumgebung und umfasst den Status von medizinischen Geräten, Fahrzeugen, Kommunikationsmitteln, Materialien, Dokumenten, EDV und der Qualifikation der Mitarbeiter. Andererseits beschäftigt es sich mit dem Controlling und der Gewinnmaximierung. Besondere Berücksichtigung findet in diesem Zusammenhang die Berechnung des Gesamtkapitalertrags, etwa mit Hilfe der ROI- Kennziffer.

Verantwortlich für alle Maßnahmen in diesem Bereich ist allein die Geschäftsführung unseres Pflegedienstes. Sie besitzt alle erforderlichen Kompetenzen für entsprechende Aktivitäten und erstellt Bilanzen in regelmäßigen Abständen. Es besteht die Möglichkeit der Beratung und Unterstützung durch einen Steuerberater, einen Unternehmensberater oder eine andere qualifizierte Stelle.

Erstrebenswert ist die Reinvestition von erheblichen Gewinnen um in allen relevanten Bereichen immer einen aktuellen und funktionstüchtigen Status zu erreichen. Hierbei ist die Beteiligung aller Mitarbeiter ausdrücklich erwünscht. Wir unterstützen das Vorschlagswesen der Mitarbeiter auch auf diesem Gebiet und ermöglichen die Kommunikation zu diesem Thema in der wöchentlich stattfindenden Teambesprechung. Einen besonderen Schwerpunkt hierfür bilden die Aspekte Informations- und Kommunikationsmittel und Maßnahmen bezüglich der Qualifikation der Mitarbeiter. Darüber hinaus berücksichtigen wir Investitionsmöglichkeiten zur Erweiterung unseres Leistungsangebots, so dass auch unsere Kunden profitieren können und Kundenwünsche im Bezug auf die Entwicklung neuer Leistungen ermöglicht werden.

erstellt:	Änderungsstatus 0	Freigabe:	Datum

◘ **Abb. 20.1** (Fortsetzung)

Bewertung der Leistung und Verbesserung

Simone Schmidt

S. Schmidt, *Das QM-Handbuch*,
DOI 10.1007/978-3-662-49868-2_21, © Springer-Verlag Berlin Heidelberg 2016

> » Klug ist nicht, wer keine Fehler macht. Klug ist, wer es versteht sie zu korrigieren (Wladimir Iljitsch Lenin).

Im folgenden Kapitel werden die Bereiche der **Evaluation** dargestellt. Dieser Punkt ist für die Beurteilung der **Ergebnisqualität** von entscheidender Bedeutung. Im Alltag wird dieses Thema jedoch oftmals noch vernachlässigt. Die einzelnen Aspekte der **DIN EN ISO 9001:2015** für dieses Kapitel sind:

- Messmittel
- Hygienemanagement
- Fehlermanagement
- Notfallmanagement
- Evaluation der Dienstleistungsqualität

21.1   Was bedeutet Evaluation?

Definition von Evaluation

Evaluation kann mit Überprüfung oder Auswertung übersetzt werden und beinhaltet die regelmäßige Kontrolle der Wirksamkeit des Qualitätsmanagementsystems.

Ergebnisqualität

Bei der Evaluation handelt es sich um eine Maßnahme zur **Erhebung der Ergebnisqualität**, die gerade auf dem Dienstleistungssektor und speziell in der **Pflege** nicht immer eindeutig messbar ist, da die Beurteilung der Pflegewirkung nicht immer **objektivierbar** ist.

Jeder ambulante Pflegedienst muss im Rahmen des Qualitätsmanagements festlegen, welche Daten regelmäßig evaluiert werden sollen, wobei die Kostenträger auf diesem Gebiet gewisse **Mindestanforderungen** festlegen.

> **❯** **Die Gewährleistung einer sicheren, patientenorientierten und sach- und fachgerechten Versorgung muss durch Instrumente der Evaluation überprüft werden.**

21.2   Messmittel

MPG und MPBV

Die regelmäßige Kontrolle der **Messmittel und Geräte** wird durch das Medizinproduktegesetz (**MPG**) und die Medizinprodukte-Betreiberverordnung (**MPBV**) reguliert.

Jeder **Pflegeeinrichtung** muss für die Einhaltung dieser Gesetze und Verordnungen Sorge tragen und festlegen in welcher Form dies geschehen soll.

> **Praxistipp**
>
> Da die meisten Geräte und Messmittel in der ambulanten Pflege **in der Wohnung des Patienten** aufgestellt oder benutzt werden, ist es sinnvoll, die **Kontrolle, Eichung und Wartung** der Geräte auf

die entsprechende **Bezugspflegekraft** bzw. den zuständigen **Care-Manager** zu übertragen. Dies muss in schriftlicher Form erfolgen und sollte durch einen Kalender oder ein Software-Recall-System erleichtert werden.

21.3 Hygienemanagement

Diese Regelung gilt entsprechend für das Hygienemanagement. Auch in diesem Bereich sollte der **Care-Manager** die Einhaltung des **Infektionsschutzgesetzes** (ISG) bei seinen Patienten gewährleisten.

Der Träger der Einrichtung ist darüber hinaus verpflichtet, einen **Hygieneplan** zu erstellen und dafür Sorge zu tragen, dass dieser den Mitarbeitern bekannt ist und bei der täglichen Arbeit berücksichtigt wird. Er bildet die Basis für die **Hygienevorschriften**, die den Mitarbeitern nach Möglichkeit ausgehändigt werden.

Im QMHB befindet sich eine **Verfahrensanweisung** zum Thema Hygienemanagement, da es sinnvoll ist entsprechende Anweisungen eindeutig und für alle Mitarbeiter **verpflichtend** zu formulieren.

Hygieneplan

> **Praxistipp**
>
> Für ambulante Pflegedienste ist die Ausbildung einer **Hygienefachkraft** nicht immer rentabel. Alternativ werden vom TÜV Intensivkurse angeboten, die die wichtigsten Inhalte in kurzer Zeit vermitteln. Eine weitere Möglichkeit wäre die **Kooperation mit einem externen Anbieter** von entsprechenden Leistungen, der eng mit dem Hygienebeauftragten der Einrichtung kooperiert. Ähnliche Regelungen sind für die Bereiche Datenschutz, Brandschutz, Erste Hilfe und Arbeitssicherheit denkbar.

21.4 Fehlermanagement

Ein wichtiger Bereich des Qualitätsmanagements ist das **Fehler- und Beschwerdemanagement**. Auch für diesen Bereich ist es von Vorteil, wenn der Case-Manager die Verantwortung für die korrekte Durchführung übernimmt.

Bei Fehlern muss immer die **juristische Absicherung** der Einrichtung im Auge behalten werden. Ziel des Fehlermanagements ist auch die **Fehlervermeidung**. Dazu muss bei jedem aufgetretenen Fehler auch nach den Fehlerursachen geforscht werden.

Fehlervermeidung

> **Praxistipp**
>
> Wichtig ist zu bedenken, dass der Mitarbeiter häufig für den Fehler verantwortlich gemacht wird, doch die wirkliche Fehlerursache nicht erkannt wird.

Laut **Deming** (1986) sind nur **3%** der Fehler auf ein **Fehlverhalten** des Mitarbeiters, etwa menschliches Versagen zurückzuführen. **97%** der Fehler werden durch **Systemfehler** ausgelöst, also z. B. mangelnde Informationen oder ungeeignetes Material.

Zur Feststellung der Fehlerursachen können die **6 W-Fragen** genutzt werden:

> **Die 6 W-Fragen**
> 1. Fehlerart: »**Was ist falsch?**«
> 2. Fehlerort: »**Wo ist der Fehler entstanden?**«
> 3. Fehlerursache: »**Warum ist der Fehler aufgetreten?**«
> 4. Fehlergewichtung: »**Welche Auswirkungen hat der Fehler?**«
> 5. Fehlerhäufigkeit: »**Wie oft ist der Fehler aufgetreten?**«
> 6. Fehlerkosten: »**Wie teuer ist der Fehler? Welche Kosten verursacht der Fehler?**«

Beschwerdemanagement

Ein geeignetes **Beschwerdemanagement** sollte in schriftlicher Form erfolgen, um die **statistische Auswertung** zu ermöglichen und um die Bearbeitung der Beschwerde im Team zu dokumentieren.

An diese Stelle wird zur besseren Verständlichkeit der Thematik ein Beispiel für ein Beschwerdeformular angeführt (QM-H 21.1: ◘ Abb. 21.1), das den Ablauf des Beschwerdemanagements verdeutlicht. Genaue Regelungen beinhaltet auch das QMHB.

21.5   Notfallmanagement

Notfall

Die Sicherstellung des korrekten **Verhaltens im Notfall** ist ein wichtiger Aspekt des Qualitätsmanagements.

Dadurch wird gewährleistet, dass jeder Mitarbeiter weiß, wie er sich in Akutsituationen verhalten muss.

> **Inhalte des Notfallmanagements**
> — Qualifikation der Mitarbeiter
> — Kenntnisse über Sofortmaßnahmen
> — Standards zum Verhalten im Notfall
> — Notfallblatt

Üblicherweise werden die meisten Aspekte des Notfallmanagements durch die **Ausbildung der Mitarbeiter** gewährleistet.

Trotzdem sollten für die häufigsten Notfälle Verhaltensregeln in Form von **Standards** vorgegeben werden, da gerade langjährige Mitarbeiter nicht über die regelmäßige **Erfahrung in Notfallsituationen** verfügen und beim Auftreten eines Notfalls zunächst aufgeregt oder verunsichert reagieren.

Wichtig beim Auftreten eines Notfalls ist die Verfügbarkeit der erforderlichen Informationen, damit der Mitarbeiter korrekt reagieren und die notwendigen Maßnahmen veranlassen kann. Dazu sollte man ein **Notfallblatt** oder eine **Notfallmappe** erstellen, die der Mitarbeiter mit sich führt und die folgende Informationen beinhaltet:

Inhalt des Notfallblattes
- Gesetzliche Betreuung oder Patientenverfügung
- Erreichbarkeit der Angehörigen
- Diagnosen
- Bevorzugte Klinik
- Personalien und Versicherungsdaten

Die Aktualisierung des Notfallblatts sollte durch den Care-Manager erfolgen.

21.6   Evaluation der Dienstleistungsqualität

Die **Evaluation der Pflegequalität** ist eine der wichtigsten Aufgaben des Qualitätsverantwortlichen. Aber auch die Pflegedienstleitung, der Geschäftsführer oder die Bezugspflegekraft sollte in diese Aufgabe einbezogen werden.

Da Pflege und **Wohlbefinden** nicht objektiv messbar sind, müssen weitere Instrumente zur Beurteilung der Ergebnisqualität in die Evaluation aufgenommen werden.

Folgende Dokumente und Maßnahmen sollten in regelmäßigen Abständen überprüft werden:

Evaluation
- Pflegeanamnese und Risikoassessment
- Pflegeziele
- Pflegeplanung
- Leistungsnachweise
- Ernährungsbogen oder Gewicht

Pflegevisite

Diese Auswertung kann im Rahmen der **Pflegevisite** durchgeführt und die **Kunden- und Mitarbeiterzufriedenheit** gleichzeitig erhoben werden. Wichtig ist, dass im Abweichungsfall **Korrekturmaßnahmen** erfolgen. Auch die **Wirksamkeit** dieser Korrekturmaßnahmen muss nach einem zuvor festgelegten Zeitpunkt evaluiert werden.

Anhang: Checklisten

Die ▸ Kap. A2 und A4 des Anhanges beinhalten ausführliche Checklisten, die die **Evaluation der Pflegeplanung** bzw. ein **internes Audit** ermöglichen.

Um eine detaillierte Vorstellung über diesen Bereich zu ermöglichen, folgen die entsprechenden Beispielseiten des QMHB (QM-H 21.2: ◘ Abb. 21.2).

> **Praxistipp**
>
> Abschließend bleibt zu erwähnen, dass
> - **Pflegevisite,**
> - **Audit,**
> - **Beurteilung der Pflegeplanung** und
> - Qualitätszirkel
>
> als wichtigste Bereiche des Qualitätsmanagements zu betrachten sind. **Jeder** ambulante Pflegedienst kann mit Hilfe dieser Methoden eine gute Pflegequalität erbringen und das Wohlbefinden und die **Lebensqualität** der Patienten positiv beeinflussen. Wenn dies gelingt, stellt man fest, dass Qualitätsmanagement auch **Spaß** macht und die **Zufriedenheit von Mitarbeitern und Kunden** verbessert. Diese Maßnahmen wirken sich auch auf die **Wirtschaftlichkeit** des Unternehmens aus.

Musterpflegedienst	Seite
Beschwerdemeldung	Formular Nr. 13

Datum: ________________   Mitarbeiter: ________________

Beschreibung der Situation: ____

____

____

Sofortmaßnahme: ____

____

Weiterleitung an: ____

Bestätigung: ____

Datum und Unterschrift

Fehlerbewertung: ____

____

____

Besprechung im Team: ____

Datum

____

Korrekturmaßnahme

____

____

verantwortlicher Mitarbeiter

____

Maßnahme durchgeführt (Datum und Unterschrift)

____

Information des Kunden

erstellt:	Änderungsstatus 0	Freigabe:	Datum

▣ Abb. 21.1 QM-H 21.1. Beschwerdeformular

<table>
<tr><td rowspan="2">QMHB</td><td rowspan="2">Musterpflegedienst</td><td>Kap.
H</td><td>Seite</td></tr>
<tr><td rowspan="2">EVA</td><td>Datum</td></tr>
<tr><td>Doku-Typ
QMHB</td><td>Titel
Messung, Analyse, verbesserung</td></tr>
</table>

Messung, Analyse und Verbesserung

Dieses Kapitel beschäftigt sich mit den Aktivitäten unserer Einrichtung auf dem Gebiet der Analyse und Evaluation mit dem Ziel der kontinuierlichen Verbesserung KVP, die bereits in Kapitel D QMS S. 17 erläutert wurde. Die folgenden Abschnitte beschreiben die Vorgaben in den Bereichen:

1. Messmittel
2. Hygienemanagement
3. Fehlermanagement
4. Notfallmanagement
5. Evaluation der Dienstleistungsqualität

erstellt:	Änderungsstatus 0	Freigabe:	Datum

Abb. 21.2 QM-H 21.2. Messung, Analyse und Verbesserung

QMHB	Musterpflegedienst	Kap. H	Seite
Doku-Typ QMHB	**Titel** Messmittel	EVA	**Datum**

Messmittel und Medizingeräteüberwachung

In unserer Einrichtung ist der Einsatz von Medizingeräten im Sinne der Medizinprodukteverordnung relativ selten. Unseres Erachtens ist es deshalb nicht erforderlich einen Gerätebeauftragten einzusetzen, zumal es sich oftmals um Leihgeräte handelt. Dennoch beschäftigt sich unser Qualitätsmanagement mit der Lenkung von Messmitteln. Ziel ist der korrekte Umgang mit Medizinprodukten und die Gewährleistung der uneingeschränkten Funktionsfähigkeit aller Geräte.

Geräte, die von der Einrichtung bereitgehalten werden, sind:

1. Blutdruckgeräte
2. Blutzuckergeräte
3. Absauggerät

Die Kontrolle, Wartung und Eichung dieser Geräte fällt in den Aufgabenbereich der Pflegedienstleitung.

Alle anderen Medizinprodukte, also Leihgeräte und Geräte, die sich im Besitz des Kunden befinden, werden prinzipiell von der zuständigen Bezugspflegekraft des jeweiligen Kunden kontrolliert, gewartet und gegebenenfalls geeicht. Diese Aufgabe kann auch vom Kunden oder dessen Angehörigen übernommen werden, sofern sie dazu bereit und in der Lage sind. Entsprechende Regelungen und Absprachen müssen jedoch in der Pflegeplanung dokumentiert werden. Bei Abwesenheit der verantwortlichen Pflegefachkraft ist deren Vertretung für die Einhaltung der Vorgaben verantwortlich.

erstellt:	Änderungsstatus 0	Freigabe:	Datum

☐ **Abb. 21.2** (Fortsetzung)

QMHB	Musterpflegedienst	Kap. H	Seite
Doku-Typ QMHB	**Titel** Hygienemanagement	EVA	**Datum**

Verfahrensanweisung Nr. 3

Hygiene

1. Zweck

Diese Verfahrensanweisung dient dem Schutz von Patienten und Mitarbeitern vor übertragbaren Krankheiten und hat das Ziel Schäden durch Krankheitserreger zu verhindern.

2. Geltungsbereich

Die Verfahrensanweisung gilt in allen Bereichen und für alle Mitarbeiter.

3. Zuständigkeiten

Verantwortlich für die Einhaltung der Vorschriften ist die Inhaberin. Außerdem ist jeder einzelne Mitarbeiter verpflichtet sich über die Hygienevorschriften anhand des Hygieneordners zu informieren und diese einzuhalten.

4. Beschreibung

Der Inhaber händigt den Mitarbeitern die aktuelle Version des Hygieneordners aus. Die Mitarbeiter müssen die Inhalte zur Kenntnis nehmen und entsprechend handeln. Hygienemaßnahmen müssen von allen Mitarbeitern durchgeführt werden, dies gilt insbesondere für die persönliche Hygiene. Die Aufgabe der Inhaberin ist die ständige Aktualisierung des Hygieneordners. Außerdem fungiert sie als Ansprechpartner bei speziellen Problemen. Dazu gehören:

- das Auftreten von meldepflichtigen Erkrankungen im Sinne des Infektionsschutzgesetzes und des Gesetzes zur Bekämpfung der Geschlechtskrankheiten,
- die Notwendigkeit von Isolierung und Umkehrisolation,
- das Auftreten multiresistenter Keime,
- Stichverletzungen oder Kontakt mit infektiösem Material in Zusammenarbeit mit dem arbeitsmedizinischen Dienst.

5. Hinweise

Alle Mitarbeiter müssen bei den unter Punkt 4 genannten Besonderheiten unverzüglich Meldung an die Inhaberin erstatten. Dabei ist zu berücksichtigen, dass die jeweils verantwortliche Pflegefachkraft für ihren Bereich verantwortlich und kompetent ist.

erstellt:	Änderungsstatus 0	Freigabe:	Datum

◻ **Abb. 21.2** (Fortsetzung)

QMHB	Musterpflegedienst	Kap. H	Seite
Doku-Typ QMHB	**Titel** Hygienemanagement	EVA	Datum

Die Inhaberin ist dafür verantwortlich sofort die erforderlichen Maßnahmen einzuleiten und gegebenenfalls die Meldung beim Gesundheitsamt zu veranlassen.

6. Dokumentation

Zu den mitgeltenden Dokumenten zählen:
- VA Nr. 1 Dokumentation,
- Hygieneverordnung, Formular Nr.12
- Infektionsschutzgesetz,
- Gesetz zur Bekämpfung der Geschlechtskrankheiten.

7. Änderungsdienst

Für die ständige Aktualisierung dieser Verfahrensanweisung ist die Inhaberin verantwortlich. Sie leitet erforderliche Änderungen unverzüglich weiter und gibt sie anhand des Verteilers bekannt.

8. Verteiler

Folgende Abteilungen werden über diese Verfahrensanweisungen informiert:
1. Geschäftsführung,
2. stellvertretende Pflegedienstleitung,
3. alle Mitarbeiter.

erstellt:	Änderungsstatus 0	Freigabe:	Datum

◘ Abb. 21.2 (Fortsetzung)

QMHB	Musterpflegedienst	Kap. H	Seite
Doku-Typ QMHB	**Titel** Fehlermanagement	EVA	Datum

Fehlermanagement

Unser Pflegedienst hat ein Fehlermanagementsystem implementiert, um Fehler zu vermeiden und deren Ursachen auszuschalten. Auch hier gilt aufgrund der Größe der Einrichtung, dass die verantwortliche Pflegefachkraft zunächst für die Einhaltung der entsprechenden Vorgaben verantwortlich ist. Um den reibungslosen und zeitnahen Ablauf des Systems zu gewährleisten, haben wir ein Standardformular erstellt, dass bei jeder Beschwerde eingesetzt werden muss. Sollten Beschwerden telefonisch im Büro der Geschäftsräume oder bei der Pflegedienstleitung beziehungsweise der Inhaber eingehen, muss ebenfalls das Formular Nr. 13 für die Beschwerdemeldung verwendet werden.

Sobald ein Mitarbeiter eine Beschwerde entgegengenommen und das Formular ausgefüllt hat, muss er innerhalb von drei Arbeitstagen auf den Eingang reagieren. Er hat dazu mehrere Möglichkeiten:

1. Der Mitarbeiter ist in der Lage die Fehlerursache eigenständig zu beheben. In diesem Fall muss dies innerhalb der nächsten zwei Wochen erfolgen, auf dem Formular Nr. 13 dokumentiert werden und der Inhaber darüber informiert werden. Im Formular müssen außerdem die Folgemaßnahmen der Beschwerde erfasst werden. Dazu gehört auch die Verantwortung für deren Durchführung und für die Information des Kunden über Änderungen. Der gesamte Vorgang muss nach maximal vier Wochen abgeschlossen sein.

2. Der Mitarbeiter kann den Fehler oder dessen Ursache nicht eigenständig korrigieren. Diese Tatsache muss ebenfalls auf dem Formular Nr. 13 dokumentiert werden und weitere Maßnahmen beinhalten. Es besteht die Möglichkeit die Beschwerde an die stellvertretende Pflegedienstleitung oder die Geschäftsführung weiterzuleiten beziehungsweise den Vorgang in der nächsten Teambesprechung einzubringen. Die Ergebnisse dieser Maßnahmen werden ebenfalls dokumentiert. Außerdem gelten die unter Punkt 1 aufgeführten Regelungen.

Das Beschwerdemanagementsystem funktioniert nur dann effektiv, wenn die entsprechenden Daten regelmäßig überprüft und ausgewertet werden. Der Inhaber und die Pflegedienstleitung bewerten deshalb in regelmäßigen Abständen gemeinsam die Aufzeichnungen des Fehlermanagements. Diese Auswertung erfolgt im Monat April und Oktober und wird nach dem Prinzip des »Incident Reporting« durchgeführt. Schwerpunkt der Untersuchung ist die Erhebung folgender Ereignisse:

1. Auftreten eines Dekubitus
2. Sturzereignis
3. Beschädigung oder Verlust von Kundeneigentum
4. Erheblicher Gewichtsverlust

erstellt:	Änderungsstatus 0	Freigabe:	Datum

◼ **Abb. 21.2** (Fortsetzung)

QMHB	Musterpflegedienst	Kap. H	Seite
Doku-Typ QMHB	Titel Notfallmanagement	 EVA	Datum

Notfallmanagement

Auch für das Notfallmanagement gilt aufgrund der Größe unserer Organisation die Bestimmung, dass die verantwortliche Pflegekraft für die korrekte Durchführung zuständig ist. Ebenso werden die erforderlichen Aufgaben bei Abwesenheit der Bezugspflegekraft an deren Vertreter delegiert.

Vorrangiges Ziel des Notfallmanagements ist die Gewährleistung der Sicherheit unserer Kunden. Daraus resultiert auch eine entsprechende Rechtssicherheit für unsere Mitarbeiter.

Jedem Mitarbeiter wird ein Notfallstandard ausgehändigt, der die zu ergreifenden Maßnahmen bei allen Arten von Notfällen enthält. Alle Mitarbeiter sind dazu verpflichtet die beschriebenen Maßnahmen zur Kenntnis zu nehmen und die Aushändigung des Standards zu quittieren. Außerdem müssen alle Mitarbeiter die im Standard beschriebenen Maßnahmen korrekt und zuverlässig durchführen können.

Ein weiterer, wichtiger Aspekt des Notfallmanagements ist jedoch die individuelle Festlegung des Verhaltens im Notfall für jeden Kunden. Alle erforderlichen Informationen müssen von der verantwortlichen Pflegefachkraft in der Pflegeplanung dokumentiert und regelmäßig aktualisiert werden. Im Einzelnen sind dies Informationen über:

1. spezielle Risikofaktoren des Patienten,
2. Erreichbarkeit von Hausarzt oder Notarzt,
3. Erreichbarkeit der Angehörigen,
4. unerwünschte Maßnahmen und Patientenverfügung,
5. Besonderheiten im Zusammenhang mit einer Krankenhauseinweisung.

Die zuständige Bezugspflegekraft oder deren Abwesenheitsvertretung ist dadurch in der Lage die erforderlichen Informationen sofort zu erlangen und entsprechende Maßnahmen unverzüglich einzuleiten.

erstellt:	Änderungsstatus 0	Freigabe:	Datum

◘ Abb. 21.2 (Fortsetzung)

QMHB	Musterpflegedienst	Kap. H	Seite
Doku-Typ QMHB	Titel Evaluation	EVA	Datum

Evaluation

Die Evaluation unserer Dienstleistungsqualität erfolgt mit dem Ziel der Messung der Kunden- und Mitarbeiterzufriedenheit und ist deshalb auch Grundlage des kontinuierlichen Verbesserungsprozesses KVP. Um dieses Ziel zu erreichen haben wir drei Instrumente eingeführt, die in diesem Abschnitt erläutert werden.

Dazu gehört das in Kapitel H EVA, S. 53 beschriebene Fehlermanagement und die in Kapitel F PFL erwähnte Pflegevisite, bei der sicherlich der größte Teil der Evaluation stattfindet.

Den Einsatz von standardisierten Fragebögen zur Evaluation der Kundenzufriedenheit erachten wir aus verschiedenen Gründen nicht für sinnvoll. Zum einen ist die Anzahl der Kunden gering, zum anderen werden die Ergebnisse von Befragungen in hohem Maße durch den körperlichen, geistigen und psychischen Zustand des Patienten beeinflusst, so dass wir davon kaum verwertbare Informationen erwarten. Wir haben deshalb beschlossen derartige Befragungen nur einmal jährlich durchzuführen. Geeigneter und statistisch aussagekräftiger erscheint uns die Evaluation der Pflegequalität anhand einer Bewertungscheckliste für die Pflegeplanung. Wir haben ein entsprechendes Formular entwickelt um Datenbezüglich den Ergebnissen der Pflegeplanung zu erheben. Diese Erhebung wird zweimal pro Jahr in den Monaten April und Oktober von der Inhaberin durchgeführt, ausgewertet und die Ergebnisse allen Mitarbeitern vorgestellt.

Ein Exemplar von Formular 15 Bewertungscheckliste Pflegeplanung befindet sich in diesem Abschnitt

erstellt:	Änderungsstatus 0	Freigabe:	Datum

□ **Abb. 21.2** (Fortsetzung)

Serviceteil

S. Schmidt, *Das QM-Handbuch*,
DOI 10.1007/978-3-662-49868-2, © Springer-Verlag Berlin Heidelberg 2016

Anhang

A.1   Checkliste Informationssammlung QM

- Organigramm
- Stellenbeschreibungen
- Qualifikation der Führungskräfte
- Qualifikation der Mitarbeiter
- Geschäftsräume (Spinde, abschließbare Schränke, ergonomischer Arbeitsplatz, Schlüssel, Raum für Teambesprechungen)
- Ausstattung mit Pflegehilfsmitteln (MedGV)
- Fuhrpark (TÜV, ASU...)
- Personalschlüssel
- Kooperationsverträge
- Leistungskatalog, Zusatzleistungen
- Pflegeleitbild
- Pflegekonzept, Pflegemodell
- Pflegedokumentation
- Pflegestandards
- Pflegevisite
- Qualitätsziele
- Qualitätszirkel
- Kommunikation intern und extern
- Protokoll Teambesprechungen
- Routen-/Einsatzplanung
- Arbeitszeitgesetz
- Handzeichenliste (aktuell)
- Einarbeitungskonzept
- Erstgespräch
- Eigentum des Patienten
- Case-Management
- Fortbildungsplan
- Hygienemanagement
- Arbeitssicherheit (Schutzkleidung, arbeitsmedizinische Untersuchung)
- Fehler-/Beschwerdemanagement
- Notfallmanagement
- Patientenbefragungen
- Evaluation der Pflegedokumentation
- Materialwirtschaft

A.2   Checkliste Pflegeplanung

1. Vollständigkeit der Pflegeplanung

◨ Tab. A.1 Vollständigkeit der Pflegeplanung

	Ja	Nein	Anmerkung
Wurde eine Informationssammlung erstellt?			
Wenn ja: Ist jedes Feld ausgefüllt?			
Wurden Ressourcen dokumentiert?			Anzahl:
Wurden Pflegeprobleme oder Risiken dokumentiert?			Anzahl:
Wurden Pflegeziele dokumentiert?			Anzahl:
Gibt es zu jedem Pflegeproblem mindestens ein Pflegeziel?			
Wurde eine Maßnahmenplanung erstellt?			Anzahl:
Wurde zu jedem Ziel mindestens eine Maßnahme geplant?			
Wurde eine Maßnahmendokumentation erstellt?			
Ist in jeder Schicht mindestens die Durchführung einer Maßnahme dokumentiert?			
Wurden alle geplanten Maßnahmen mindestens einmal durchgeführt?			
Erfolgt bei nicht durchgeführten Maßnahmen eine Begründung für die Nichtdurchführung?			
Wie viele der geplanten Maßnahmen wurden nie durchgeführt?			Anzahl:
Wurde ein Pflegebericht erstellt?			
Ist im Pflegebericht täglich mindestens ein Eintrag vorhanden?			
Wurde eine Evaluation der Pflege, zumindest teilweise, durchgeführt?			
Wurde jede Maßnahme evaluiert?			
Wie viele zusammenhängende Problem-Ziel-Maßnahmenplanungen finden sich?			Anzahl:
Sind alle 6 Phasen des Pflegeprozesses dokumentiert?			

2. Eindeutigkeit der Pflegedokumentation

◘ Tab. A.2 Eindeutigkeit der Pflegedokumentation

	Ja	Nein	Anmerkung
Wurden an der Pflegedokumentation Korrekturen durchgeführt?			
Wenn ja: Ist immer eindeutig erkennbar, welcher Eintrag gültig ist?			
Wenn ja: Sind alle Korrekturen mit einem Handzeichen versehen?			
Werden in der Dokumentation Abkürzungen verwendet?			
Wenn ja: Sind diese allgemein verständlich?			
Ist jede Formulierung in der Pflegedokumentation eindeutig, verständlich oder erklärt?			
Wenn nein: Wie viele Formulierungen sind unverständlich?			Anzahl:
Wurden Pflegestandards bei der Dokumentation verwendet?			Anzahl:
Sind die Inhalte der Standards verständlich und eindeutig?			
Ist eindeutig nachvollziehbar, welcher Standard verwendet wurde?			
Sind alle Einträge in der Pflegeplanung mit Handzeichen versehen?			
Sind alle Maßnahmen mit Handzeichen versehen?			

3. Übersichtlichkeit

◘ Tab. A.3 Übersichtlichkeit

	Ja	Nein	Anmerkung
Wie viele Formulare wurden für die Pflegedokumentation verwendet?			Anzahl:
Sind die Formulare übersichtlich gegliedert?			

4. Lesbarkeit

▣ Tab. A.4 Lesbarkeit

	Ja	Nein	Anmerkung
Ist die Schrift der Pflegedokumentation gut lesbar?			
Ist die Schrift der Pflegedokumentation ausreichend groß?			
Ist die Handschrift der Eintragungen gut lesbar?			

5. Plausibilität

▣ Tab. A.5 Plausibilität

	Ja	Nein	Anmerkung
Stehen Informationssammlung und Pflegeprobleme/Ressourcen in einem sinnvollen Zusammenhang?			
Stehen Pflegeprobleme und Pflegeziele in einem sinnvollen Zusammenhang?			
Stehen Pflegeziele und geplante Maßnahmen in einem sinnvollen Zusammenhang?			
Stehen durchgeführte Maßnahmen und Pflegebericht in einem sinnvollen Zusammenhang?			
Ist die Pflegedokumentation im Wesentlichen widerspruchsfrei und nachvollziehbar?			
Zusammenfassende Beurteilung der Qualität der vorliegenden Pflegedokumentation			
Anmerkungen:			

A.3   Ablaufplan Projekt QM

Startfragen

1. Warum wird Qualitätsmanagement eingeführt?
2. Was ist der Zweck, der Beitrag zur Strategie?
3. Was soll dabei genau herauskommen?
4. Wie soll das Ergebnis aussehen?
5. Wer ist Auftraggeber, wer Projektleiter?
6. Wer ist im Projektteam?
7. Wie oft steht es wie lange zur Verfügung?
8. Wann beginnt das Projekt und wann endet es?
9. Wann soll der nächste Abschnitt fertig sein?
10. Gibt es wichtige Meilensteine?
11. Welches Budget steht zur Verfügung?
12. Auf welches Personal kann zugegriffen werden?
13. Wie soll vorgegangen werden?
14. Wem soll was wann berichtet werden?
15. Wie soll das Projekt dokumentiert werden?

Ablaufplan Projektmanagement

- **Projekt: Implementierung eines QMS**

Ausgangssituation:
Die Einrichtung verfügt noch nicht über ein QMS, Abläufe werden aus der täglichen Routine heraus durchgeführt.

Projektziel:
Einführung eines adäquaten, effektiven QMS, das in den Alltag des Pflegedienstes integriert wird. Der Aufwand für die QM-Dokumentation sollte nach Möglichkeit ohne deutlichen Mehraufwand zu bewältigen sein. Das System soll von allen Mitarbeitern akzeptiert, verstanden und »gelebt« werden.

Aufgabengliederung:
- Erhebung des IST-Zustands mit Hilfe der Checkliste zur Informationssammlung
- Festlegung des SOLL-Zustands
- Identifizierung der Kernprozesse
- Prioritätenliste für Veränderung
- Darstellung der Prozesse
- Ergänzung fehlender Standards
- Erstellung des QMHB
- Einführung der veränderten Prozesse in den Alltag
- Evaluation des Systems
- Internes Audit

Projektteam:

1. Projektleiter:	Qualitätsverantwortlicher
2. Protokoll:	Mitarbeiter X
Team:	PDL Geschäftsführer Mitarbeiter Y, Mitarbeiter Z

Projektablauf:

- Start: Kick-off-Veranstaltung am __ /__ / 20__
- Ziel 1: Erhebung des IST-Zustands bis __ /__ / 20__
- Ziel 2: Festlegung des SOLL-Zustands bis __ /__ / 20__
- Ziel 3: Handbucherstellung bis __ /__ / 20__
- Ende: Implementierung des Systems bis __ /__ / 20__

A.4 Auditcheckliste

Checkliste Audit

Datum: __ / __ / ____
Auditteilnehmer: ____

____

Protokoll: ____

____

1. Allgemeine Fragen zur Einrichtung

Tab. A.6 Allgemeine Fragen zur Einrichtung

	Ja	Nein	Anmerkung
Name der Einrichtung:			
Art der Einrichtung:			
Adresse:			
Zweigstellen:			
Träger/Geschäftsführer:			
Abwesenheitsvertretung:			
Pflegedienstleitung:			
Abwesenheitsvertretung:			
Seit wann besteht die Einrichtung?			
Ansprechpartner:			

▫ Tab. A.6 Allgemeine Fragen zur Einrichtung

	Ja	Nein	Anmerkung
Sind die erforderlichen Dokumente vollständig?			
Sind alle Mitarbeiter informiert?			
Wurde in der Einrichtung in den letzten 12 Monaten eine Prüfung durchgeführt?			
– MDK?			
–			

2. Formulare

▫ Tab. A.7 Formulare

	Ja	Nein	Anmerkung
Behandlungsverträge			
Zusatzverträge			
Qualifikationsnachweis der PDL			
Qualifikationsnachweise der Fachkräfte			
Stellenbeschreibungen			
Dienstpläne			
Einsatzpläne/Tourenpläne			
Fortbildungspläne			
Fortbildungsnachweise			
QMHB			
Protokolle von Teambesprechungen, QZ			
Aktuelle Handzeichenliste			
Einarbeitungskonzept für neue Mitarbeiter			
Hygieneordner			
Pflegedokumentation			
Protokolle der Pflegevisite			
Pflegestandards			

3. Struktur der Einrichtung

◼ Tab. A.8 Struktur der Einrichtung

	Ja	Nein	Anmerkung
Räumliche Ausstattung: Büro			
Pausenraum/Umkleide			
Abschließbare Spinde für alle Mitarbeiter			
Sanitäre Einrichtungen			
Raum für Teambesprechungen			
Arbeitsplatz ergonomisch ausgestattet			
Werden personenbezogene Unterlagen verschlossen aufbewahrt?			
Werden Wohnungsschlüssel verschlossen aufbewahrt?			
Sind Kooperationsverträge vorhanden?			
1.			
2.			
3.			
Ausstattung mit Pflegehilfsmitteln:			
Ernährungspumpe			
Wartung, MedGV			
Lagerungsmittel			
Wartung, Reinigung			
Absauggeräte			
Wartung, MedGV			
Sauerstoffgeräte			
Wartung, MedGV			
Rollstühle			
Wartung, Reinigung			
Rollatoren			
Wartung, Reinigung			
Unterarmgehstützen			
Wartung, Reinigung			
Antidekubitusmatratzen			
Wartung, MedGV			

□ Tab. A.8 (Fortsetzung)

	Ja	Nein	Anmerkung
BZ-Messgerät			
Qualitätssicherung			
RR-Messgerät			
Wartung, Eichung			
Notfallkoffer			
Wartung, Kontrolle			
Oxymeter			
Wartung, MedGV			
Fahrzeug 1			
TÜV			
ASU			
Inspektion			
Ausstattung:			
Fahrzeug 2			
TÜV			
ASU			
Inspektion			
Ausstattung:			
Fahrzeug 3			
TÜV			
ASU			
Inspektion			
Ausstattung:			
Fahrzeug 4			
TÜV			
ASU			
Inspektion			
Ausstattung:			
Fahrzeug 5			
TÜV			
ASU			
Inspektion			
Ausstattung:			
Fahrzeug 6			

▣ Tab. A.8 (Fortsetzung)

	Ja	Nein	Anmerkung
TÜV			
ASU			
Inspektion			
Ausstattung:			
Fahrzeug 7			
TÜV			
ASU			
Inspektion			
Ausstattung:			
Fahrzeug 8			
TÜV			
ASU			
Inspektion			
Ausstattung:			

4. Versorgungsumfang

▣ Tab. A.9 Versorgungsumfang

Gesamtzahl aller versorgten Personen	Nach SGB XI eingestuft in Pflegestufe					
	0	I	II	III	Härtefall	Noch nicht eingestuft

5. Organisatorische Fragen

Tab. A.10 Organisatorische Fragen

	Ja	Nein	Anmerkung
Findet vor Vertragsabschluss eine Beratung statt?			
– Telefonisch			
– Persönlich			
– Besuch im Krankenhaus/zu Hause			
– Sonstiges			
Wer berät?			
– PDL			
– Mitarbeiter/Pflegefachkraft			
– Andere Stelle			
Was wird festgelegt?			
– Leistungen			
– SGB XI			
– Anforderung des benötigten Materials			
– Kontaktaufnahme zum behandelnden Arzt			
– Probebesuch des zuständigen Mitarbeiters			
– Erstellung der Pflegeanamnese			
– Zu erwartende Kosten			
– Sonstiges			
Werden Zusatzleistungen angeboten?			
Welche?			
–			
–			
Gibt es einen Zusatzleistungskatalog?			
Ist die Organisation der Zusatzleistungen festgelegt?			
Ist der Informationsfluss festgelegt?			

6. Pflegeorganisatorische Grundlagen

▫ Tab. A.11 Pflegeorganisatorische Grundlagen

	Ja	Nein	Anmerkung
Liegen pflegefachliche Schwerpunkte vor?			
Welche?			
Verfügt die Einrichtung über ein Pflegeleitbild?			
Wo ist es festgehalten?			
Kennen alle Mitarbeiter das Leitbild?			
Das Leitbild macht Aussagen zu:			
– Pflegequalität			
– Werte, Grundsätze und Ziele der Einrichtung			
– Gestaltung der Pflege			
Es liegt noch kein schriftliches Leitbild vor, es wird jedoch zur Zeit erarbeitet			
Ist das Leitbild ins Pflegekonzept integriert?			
Orientiert sich das Pflegekonzept der Einrichtung an einem Pflegemodell/ einer Pflegetheorie?			
Welches Modell/welche Theorie?			
Kennen alle Mitarbeiter das Pflegekonzept?			
Beinhaltet das Pflegekonzept Aussagen über:			
– das zugrunde gelegte Pflegemodell/ die Pflegetheorie?			
– die Beschreibung des Pflegeprozesses			
– das Qualitätsmanagementsystem			
– die personelle Ausstattung			
– die Leistungsbeschreibung der Einrichtung			
– die Regelung der Kooperation mit anderen Diensten			

◘ Tab. A.11 (Fortsetzung)

	Ja	Nein	Anmerkung
Wird die Aufbauorganisation in Form eines Organigramms dargestellt?			
Gibt es ein Einarbeitungskonzept für neue Mitarbeiter?			
Erhalten die neuen Mitarbeiter es am ersten Arbeitstag?			
Werden regelmäßig Mitarbeiterbefragungen durchgeführt?			
Werden regelmäßig Mitarbeitergespräche durchgeführt?			
Werden regelmäßig Teambesprechungen durchgeführt?			
Besteht die Möglichkeit der Supervision?			
Liegt ein Stellenplan vor?			
Sind die vorhandenen Stellen besetzt?			
Wie viele Stellen sind nicht besetzt?			
Liegt eine aktuelle, vollständige Handzeichenliste der Mitarbeiter vor?			
Wo wird sie aufbewahrt?			
Stehen auch Aushilfen auf der Liste?			
Liegen Stellenbeschreibungen aller Mitarbeiter vor?			
Die Stellenbeschreibung enthält:			
– Name und Anschrift der Einrichtung			
– Aufgabenbild der Stelle (Aufgaben, Kompetenzen, Verantwortung)			
– Kommunikationsbild der Stelle			
– Anforderungsprofil			
Erhalten alle Mitarbeiter bei Arbeitsbeginn ihre Stellenbeschreibung?			
Haben alle Mitarbeiter den Erhalt gegengezeichnet?			
Liegen Einsatzpläne vor?			
– Mit Soll/Ist-Abgleich			
– Mit Qualifikation			
– Mit Nachnamen der Mitarbeiter			
– Dokumentenecht			

Tab. A.11 (Fortsetzung)

	Ja	Nein	Anmerkung
– Unterschrift der verantwortlichen Person			
Gewährleisten die Einsatzpläne eine pflegerische Kontinuität?			
Werden die Anforderungen des Arbeitszeitschutzgesetzes berücksichtigt?			
Gibt es Vorgaben zur Standardbesetzung?			
Sind Besprechungszeiten vorgesehen?			
Gibt es eine Notfallregelung bei Personalausfall?			
Ist die Versorgung an Wochenenden geregelt?			
Ist eine 24-Stunden-Versorgung vorgesehen?			
Ist die nächtliche Versorgung gewährleistet?			
Ist der Freizeitausgleich gewährleistet?			

7. Qualitätsmanagement

Tab. A.12 Organisatorische Fragen

	Ja	Nein	Anmerkung
Wer ist zuständig für das QM?			
Welche Maßnahmen des externen QM werden durchgeführt?			
–			
–			
–			
–			
Welche Maßnahmen des internen QM werden durchgeführt?			
– Qualitätszirkel			
– Pflegevisite			
– Mitarbeiterbefragung			
– Patientenbefragung			

◼ Tab. A.12 (Fortsetzung)

	Ja	Nein	Anmerkung
– Evaluation der Pflegedokumentation			
– Prozessbewertung			
Wer nimmt am QZ teil?			
Wird ein Protokoll geführt?			
Wer nimmt an der Pflegevisite teil?			
Wird ein Protokoll geführt?			
Werden die folgenden Themen bearbeitet?			
– Zufriedenheit des Patienten			
– Angemessene Pflegeplanung			
– Fachgerechte Durchführung der Maßnahmen			
– Aktivierende, patientenorientierte Pflege			
– Wirkungsgrad der Pflege			
– Regelmäßige Anpassung der Pflegeplanung an die aktuelle Situation			
– Informationsfluss			
– Integration des Patienten in den Pflegeprozess			
Gibt es Pflegestandards?			
Gibt es eine Liste aller verwendeten Standards?			
Werden sie regelmäßig aktualisiert?			
Kennen alle Mitarbeiter die Standards?			
Ist die Umsetzung der Standards in die Pflegeplanung festgelegt?			
An welchen Fortbildungen hat die PDL/der GF in den letzten 12 Monaten teilgenommen?			
Gesamtzahl der Stunden:			
Gibt es Bescheinigungen?			
An welchen Fortbildungen haben die Mitarbeiter in den letzten 12 Monaten teilgenommen?			
–			
–			
–			
–			

◘ Tab. A.12 (Fortsetzung)

	Ja	Nein	Anmerkung
Gesamtzahl der Stunden:			
Gibt es Bescheinigungen?			
Gibt es einen Fortbildungsplan?			
Ist aktuelle Literatur für alle Mitarbeiter zugänglich?			
Sind Fachzeitschriften für alle Mitarbeiter zugänglich?			
Gibt es ein Beschwerdemanagement?			
Gibt es hierzu eine Verfahrensanweisung?			
Werden Beschwerden schriftlich aufgenommen?			
Gibt es dafür ein Formular?			
Wer bearbeitet Beschwerden?			
– Pflegedienstleitung/Geschäftsführer			
– Zuständige Bezugspflegekraft			
– Jeder Mitarbeiter			
Ist der Bearbeitungszeitraum festgelegt?			
Werden Patienten, die sich beschwert haben, über Veränderungen informiert?			
Werden Veränderungen nach Beschwerden kontrolliert?			
Werden Patientenbefragungen durchgeführt?			
Werden Fragebogen erstellt?			
Sind diese präzise und gut verständlich formuliert?			
Wer führt Befragungen durch?			
– Pflegedienstleitung			
– Zuständige Bezugspflegekraft			
– Jeder Mitarbeiter			
– Qualitätsmanager			
Wer ist für die Auswertung zuständig?			
– Pflegedienstleitung			
– Zuständige Bezugspflegekraft			

◘ Tab. A.12 (Fortsetzung)

	Ja	Nein	Anmerkung
– Jeder Mitarbeiter			
– Qualitätsmanager			
Wer führt Prozessbewertungen durch?			
– Pflegedienstleitung			
– Alle Mitarbeiter			
– Qualitätsmanager			
Gibt es hierfür Vorgaben?			

8. Qualifikation

◘ Tab. A.13 Qualifikation

	Ja	Nein	Anmerkung
Welche Qualifikation besitzt die Einrichtungsleitung/der Geschäftsführer?			
Wann erworben?			
Wo erworben?			
In welchem Umfang?			
Welche Qualifikation besitzt die Abwesenheitsvertretung der Einrichtungsleitung?			
Wann erworben?			
Wo erworben?			
In welchem Umfang?			
Welche Qualifikation besitzt die Pflegedienstleitung/verantwortliche Pflegefachkraft?			
Wann erworben?			
Wo erworben?			
In welchem Umfang?			
Welche Qualifikation besitzt die Abwesenheitsvertretung der verantwortlichen Pflegefachkraft?			
Wann erworben?			
Wo erworben?			
In welchem Umfang?			
Welche Qualifikation besitzt der Qualitätsbeauftragte/Qualitätsmanager?			
Wann erworben?			
Wo erworben?			
In welchem Umfang?			

⬛ Tab. A.13 (Fortsetzung)

	Ja	Nein	Anmerkung
Welche Aufgaben übernimmt der externe Qualitätsberater?			
–			
–			
–			

⬛ Tab. A.14 Qualifikation der Mitarbeiter

Qualifikation der Mitarbeiter (Stichtag)	Anzahl
– Krankenschwester/-pfleger Vollzeit	
– Krankenschwester/-pfleger Teilzeit	
– Krankenschwester/-pfleger geringfügig beschäftigt	
– Altenpfleger/in Vollzeit	
– Altenpfleger/in Teilzeit	
– Altenpfleger/in geringfügig beschäftigt	
– Krankenpfleger-/Altenpflegehelfer/in	
– Auszubildende	
– Sonstiges	

9. Kommunikation

⬛ Tab. A.15 Kommunikation

	Ja	Nein	Anmerkung
Wie ist die Informationsweitergabe gesichert?			
– Mündlich			
– Telefonisch			
– Übergabebuch			
– Rundschreiben			
– Schriftliche Anweisungen			
– Verfahrensanweisungen			
Wird kontrolliert, ob alle Mitarbeiter die Information erhalten haben?			
In welchem Abstand finden Teambesprechungen statt?			

◘ Tab. A.15 (Fortsetzung)

	Ja	Nein	Anmerkung
Werden Protokolle angefertigt?			
Nehmen alle Mitarbeiter teil?			
Ist die Kommunikation mit dem Hausarzt geregelt?			
Erfolgen Anordnungen schriftlich?			
Ist die Kommunikation mit Therapeuten geregelt?			

10. Pflegedokumentation

◘ Tab. A.16 Pflegedokumentation

	Ja	Nein	Anmerkung
Liegt ein einheitliches Dokumentationssystem vor?			
– In Papierform			
– Als EDV			
– Kombiniert			
Welche Informationen werden erfasst?			
– Stammdaten			
– Pflegeanamnese mit Risiko-assessment			
– Biografie			
– Probleme und Ressourcen			
– Pflegeziele			
– Pflegemaßnahmen und deren Durchführung			
– Pflegeberichte			
– Medikamentengabe			
– Mobilisation und Lagerung			
– Bilanz			
– Sonstige Überwachungsformulare			
– Pflegeüberleitung			
Angaben im Stammblatt:			
– Angaben zur Person einschl. Konfession			
– Versicherungsdaten			

Tab. A.16 (Fortsetzung)

	Ja	Nein	Anmerkung
– Kostenübernahme			
– Pflegestufe nach SGB XI			
– Medizinische Diagnosen			
– Allergien			
– Medizinisch-therapeutische Versorgung			
– Soziale Versorgung			
Die Pflegeanamnese enthält:			
– Informationen über Biografie, Gewohnheiten, soziale Kontakte, Emotionalität, Wünsche und Bedürfnisse			
– Grad der Selbstständigkeit bei ATL/AEDL			
– Hauswirtschaftliche Versorgung, Wohnsituation			
– Individuelles Notfallmanagement			
– Kostform			
– Hilfsmittel			
– Erforderliche Therapien			
– Besondere Gefährdungen			
Die Pflegeprozessplanung beinhaltet:			
– Ressourcen			
– Probleme nach Priorität geordnet			
– Kurzfristige und langfristige Ziele			
– Skalenerfassung zur Einschätzung von Gefahren			
1.			
2.			
– Differenzierte Maßnahmenplanung mit Zuständigkeit			
– Erforderliche Pflegestandards			
– Durchgeführte Maßnahmen einschl. Datum und Tageszeit			
– Handzeichen der durchführenden Pflegekraft			
– Regelmäßige Evaluation mit Datum und Unterschrift			

◘ Tab. A.16 (Fortsetzung)

	Ja	Nein	Anmerkung
– Zusätzliche Formulare:			
–			
–			
–			
Der Pflegebericht enthält:			
– Wichtige Ereignisse und Beobachtungen			
– Aktuelle Probleme			
– Verlauf			
–			
–			
Das ärztliche Verordnungsblatt enthält:			
– Medikamentenverordnung mit Datum und Unterschrift des Arztes			
– Sonstige Verordnungen mit Datum und Unterschrift des Arztes			
– Medikamentenplan			

11. Hygiene und Arbeitssicherheit

◘ Tab. A.17 Hygiene und Arbeitssicherheit

	Ja	Nein	Anmerkung
Wird nach einem Hygieneplan gearbeitet?			
Ist die Zuständigkeit für Reinigungs- und Desinfektionsmaßnahmen festgelegt?			
Hygienebeauftragter ist:			
Wird Schutzkleidung für alle Mitarbeiter zur Verfügung gestellt?			
Sind die Unfallverhütungsvorschriften allen Mitarbeitern bekannt?			
Werden sie von allen Mitarbeitern eingehalten?			
Werden die Mitarbeiter regelmäßig arbeitsmedizinisch untersucht?			

◘ Tab. A.17 (Fortsetzung)

	Ja	Nein	Anmerkung
Sind die Mitarbeiter geimpft gegen:			
– Hepatitis B?			
– Influenza?			
– Tetanus?			
– Polio?			

12. Notfallmanagement

◘ Tab. A.18 Notfallmanagement

	Ja	Nein	Anmerkung
Ist die telefonische Erreichbarkeit der Einrichtung geregelt?			
– Während der Einsatzzeiten			
– Außerhalb der Einsatzzeiten			
Ist die telefonische Erreichbarkeit der zuständigen Pflegefachkraft geregelt?			
– Während der Einsatzzeiten			
– Außerhalb der Einsatzzeiten			
Wie viele Patienten verfügen über eine Hausnotrufanlage?			
Ist das Verhalten bei akuter Verschlechterung des Gesundheitszustandes eines Patienten geregelt?			
Ist das Vorgehen bei Krankenhauseinweisung eines Patienten geregelt?			
Gibt es ein Überleitungsformular?			
Wer ist für die Informationsweitergabe bei Überleitung zuständig?			
Wer ist für die Information der Angehörigen zuständig?			

A.5   Checkliste Mitarbeitermappe

- Pflegeleitbild
- Pflegekonzept
- Pflegestandards
- Einarbeitungskonzept
- Telefonnummern für den Notfall: Angehörige, Notarzt, Werkstatt, Handy Bereitschaftsdienst des ambulanten Pflegedienstes
- Verfahrensanweisung Verhalten im Notfall
- Flyer oder Visitenkarten
- Formulare für die Pflegevisite

A.6   Checkliste Anamnese und Informationssammlung

1. **Personalien**
   - Name
   - Geburtsdatum
   - Geburtsort
   - Adresse
   - Familienstand
   - Konfession
   - Angehörige: Telefon (Notfall)
   - Kirchengemeinde
   - Krankenkasse
   - Betreuung, Vorsorgevollmacht, Patientenverfügung
   - Pflegestufe
2. **Medizinische Daten**
   - Diagnosen
   - Behinderungen
   - Hilfsmittel
   - Medikation
   - Hausarzt
   - Fachärzte
   - KG, Fußpflege etc.
   - Apotheke
   - Krankenhaus
   - Allergien, Medikamentenunverträglichkeit
   - Diät, Kostform, Flüssigkeitszufuhr
3. **Pflege AEDL nach Prof. M. Krohwinkel**
   1. Kommunizieren
   2. Sich bewegen
   3. Vitale Funktionen
   4. Sich pflegen
   5. Essen und Trinken
   6. Ausscheiden
   7. Sich kleiden
   8. Ruhen und Schlafen

9. Sich beschäftigen
10. Sich als Mann/Frau fühlen
11. Für eine sichere Umgebung sorgen
12. Soziale Bereiche des Lebens sichern
13. Mit existenziellen Erfahrungen des Lebens umgehen

4. **Biografie**
 - Wohnort
 - Kindheit
 - Familie (Eltern, Geschwister)
 - Prägende Ereignisse, z. B. Schicksalsschläge, Krieg, Gefangenschaft, Verwundung etc.
 - Ausbildung
 - Berufstätigkeit
 - Ehe, Familie, Kinder, Enkelkinder
 - Hobbys, Vorlieben, Beschäftigung
 - Abneigungen, Ängste
 - Rituale, Gewohnheiten
 - Bezugspersonen

A.7 Stufen der Pflegequalität (BMGS/KDA) – 2. Teil

Tab. A.19 Modellprogramm zur Verbesserung der Versorgung Pflegebedürftiger BMGS/Kuratorium Deutsche Altershilfe (Hrsg.) (2004): Stufen der Pflegequalität (*kursiv: von der Autorin aktualisiert*)

Direkte Pflege (früher »Grundpflege«)	Angemessene Bedingungen	Unangemessene/Gefährliche Bedingungen
Begleitung des Pflegeprozesses	In der direkten Pflege erfolgt die Steuerung des Pflegeprozesses mit den Betroffenen und ihren Angehörigen. Art und Ausmaß von Fähigkeiten und Einschränkungen werden im Rahmen einer Potenzialerkennung wahrgenommen und fließen in eine Pflegediagnose ein. Die Pflegeplanung ist umfassend schriftlich beschrieben. Potenzialerkennung, Pflegediagnose und Pflegeplanung werden zusammen mit Klienten/Angehörigen vorgenommen. Die Pflegeinterventionen erfolgen nach dem *»State of the Art« (Stand der aktuellen Wissenschaft)*. Nationale Expertenstandards werden angewandt. Die Pflege wird laufend evaluiert. Die am Pflegeprozess Beteiligten erfahren eine wertschätzende und motivierende Supervision durch Pflegefachpersonen. Alle Phasen des Pflegeprozesses werden ausführlich dokumentiert.	Die Pflegeplanung erfolgt nicht systematisch auf der Basis von Potenzialerkennung und Pflegediagnosen und ohne Einbeziehung von Klienten und Angehörigen. Sie ist nicht umfassend dokumentiert. Die Begleitung des Pflegeprozesses ist nicht erkennbar. Die Dokumentation ist mangelhaft. Die meisten Interventionen werden mündlich weitergegeben.

Tab. A.19 (Fortsetzung)

Direkte Pflege (früher »Grundpflege«)	Angemessene Bedingungen	Unangemessene/Gefährliche Bedingungen
Kommunizieren können	Die Mitarbeiter kommunizieren wertschätzend mit Klienten und Angehörigen (validierende Grundhaltung). Sie nehmen Kommunikationsbedürfnisse und -gewohnheiten der Klienten und ihres sozialen Umfeldes wahr und stellen sich darauf ein. Sie unterstützen Klienten dabei, am Alltagsgeschehen teilzuhaben, tragen auch dazu bei, Einschränkungen von Sinnesorganen auszugleichen. Humor und Förderung der Lebensfreude spielt in der Kommunikation eine große Rolle.	Die Kommunikation ist dirigistisch und distanzierend. Klienten und Angehörige fühlen sich »klein gemacht«. Die pflegerische Arbeitsweise fördert nicht die Kommunikationsfähigkeiten der Klienten und Angehörigen. Einschränkungen von Sinnesorganen werden nicht erkannt. Es wird kein Versuch unternommen, sie auszugleichen. Die Mitarbeiter erleben die Klienten als Belastung und verbreiten eine depressive Stimmung.
Sich bewegen können	Die Umgebung regt die Mobilität an. Die Mitarbeiter wissen um Möglichkeiten der Wohnraumanpassung, fördern die Beweglichkeit (z. B. durch Bobath-Therapie und Kinästhetik); Hilfsmittel erleichtern die Mobilität; Mobilisierung und Training sind angepasst an die Möglichkeiten der Klienten und deren Umgebung. Der Nationale Expertenstandard Dekubitusprophylaxe wird angewandt. *Der Nationale Expertenstand Sturzprophylaxe wird angewendet.* Angehörige/Klienten werden zu einer rückenschonenden/kräftesparenden Arbeitsweise angeleitet, die auch von den Mitarbeitern praktiziert wird.	Immobilität, z. B. Bettlägerigkeit, wird nicht in Frage gestellt, pflegerische Interventionen unterbleiben. Hilfsmittel werden nicht genutzt. Pflegende arbeiten nicht rückenschonend und kräftesparend. Nationale Expertenstandards sind nicht bekannt bzw. werden nicht angewendet.
Sich pflegen können	Körperpflege orientiert sich an den persönlichen Gewohnheiten der Klienten. Die Intimsphäre wird geschützt. Der Zeitpunkt der Körperpflege wird mit den Klienten und dem sozialen Umfeld abgestimmt, die Körperpflege wird nach pflegetherapeutischen Grundsätzen durchgeführt (z. B. beruhigende oder belebende Waschung). Bei Bedarf wird die Einbeziehung anderer Dienstleister unterstützt (z. B. Friseur/Fußpflege). Hilfsmittel zum Erhalt und zur Förderung der Selbstpflegefähigkeiten werden gezielt eingesetzt.	Die Körperpflege erfolgt schematisch, ohne Berücksichtigung der Bedürfnisse der Klienten. Selbstpflegefähigkeiten werden nicht erkannt und nicht unterstützt, nützliche Hilfsmittel nicht eingesetzt.
Vitale Funktionen aufrechterhalten können	Die Mitarbeiter achten auf Komplikationen bei Atemwegserkrankungen, Herz-Kreislauf-Erkrankungen und Störungen der Körpertemperatur. Sie wenden z. B. atempflegerische Maßnahmen an wie atmungsunterstützende Körperhaltungen und Lagerungen, Atemübungen, Anleitung zur Sekretentleerung usw.	Die Mitarbeiter kennen zentrale Komplikationen bei Atemwegserkrankungen, Herz-Kreislauf-Erkrankungen und Störungen der Körpertemperatur nicht. Atemunterstützende Körperhaltungen und Lagerungen werden nicht angewandt.

▫ Tab. A.19 (Fortsetzung)

Direkte Pflege (früher »Grundpflege«)	Angemessene Bedingungen	Unangemessene/Gefährliche Bedingungen
Essen und Trinken können	Essen und Trinken entsprechen den Gewohnheiten der Klienten und werden als sinnliches Vergnügen angesehen. Bei ernährungsphysiologischen Problemen, z. B. Mangelernährung und Dehydratation, werden der Klient und seine Angehörigen sensibel beraten und unterstützt. Ess-/Trinkgewohnheiten sowie Vorlieben/Abneigungen werden berücksichtigt; bei der Planung von Mahlzeiten und Nahrungszubereitung wird Hilfe angeboten. Es werden spezielle Hilfsmittel eingesetzt. Bei der Auswahl von Essen/Getränken, bei der Zubereitung/Darreichung und bei Problemen der Nahrungsaufnahme werden bei Bedarf Hilfen angeboten, z. B. bei Schluckbeschwerden die Zusammenarbeit mit Logopäden. Mit Nahrungsverweigerung wird sensibel umgegangen. *Der Nationale Expertenstandard Ernährungsmanagement zur Sicherstellung und Förderung der oralen Ernährung in der Pflege wird angewendet.*	Mangelernährung und Dehydratation des Klienten werden nicht wahrgenommen oder Essen und Trinken werden rein ernährungsphysiologisch betrachtet, ohne auf die Gewohnheiten der Klienten einzugehen. Sinnliche Aspekte des Essens und Trinkens werden nicht ausreichend beachtet. Ess- und Trinkgewohnheiten, Vorlieben und Abneigungen bleiben unberücksichtigt, Hilfsmittel werden nicht eingesetzt. Die Angehörigen werden nicht informiert und beraten, Schluckbeschwerden werden nicht behandelt. *Der Nationale Expertenstandard ist nicht bekannt bzw. wird nicht angewendet.*
Ausscheiden können	Die Mitarbeiter unterstützen den selbstverständlichen Umgang mit dem Thema »Ausscheiden«. Die Mitarbeiter regen die ärztliche Abklärung von Ausscheidungsproblemen an. Es werden Beratung und Information angeboten (z. B. zum Kontinenztraining, zur Obstipationsprophylaxe, zur Anpassung der Kleidung). Klienten und Angehörige werden im Umgang mit Inkontinenzhilfsmitteln und bei Auswahl geeigneter Materialien angeleitet. *Der Nationale Expertenstandard Förderung der Harnkontinenz in der Pflege wird angewendet.*	Pflegende vermeiden, das Thema »Inkontinenz« anzusprechen. Ausscheidungsproblemen, wie z. B. Stuhl- und Harninkontinenz werden hingenommen und nicht ärztlich abgeklärt. Hilfsmittel werden unreflektiert eingesetzt. *Der Nationale Expertenstandard ist nicht bekannt bzw. wird nicht angewendet.*
Sich kleiden können	Kleidung wird als Ausdruck der Persönlichkeit anerkannt. Die Auswahl der Kleidung erfolgt gemeinsam mit Klienten und ist an Jahreszeit, Umgebung und individuellen Wärmebedarf angepasst. Die Klienten werden beim An- und Auskleiden unterstützt. Das An- und Auskleiden wird nicht unnötig von den Mitarbeitern übernommen. In speziellen Pflegesituationen wird Anziehtraining durchgeführt. Eine Überprüfung des Erscheinungsbildes im Spiegel wird ermöglicht. Es werden Möglichkeiten zum Einkauf, Reparatur und Änderung von Kleidung angeboten.	Der Kleidung wird keine besondere Bedeutung beigemessen. An- und Auskleiden erfolgen mechanisch, ohne die Selbsthilfekompetenzen der Pflegebedürftigen zu nutzen. Die Klienten haben keine Möglichkeit, neue Kleidung zu bekommen bzw. keine Möglichkeit zur Änderung oder Reparatur.

□ Tab. A.19 (Fortsetzung)

Direkte Pflege (früher »Grundpflege«)	Angemessene Bedingungen	Unangemessene/Gefährliche Bedingungen
Ruhen, Schlafen und sich entspannen können	Schlafgewohnheiten, Ruhebedürfnis und evtl. Schlafstörungen der Klienten sind den Mitarbeitern bekannt. Die Mitarbeiter achten auch auf Ermüdungs- und Erschöpfungserscheinungen. Sie beraten Klienten und Angehörige bezüglich der Schlafförderung und bieten Hilfestellungen, wie z. B. Entspannungsrituale, an. Das gewohnte Bett wird solange wie möglich beibehalten.	Die Tagesstrukturierung, der Wechsel von Aktivität und Ruhe bleiben unberücksichtigt. Schlafstörungen werden als gegeben hingenommen, Ermüdungs- und Erschöpfungserscheinungen der Klienten werden nicht beachtet. Der Einsatz von Hilfsmitteln, wie z. B. ein Pflegebett, wird unreflektiert angeboten.
Sich beschäftigen, lernen und sich entwickeln können	Aspekte der Biografie, Interessen/Hobbys sind den Mitarbeitern bekannt und dienen als Grundlage für Gesprächs- und Freizeitangebote. Mitarbeiter ermöglichen den Zugang zu Medien wie Zeitung, Radio, TV, Büchern und evtl. Internet. Der Pflegeanbieter kooperiert mit anderen Dienstleistern, um Klienten und Angehörigen bei Bedarf soziale und kulturelle Angebote zu vermitteln.	Die Biografien, Interessen und Hobbys der Klienten sind den Mitarbeitern nicht bekannt. Beschäftigungsmöglichkeiten werden ritualisiert und schematisch angeboten, ohne auf die besonderen Bedürfnisse der Klienten und ihrer Angehörigen einzugehen. Das Leben mit Pflegebedarf wird als »Endstation« gesehen, sodass gesellschaftliche und kulturelle Angebote keine Rolle mehr spielen.
Sich als Frau oder Mann fühlen und verhalten können	Die Identität als Mann oder Frau – und damit als sexuelles Wesen – wird durch Krankheit und Pflegebedürftigkeit oft beeinträchtigt. Daher ist es besonders wichtig, die Bedürfnisse der Klienten, ihre sexuelle Identität zu erhalten, zu achten und wertzuschätzen (z. B. sich schön zu machen, sich regelmäßig zu rasieren oder zu schminken usw.). Die Mitarbeiter gestalten Nähe und Distanz professionell und angemessen. Sie gehen sensibel mit Verletzungen des Mann-/Frau-Seins, z. B. nach Brust-Amputationen oder Prostata-OP, um.	Die Klienten werden nicht als erwachsene Menschen mit eigener Lebensgeschichte und persönlichen Gewohnheiten gesehen. Mit Sexualität und geschlechtsspezifischen Gewohnheiten wird negativ bewertend und tabuisierend umgegangen. Menschen mit Pflegebedarf werden als asexuelle Wesen gesehen, die z. B. immer Nachthemden tragen.
Für eine sichere und fördernde Umgebung sorgen können	Die Mitarbeiter achten auf die Stabilität der privaten Pflegearrangements, z. B. auf die Belastungserlebnisse der Klienten und ihrer Angehörigen und machen Vorschläge zur Bewältigung von Problemsituationen. Sie kooperieren mit weiteren, an der Pflege beteiligten Dienstleistern, um Pflegearrangements zu stabilisieren. Der Pflegeanbieter achtet auf Brandschutz, Schutz vor Infektionen, Schutz vor Einbruch, Diebstahl und gewaltsamen Übergriffen. Erste Hilfe in Krisensituationen wird gewährleistet, ebenso wie die Sicherheit bei der Medikamentenversorgung und Aufbewahrung. Der Pflegeanbieter weist auf geeignete Notrufsysteme hin.	Die Stabilität der privaten Pflegearrangements spielt beim Pflegeanbieter keine Rolle. Die Auswirkung des Pflegebedarfs auf Klienten/Angehörige sowie auf das familiäre System wird nicht reflektiert. Dem Brandschutz, Schutz vor Infektionen, vor Einbruch, Diebstahl, und gewaltsamen Übergriffen werden zu wenig Beachtung geschenkt. Krisensituationen, in denen Erste Hilfe erforderlich ist, können schlecht bewältigt werden. Die Medikamentenversorgung und Aufbewahrung sind nicht sicher. Eine Information/Beratung über Notrufsysteme findet nicht statt.

◻ Tab. A.19 (Fortsetzung)

Direkte Pflege (früher »Grundpflege«)	Angemessene Bedingungen	Unangemessene/Gefährliche Bedingungen
Soziale Beziehungen und Bereiche sichern und gestalten können	Die Mitarbeiter nehmen Familien-/Nachbarschaft-/Freundeskontakte der Klienten ernst, bestätigen das Zusammengehörigkeitsgefühl und erkennen Hilfen von Personen des sozialen Umfelds an.	Die Mitarbeiter bewerten die Beziehungen der Klienten und der Angehörigen und ergreifen Partei. Das soziale Umfeld wird in den Pflegeprozess nicht einbezogen. Es erfolgen keine Entlastungsangebote.
Mit existentiellen Erfahrungen des Lebens umgehen können	Die Mitarbeiter unterstützen die Klienten im Umgang mit existentiellen Erfahrungen (z. B. Angst, Hoffnungslosigkeit, Einsamkeit, Schmerz). Durch Beobachtung und Kooperation mit behandelnden Ärzten und Therapeuten klären sie Ursachen von Krisen und bieten gezielte Hilfen an (z. B. Vermittlung von Schmerztherapie, entlastende Gespräche). Der Nationale Expertenstandard zum Schmerzmanagement wird angewandt. Die Mitarbeiter vermitteln auf Wunsch Kontakte zu Selbsthilfegruppen und Seelsorgern. Auch gemeinhin positiv bewertete existenzielle Erfahrungen, wie Freude, Lebensmut, spirituelle Erfahrungen, Hoffnung und Wohlbefinden etc., werden wahrgenommen, gewürdigt und deren Ausdrucksmöglichkeiten unterstützt. **Sterben** Sterbebegleitung ist ein zentraler Bestandteil der Pflege und Herausforderung an die persönliche und fachliche Kompetenz. Die Mitarbeiter ermitteln individuelle Pflegeprobleme der Sterbenden und ihrer Bezugspersonen, sie treffen Maßnahmen zur Linderung von Leid und zur Förderung des Wohlbefindens. Sie unterstützen die Angehörigen bei der Versorgung der Verstorbenen und im Trauerprozess.	Die Mitarbeiter entwickeln zu wenig Sensibilität für existenzielle Erfahrungen. Trauer und Schmerz werden bagatellisiert, Lebensfreude, Hoffnung und Mut zu wenig gefördert. Religiöse oder weltanschauliche Bedürfnisse werden nicht unterstützt. Der Nationale Expertenstandard zum Schmerzmanagement ist nicht bekannt. **Sterben** Möglichkeiten intensiver Begleitung werden nicht genutzt. Die Pflege Sterbender wird ohne Pflegeplanung durchgeführt. Die besondere Belastung pflegender Angehöriger wird nicht gesehen. Eine Trauerbegleitung wird nicht angeboten. Pflegende erhalten weder Fortbildung und Supervision noch psychische Unterstützung.

Kuratorium Deutsche Altershilfe, An der Pauluskirche 3, 50677 Köln, Tel.: (0221) 931847-0, Fax: (0221) 931748-6, E-Mail: socialmanagement@kda.de, Internet: http://www.kda.de; von Christine Sowinski, Klaus Besselmann, Heiko Fillibeck.

Literatur

Antoni CH (2000) Teamarbeit gestalten. Beltz, Weinheim

Bölicke C, Panka C, Wlosinski B (2003) Qualitätsmessung in der Pflege. 3. Aufl., DBfK, Berlin-Brandenburg

Bondt R (2000) Wie verpflichtet man Manager auf Qualität? In: Neue Zürcher Zeitung Nr. 289 11./12.12.1999

Busse T, Riehle M (2003) Qualitätsmanagement in der Pflege. Fachhochschulverlag, Frankfurt

Christian M (1997) Ein Qualitätsgütesiegel für die Krankenpflege. bibliomed, Melsungen

Deming WE (1986) Out of the crisis. Massachusetts Institute of Technology, Massachusetts, USA

Deutsches Institut für Normung e.V. (2015) DIN EN ISO 9001:2015. Beuth, Berlin

Deutsches Institut für Normung e.V. (2009) DIN EN ISO 9004:2009. Beuth, Berlin

Donabedian A (1966) Evaluating the quality of medical care. Milbank Memor Fund Q 44:166–203

Eckardstein D von, Kasper H, Mayrhofer W (1999) Management – Theorie – Führung – Veränderung. Schäffer & Pöschel, Stuttgart

Ederer G, Seiwert LJ (1998) Das Märchen von König Kunde. Gabal, Offenbach

Fiechter V, Meier M (1981) Pflegeplanung – eine Anleitung für die Praxis. Recom, Basel

Frei-Rhein G, Hantikainen V (2001) Wie erleben und beschreiben Pflegende Qualität in der Pflege im Alltag. Pflege 6: 395–405

Friedag HR, Schmidt W (2004) Balanced scorecard. 2. Aufl., Haufe, Planegg

Görres S (1999) Qualitätssicherung in Pflege und Medizin. Huber, Bern

Grünberg M (2000) Kommunikationstrainer für Beruf und Karriere. Humboldt, München

Haubrock M, Sönke HFP, Schär W (1997) Betriebswirtschaft und Management im Krankenhaus. Ullstein Mosby, Berlin, Wiesbaden

Heering C, Heering K (1994) Theorie und Praxis der Pflegevisite: 1. Folge: Pflegeverständnis. Schwester Pfleger 33: 372–393

Hill W, Fehlbaum R, Ulrich P (1998) Organisationslehre 2. UTB, Bern

Hoeth U, Schwarz W (2002) Qualitätstechniken für die Dienstleistung. Hanser, München

Huhn S, Kämmer K (1991) Merkmale verschiedener Stufen der Pflegequalität im Altenheim – Wohn- und Pflegegruppen. In: Krankenpflege Heft 11/91. DBfK, Eschborn

Illison M (2003) Qualitätsmanagement in Pflegeeinrichtungen. EQZert, Ulm

Jäck S, Proschmann S (2004) Qualitätsprüfung und -bewertung ambulanter Pflegedienste. Kohlhammer, Stuttgart

Kaplan RS, Norton DP (1996) The balanced scorecard: Translating strategy into action. Harvard Business School Press, Boston

Katz J, Green E (1996) Qualitätsmanagement – Überprüfung und Bewertung des Pflegedienstes. Ullstein & Mosby, Berlin

Kennedy C (1998) Management Gurus. Gabler, Wiesbaden

Kerner JG, Kämmerle A (2003) Qualitätsverbesserung, Strategien und Werkzeuge. EQZert, Ulm

Klie T, Stascheit U (2003) Gesetze für Pflegeberufe. 7. Aufl., Nomos, Baden-Baden

MDS (Medizinischer Dienst der Spitzenverbände Bund der Krankenkassen) (Hrsg) (2009) MDK-Anleitung zur Prüfung der Qualität nach § 80 SGB XI in der ambulanten Pflege. MDS, Essen

Meffert H (2003) Marketing-Arbeitsbuch. Gabler, Wiesbaden

Meffert H, Bruhn M (2006) Dienstleistungsmarketing: Grundlagen – Konzepte – Methoden. Gabler, Wiesbaden

Ministerium für Arbeit, Soziales, Familie und Gesundheit Rheinland-Pfalz (2001) Patientenbefragung zur Zufriedenheit mit der gesundheitlichen Versorgung. Reihe: Berichte aus dem Gesundheitswesen Nr. 1

Müller M (2001) Moderation im Beruf. Bund, Frankfurt/Main

Nöllke M (2003) Management. Haufe, Planegg

Odermatt R (1998) Controlling als Führungsaufgabe. Diplomarbeit, Luzern

Schayck A van (2002) Qualitätschecklisten für die stationäre Altenpflege. Kohlhammer, Stuttgart

Schmitz M, Hofmann W (2000) Qualitätsmanagement für Senioreneinrichtungen. Schlüter, Hannover

Schulz-Wimmer H (2003) Projektmanagement Trainer. Haufe, Planegg

Töpfer A (2004) Kundenzufriedenheit messen und steigern. Luchterhand, München

Vitt G (2002) Pflegequalität ist messbar. Schlüter, Hannover

Wahrig-Burfeind R (2012) WAHRIG Wörterbuch der deutschen Sprache. Deutscher Taschenbuch Verlag, München

Weh B, Sieber H (1995) Pflegequalität. Urban & Schwarzenberg, München

Wierz V, Schwarz A, Gervink S (2000) Qualität in der Pflege. Kohlhammer, Stuttgart

Zander E, Femppel K (2001) Praxis der Personalführung. dtv, München

■ **Internet (Zugegriffen: 9. Februar 2016)**

http://www.4managers.de
http://www.aerzteführer.de
http://www.bibliomed.de
http://www.bmfsfj.de
http://www.bmgs.bund.de/download/gesetze
http://www.bmgs.de
http://www.deming.ch
http://www.deming.de
http://www.denkeler-qm.de
http://www.deutsche-efqm.de

http://www.din.de
http://www.dip-home.de
http://www.dnqp.de
http://www.ein-step.de
http://www.ephorie.de/hindle_tqm
http://www.focus.msn.de
http://www.hvbg.de
http://www.iso.org
http://www.kda.de
http://www.medizininfo.com/quality
http://www.modernealtenpflege.de
http://www.neue-lernkultur.de
http://www.olev.de/q/deming_14_schritte
http://www.pflegenet.com
http://www.q-falk.de
http://www.q-m-a.de
http://www.qm-infocenter.de
http://www.qm-trends.de
http://www.quality.de/lexikon
http://www.quint-essenz.ch
http://www.rki.de
http://www.santana.uni-muenster.de
http://www.sozialmanagement.at
http://www.vincentz.net

Stichwortverzeichnis

V

W

Z